私の臨床精神医学

——九大精神科講演録

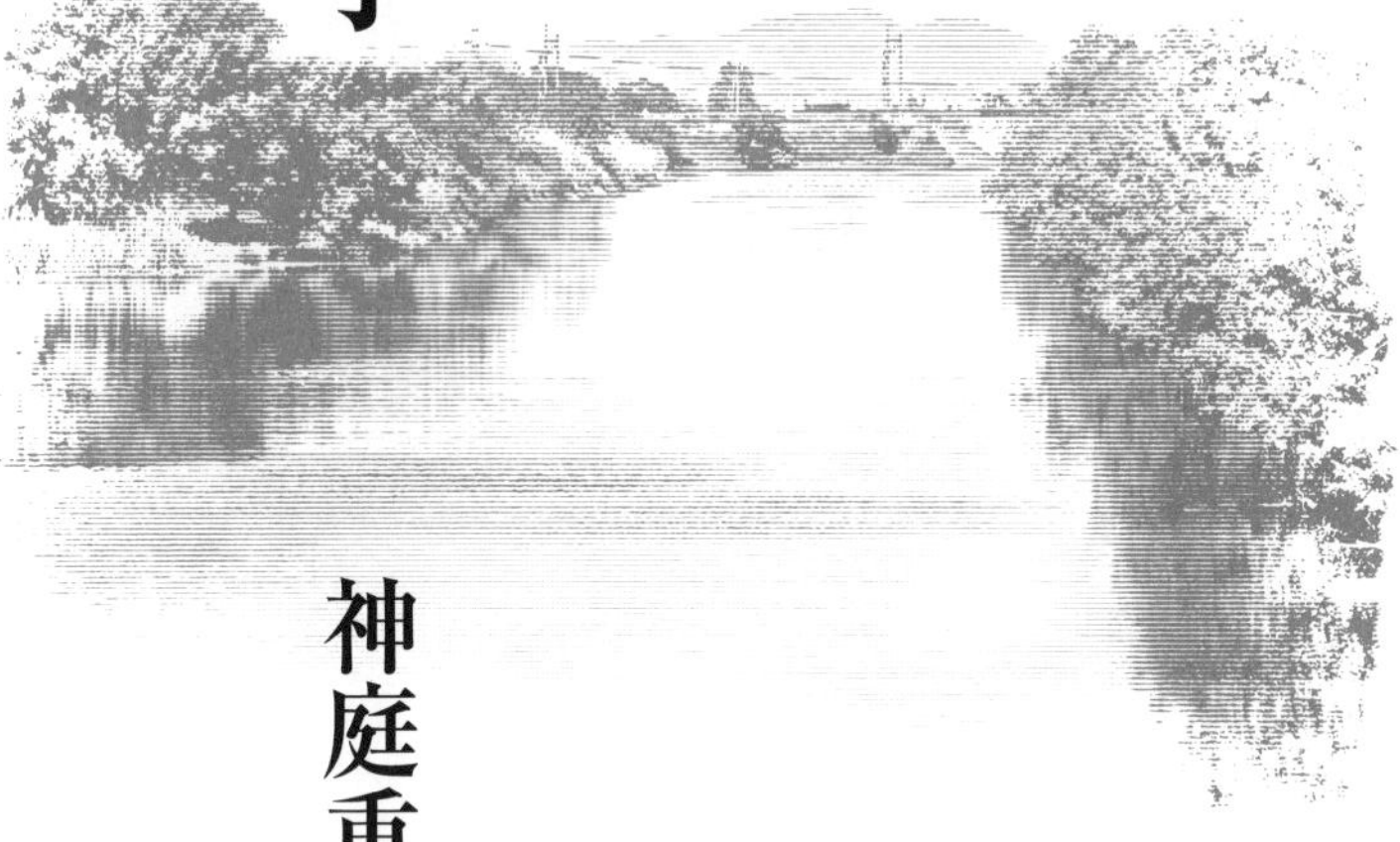

神庭重信［編著］

創元社

まえがき――九州大学精神科のエートス

着任してすぐに包み込まれたものは、九州大学精神科のもつエートスであった。それは、臨床と研究への情熱であり、精神療法と精神病理の香りであり、それらすべてを包み込む自由であった。精神療法から神経科学までの、そして発達障害から認知症までの専門家がそろっていて、それぞれに一流であろうとしていた。これは教室が百年以上の年月をかけて築き上げた貴重な学風である。

しばらくして同門会総会に参加し、その顔ぶれに驚いたことも鮮明に覚えている。誰もが知る専門家たちを会場のあちこちにお見かけしたのである。残念なことに、その方々の多くが現役を退かれていて、私は講義を聴く機会を逸していた。そこで、講演会を企画して、再び先達の講義をお聞きしようとした次第である。私の勝手から始まった講演会であったがどなたも快く引き受けてくださった。この貴重な講演を自分たちだけのものにしてしまうのはもったいないと思い、講演の記録をそのつど雑誌『臨床精神医学』で取り上げていただいた。むろん、講演をお聴きしたい先生は他にも大勢いらっしゃるのだが、私の就任十周年に合わせて、これまでの一二人の講演記録をまとめ、それに九州大学の総長を務められた池田數好先生の講演録と、厚かましくも私の講演録も加えさせていただき、ひとまず出版することになったのである。

話は変わるが、私が入局した慶應義塾大学精神科は、九州大学精神科と類似点が多く、しかも縁が深いことをご存じだろうか。どちらの教室も、創設期に下田光造が教授を務めている。どちらも同門のなかに小説家、官僚、政治家、基礎の研究者など、精神医学以外の道でもぬきんでた入局者を大勢有している。加えて、若い方はご存じないかも知れないが、慶應の精神科にとって、辻山義光先生という恩師を忘れることはできないのである。先生は、九州帝国大学を卒業し、昭和二年に下田の弟子となり、グリアの神経病理学研究に従事された。その後慶應に入局され、講師（兼任）として、四〇年近く神経病理研究室（のちに神経病理・神経心理研究室）を指導され、保崎秀夫先生、鹿島晴雄先生など、多くの弟子を育てられたのである。昭和五五年に入局した私でさえ、先輩たちが辻山先生の大きなお人柄を愛し、その学問を畏敬していることを知っていた。当時研究室に遺影があったが、そのお顔を見ながら、遙か離れた九州大学からどうして慶應義塾大学に来られたのか、九州大学精神科とはどのようなところだったのか、とあれこれ思ったことがある。

九州大学精神科は、その創設期にすでに幅広い専門の研究グループが組織され、それぞれの分野に数多くの門下生が育った。流行の学問を追うのではなく、一貫して他に類を見ない独自の臨床・研究を育んできた。当時、彼らの独創的な活躍は西南学派と呼ばれた。読者は、それぞれの演者の講演の中に、今も流れる西南学派の息吹を感じていただけると思う。

神庭重信

私の臨床精神医学——九大精神科講演録　目次

私の臨床精神医学——九大精神科講演録

装丁　濱崎実幸

序

本書は、神庭重信教授の在職十周年を記念して、企画、刊行された論文集である。私は、寄稿者のそれぞれの一時期、九大精神科で一緒であった。この人たちは、それぞれ異なった分野で、充分に才能を伸ばした人たちである。それで私は、この人たちに共通して言えるものとして、巣立っていった九大精神科の医局について、書いてみたいと思う（以下、敬語は略）。

時代は敗戦後からのことにある。それまでの精神科教授であった下田光造先生は、戦時中、病院長と医学部長をしていたためか、敗戦直後（昭和二〇年九月）に辞職した。その後に着任したのは、中脩三教授である（昭和二一年二月）。私は中教授の頃からの者である。

中先生が教授に着任してからあとの精神科医局は、大変なことになった。医学部の他教室が戦時中に起こした不祥事に対する反省と、戦後、絶対的な権威を持つことになった民主主義の影響から、九大医学部に民主化運動が起こったのである。そして、その震源地が精神科医局（武谷止孝助手、後、助教授、教養部教授：伊藤正雄講師、後、肥前療養所長：池田數好講師、後、教育学部教授、九州大学学長、佐賀大学学長）であった。

この医学部民主化運動が目標としたのは、教授や教授会が教室員（基礎教室）や医局員（臨床教室）の希望や意見を聞いて欲しい、ということであって、この運動においては、師に対する礼を失することはなかったし、デモも叫び声などもなかった。それは、至極もっともな運動であり、この運動は基礎臨床委員会に結実した。こうした状況のもとで、精神科医局は、民主主義を硬直して理解したものにしばられていた。そして医局会では、上記の三人は論客であり、その議論にかなう者はいなかった。

その結果、教室の人事と予算は、すべて医局会の決議を待つことになった。外来医長も助手の任用なども、すべて医局会で決められたが、それ以外の、教授の教育、診療、研究、啓蒙的な講演などの活動を制限するものは、何一つなかった。しかし、人事と予算が自分の思い通りにならないことは、教授にとって耐えられないことであったろう。一方、教室の各研究室は、教授の意向を考えることなく、やりたい研究が自由にやれる、という環境に恵まれた。

当時研究室には、脳病理組織研究室、神経化学研究室、脳波室（後、脳生理研究室）、精神病理研究グループがあったが、実験装置という制約がない精神病理研究グループでは、殊に、研究方向の選び方は各人の自由によっていた。このグループを主宰したのは、下田教授から森田療法を継承した池田數好講師であって、森田療法の説得療法は、医局員により一般に用いられていた。このグループで最初に新しい動きとなったのは催眠学であったが、やがてこれは精神分析のグループとなった。精神生理の研究室も出来た。ところが、このような時期に、中教授は突然、大阪市立大学に去ると表明した（昭和三一年）。教授自身は明るく振舞っていたが、この転出は医局のやり方が嫌な為であることは、誰の目にも明らかであった。実際にそうであった。

ところで、後任教授の選考にあたり、後任教授のもとでの精神科の運営について、殊に心配したのは、中教授と台北帝国大学教授以来の同僚教授であった、当時の医学部長沢田藤一郎教授であった。当時、医局長であった私は、医学部長に呼ばれたりもした。

しかし、後任の桜井図南男教授（昭和三二年）は自由に寛容な方で、教授と医局の間に軋轢は起こらず、桜井教授の指導のもと、各研究室は今まで通りの研究を続けることができ、新しい研究の動きも起こった。

精神病理研究グループには、児童診療グループが出来、当初は池田數好教授（教育学部）がこれを指導した。

精神生理研究室は後に行動療法研究室になった。精神分析をもとにして、自由に考える人や、精神分析のほかに、従来の精神病理の研究に励む人も出た。このようにして、教室の研究は、脳病理組織研究室、神経化学研究室、脳生理研究室を含めて、全体として多彩なものとなった。

さて、ここの寄稿者は、このような教室で研究を始め、巣立っていった人たちである。ところで、読者は、寄稿者の中に神経化学研究室出の人がいない、と思われるだろうが、内村英幸がこれにあたる。

中先生、桜井先生の時代を通じての教室の雰囲気を知っている私は、本書の序文として、以上のことを書いてみたくなったのである。短く終わらせようと思ったが、すべてが懐かしく思い出され、思わず長文になった。

現在、教室での研究は、神庭重信教授の指導のもと、飛躍的に発展している。さらに研究が進むことを期待している。

中尾弘之

第一講演

精神科治療におけるセレンディピティ

Inanaga Kazutoyo 稲永和豊

神庭　皆さま、お忙しい中お集まりいただきまして、ありがとうございました。

稲永先生は、皆様、大変よくご存じの精神医学の長老中のお一人でいらっしゃいまして、九大病院精神科に入局されたあとは、脳生理学研究室を立ち上げ、九大精神科にてんかん外来をつくられました。その後、臨床精神薬理学、そして漢方医学の領域でもすばらしい業績を残された先生でございます。なかでも統合失調症の陰性症状に対して、少量のL－ドーパが有効であるという、今日のドーパミン・パーシャルアゴニストの萌芽的なアイデアを思いつかれた先見性には脱帽するしかありません。また、先生は近年も九州神経精神医学に引き続き連載の臨床記事をお書きになっておられまして、私たちが学ぶことの大変多い臨床の大家でもいらっしゃるわけです。

恒例でございますので先生のご略歴を紹介させていただきます。

一九二二年に朝倉郡にてお生まれになりまして、旧制福岡高等学校から九州帝国大学医学部に進学されて、一九四六年にご卒業。中脩三先生が主宰されていた九大の精神科に入局されます。アメリカ合衆国イリノイ州立大学 Neuropsychiatric Institute、カリフォルニア大学医学部 Brain Research Institute などにご留学をされ、一九五六年に九州大学の講師にご就任、一九五九年に久留米大学医学部の助教授にご就任、一九六六年に同大学の教授になられていらっしゃいます。一九七九年、久留米大学病院長になられまして、三期これをお務めになり、一九八〇年に大学評議会委員、一九八八年に定年退職なさいました。退職後、伊万里保養院、荒尾保養院、筑水会病院などで診療を行われ、その間、梅光看護専門学校校長などをお務めになられました。筑水会病院に非常勤医師として勤務され、筑水会神経情報研究所の所長を続けて現在に至っていらっしゃいます。

また、学会関係ですけれども、日本生物学的精神医学会の第一回学会を久留米で主催されていらっしゃいます。日本てんかん学会の創設にも貢献されています。そのほか、数多くの学会の理事・評議委員などをお務めになられています。

また、著書、編著、ご論文など多々ございますが、初期のものをいくつかご紹介させていただきますと、『身体表面の微細振動』（医学出版社、一九六一）、『臨床脳波入門』（金原出版、一九六八）、『精神医学と分子生理学』（医学書院、一九六八）、『臨床脳波判読の実際』（金原出版、一九六八）等々、数多くございます。

さらにご紹介したいところではございますが、時間の都合で割愛させていただきまして、本日の講義でありますす「精神科治療におけるセレンディピティ——治療困難な病気の治療法を探る」をお聴きしたいと思います。

それでは、稲永先生、さっそくでございますが、よろしくお願いいします。

稲永　ただいまご紹介いただきました、稲永でございます。

もう、大分年をとりまして、どういう話をするのかちょっと迷っておりましたけれども、神庭先生のご推薦によって何か話してくれということで、一つの話題に限定するのもなかなか難しいので、「セレンディピティ」というわけのわからん題目を掲げて、私が大学を卒業して六〇年にもなりますが、その間にいろいろ経験しましたことをざっくばらんにお話ししたいと思います。

まず「Serendipity（セレンディピティ）」という言葉は、普通の辞書にも二〇〇年ぐらい前からあったということですが、アクシデンタル・ディスカバリーズ・イン・サイエンス（Accidental Discoveries in Science）、「科学における偶然の発見」という意味で、これはアメリカの化学教授のロイストン・M・ロバーツ（Royston M. Roberts）という人が、一九八九年に『セレンディピティ（*Serendipity*）』と題して本を書いております。「セレンディピティ」という言葉はイギリスのホレス・ウォルポール（Horace Walpole）という人が一七五四年に友人のホレス・マン卿に送った手紙の中で初めて使ったと言われています。ウォルポールは、「三人のセイロンの王子」（邦訳「セレンディップの三人の王子たち――ペルシアのおとぎ話」）というおとぎ話を読んで大変興味を持ったというのです。この三人の王子はいろいろなものを探しているうちに思いがけない多くのものを発見したと言われています。「Serendip（セレンディップ）」は国名でセイロン、現在のスリランカを意味します。セレンディピティは辞書を引くと「掘り出しものじょうず」「掘り出しものをみつけ出す能力」という訳が出ています。この『セレンディピティ』という本の中には歴史に残る大発見をした人々、アルキメデス、コロンブス、ニュートン、ジェンナー、ノーベルなどがいかにして大発見をしたかが述べられています。著者はテキサス大学オースチン校の化学の教授で、その専門から化学関係の大発見が取り上げられています。

抗精神病薬の発見にしましても、セレンディピティによって発見されたものが多いことを述べています。例えば、アンリ・ラボリ（Henri Laborit）は、手術前における不安は、ヒスタミンによって起こると考えました。それによって起こる不安、あるいは恐怖を抗ヒスタミン作用のある物質で解消しようということを考えていました。ラボリは軍医として海軍に従軍し、戦闘中のショックとか、手術のショックとか、そういうものを抗ヒスタミン作用のある物質で鎮めようといろいろな薬を探しておりました。そのとき提供された最初の薬物がプロメタジンで、その次に提供された薬がクロルプロマジンです。そして、クロルプロマジンが非常に効果があるということを見いだしました。二人のフランスの精神科医、ジャン・ドレー（Jean Delay）とピエール・ドニケル（Pierre Deniker）が躁うつ病の躁病相の患者において鎮静作用があるということを発見して、精神科の治療にクロルプロマジンが導入されました。海軍軍医のラボリが、戦争中のショックや手術のショックに対する不安をとるための研究をやっておったことがクロルプロマジンの精神科における治療への導入につながったのです。

ドニケルは初めは冬眠療法と持続睡眠療法を行っていましたが、クロルプロマジンが出ることによってそれらの治療法をやめております。

ブチロフェノンを発見した有名なヤンセン（Paul Adriaan Jan Janssen）は、発見前には鎮痛剤の研究をしていましたが、その研究の過程においてブチロフェノンに強力な抗精神病作用があるということを見いだし、ブチロフェノンが開発されたという経過があります。

ローランド・クーン（Roland Kuhn）は、フェノチアジン系の物質は統合失調症の治療薬であると考えておりましたが、イミプラミンは統合失調症に効かないことに気づき、それから数年間の研究を行い、うつ病の治療薬として使えることを発見しています。三〇〇人ぐらいのうつ病の患者を集めて治療し、やっとみんなが納得したというような話もあります。

リチウムの抗躁作用の発見は大きな発見ですが、なぜリチウムが躁病に効くかということになると、専門領域の薬理学者に聞きましても、作用機序というのがあまり理解されていないようです。それでも、確かに躁病に効くということは認められています。ジョン・ケイド（John F.J. Cade）が最初にリチウムを使用したのは、あまりはっきりした理論的根拠はありませんが、動物がよく眠るというようなことで出発したようです。その後、デンマークのスコウ（Mogens Schou）が躁病のリチウムによる治療に取りかかるまでには、かなり時間が経過しております。

日本は、向精神薬の開発では非常に遅れましたけれども、鳥取大学で大熊輝雄教授と教室員の方々が、カルバマゼピンに抗躁作用があるということを見いだされて、われわれ、いくつかの大学の共同研究で二重盲検比較試験をやったわけであります。その結果カルバマゼピンの抗躁作用が明らかになりました。

先ほど神庭先生のご紹介にありました久留米大学で行った統合失調症の陰性症状に対するＬ－ドーパ療法の話をご紹介します。その頃、フェノチアジン系、ブチロフェノン系の抗精神病薬を使っておっても、どうしても陰性症状はよくならないということを私は感じまして、何とか治療をする方法はなかろうかと考えていました。パーキンソン病でＬ－ドーパを使うと、患者はかなり活発になって動作もしっかりしてくるし、表情もはっきりするということに注目しました。ところが、パーキンソン病の治療で使っているＬ－ドーパの量は、一日二〇〇〇ミリとか三〇〇〇ミリの大量です。統合失調症の場合にはもっと少量を使うことが大事ではないかということで、二〇〇ミリとか四〇〇ミリ使ったわけです。この量の設定にあたっては、生理学教授で友人の纐纈《こうけつ》教三教授とたびたび討論をしました。久留米大学関係でオープン試験をやったところ、経過年数が五年から一〇年の例では五〇％程度の著効と中等度改善が出ますが、一〇年を経過するとひどく成績が悪くなることに気づきました。統合失調症の場合は、発病後の経過年数というのが治療に対する反応性を考えるうえで非常に重要で、いろいろな新薬の治験がなされておりますけれども、一〇年以上たった場合にかなり成績が劣るというのは、発病後時間の経過とともに何らかの病的変化が脳に起こるのではないかと考えています。その病的変化は残遺症状を起こすものかどうかはまだ明らかではありません。

発病後五年以内の患者さんについて、少量のＬ－ドーパとプラシーボを用いたときの比較を行いました。非常にはっきりした差が出ました。五年以内ではＬ－ドーパ群では著効が二例、プラシーボ群ではゼロ。五年以内の患者に対しては、陰性症状の改善も認められるというふうに言えると思います。

久留米大学の関連病院でやりました一〇四例の二重盲検比較試験の結果では、有意差が出たのは著効のみで、著効がＬ－ドーパグループでは五例、プラシーボグループではゼロで、著効で有意差をもってＬ－ドーパグループがよいという結果が出ております。

いくつかの症状ごとにみますと、例えば、アクティブ・コンタクトがどうなるかと言うと、投薬開始後、一週から毎週ごとに六週までみていくと、五週になれば非常にはっきりとプラシーボよりもよい成績がみられます。つまり、治療を始めてL－ドーパの場合は一カ月ぐらい待つ必要があるということがわかります。しかも、発病後五年以内のものは反応性がよいことがわかりました。五年以上経過すると、L－ドーパに対しての反応性がプラシーボとあまり変わらないという結果が出ています。

次は、レクリエーションで、どういうふうに患者さんが行動しておるかというのをみたわけですけれども、レクリエーション中の行動評価でも服薬後五週間以上になると明らかにプラシーボとの差が出てくるということがわかります。発病後五年以内の患者さんで明らかな差が出てくるのです。

それから、ラポールの障害では、やはり四週間、五週間になって初めて差が出てくるということであります。

表情のようなものでも、L－ドーパとプラシーボで明らかに差が出るということがわかりまして、これはL－ドーパが確かに脳に働いているのではないかと考えました。

教室でL－ドーパの有効性が証明されたので、広島、鳥取、長崎の各大学で興味を持っていただいた医師に協力いただいて、愛媛大学の小川暢也教授と慶應の伊藤斉先生にコントローラーになっていただいて、一九七八年に四大学共同で二重盲検試験を実施しました。その当時各大学の教授をしておられたのは、更井啓介（広島大学）、大熊輝雄（鳥取大学）、高橋良（長崎大学）の各先生です。

久留米大学単独の場合は、著効例に限って有意差がみられたのですが、四大学の共同研究では、著効と有効で有意差がみられました。それから、やや有効でも有意差がみられたのです。ところが、そのころ武田薬品の研究所で、意識改善のための薬品の研究が行われていました。TRHがL－ドーパの作用を強めるということと、メゾリンビックのドーパミン系の活動を高めるということで、陰性症状というのは、おそらくメゾリンビックのドーパミン系の機能低下であろうということでTRHに注目し、TRHの使用を始めました。

ＴＲＨ使用後には明らかにプラシーボに対して改善がみられるということで、Ｌ－ドーパからＴＲＨの研究に移ったわけです。この研究は、アメリカでもノースカロライナのプランジ教授をはじめ、いろいろな人たちが興味を持たれて、援助をしていただきました。

ＴＲＨというのは内分泌系だけではなくて、脳の神経細胞の活動を高め、ＴＳＨの放出が非常に少なくて、脳自体に作用するようなアナログを作ろうということで、ＴＲＨアナログＤＮ－１４１７が武田の研究所で作られました。

その頃、病棟にミオクローヌスてんかんの患者さんが入院しておりました。これは変性型のミオクローヌスてんかんの患者ですが、意欲がない、動きがない、不機嫌な状態だったので、ミオクローヌスてんかんの治療に役立つのではないかということでＤＮ－１４１７を使うことにしました。治療前に患者の脳波をみますと、光刺激に対してフォト・マイオクロニック・レスポンス（Photo myoclonic response）が時々出ております。治療前にはそれがはっきりしております。

ＤＮ－１４１７使用後三日ぐらいして、少しフォト・マイオクロニック・レスポンスが弱まるような感じがします。

注射開始後一二日で、ほとんどフォト・マイオクロニック・レスポンスがみられなくなるということで、ミオクローヌスてんかんにおける異常な脳内の興奮過程が、このＴＲＨアナログで抑えられたということがわかりました。

ミオクローヌスてんかんの四四歳の経過をみますと、今までほとんど動きがなかったのが動くようになり、不機嫌さがとれてきて、歩行障害がかなり改善して、ミオクローニ、企図振戦が次第に改善することがわかりました。

私は卒業後てんかん外来をやっておりまして、そのころは小児てんかんもほとんど精神科で診ておりました。レンノックス・ガストー症候群は、難治性の症候群だということで頭から離れませんでした。そのレンノックス・ガストー症候群にＴＲＨアナログを使用したらきっと効くのではないかと考えて、スロー・スパイク・アンド・ウェーブ（Slow spike and wave）を示す患者の治療を始めました。

注射後一週間しますと、スロー・スパイク・アンド・ウェーブ・コンプレックスがほとんどなくなるのをみて、感動しました。しかし、注射をやめてしばらくしますと、少しずつ出てくるということがわかって、明らかに治療効果があることがわかりました。

てんかんを専門にしておる人たちにとっては難治性てんかんの治療は、本当に大変なことだということで、できるだけいろいろな状態にＴＲＨアナログを使用してみようと考えました。てんかん性の精神病でやってみようということで、能動性の低下、それから、もちろん発作も起こす患者さんに対して使ってみたわけです。

そうしますと、活動性が非常に高まってきますね。それから、妄想は抑制されてくる。幻覚も抑制されてきます。ＤＮ－１４１７の注射を続けますと、その後症状の改善がみられることがわかりました。

このような治療効果をみて、小児てんかんの専門家や精神科のてんかんの専門の方々にお願いして難治性てんかんに対するＴＲＨアナログの注射剤の治療効果をみようということで、福山幸夫教授、熊代永教授、大田原俊輔教授など、てんかんの専門の研究者と一緒に共同研究を始めたわけです。

このときは、国内の小児てんかんの専門の先生方に協力していただきまして、非常にスムーズに研究が進みました。診断名別の全般改善度をみますと、著明改善がレンノックスで一五％、改善が三四％、軽度改善もみられました。それから、ウエストはちょっと落ちますが、ミオクローヌスてんかん、側頭葉てんかんでは、かなり反応があるということがわかりました。

発作型別の改善度をみますと、発作型別でもインファンタイル・スパズム（Infantile Spasme）は、なかなか治りにくいということが言えるかと思います。

これは、『エピレプシア（*Epilepsia*）』誌に共同研究の結果を発表しています。半数ぐらいで中等度、軽度改善がみられるということがわかりました。発作そのものの改善というのは四〇％以下ぐらいにとどまっています。

また、眠気、短気、エキセントリック、衝動性とか、いろいろなてんかんの異常行動も含めて検討しましたが、ＤＮ－１４１７によってかなり改善がみられるということがわかりました。

レンノックス症候群でのグローバル・インプルーブメント・レーティングでもある程度よい成績も出ております。

以上のような成績で、ＤＮ－１４１７、つまりＴＲＨアナログからてんかんの治療薬を開発しようということで、武田研究所の方と一緒にシカゴ近郊のアボット研究所に行って今までの研究の経過を説明して、ぜひ難治てんかんの治療薬を一緒に開発できないかということを話しました。問題は、ＤＮ－１４１７にしても生体で利用できる部分、バイオアベイラビリティ（bioavailability）が非常にわずかだということです。ということは、こういうものを作っても非常にコストがかかってなかなか実用化ができないというので、これ以上の研究を進めることを断念しました。非常に残念に思いました。それで、全国のてんかん研究者が集まるてんかん研究振興財団で、「完成しなかったてんかん治療薬の研究」と題して私が報告いたしました。いろいろな方の協力を得たけれども非常に残念であったということをお話ししたわけであります。多くの研究者に協力していただき、心から感謝しております。しかし結果としては治療薬として供給できないということになって、非常に残念な結果になったわけでございます。新しい治療薬の開発というのは、いろいろな困難を乗り越えてできるものです。

実は今、精神科ではてんかんの患者さんが精神科離れをしているような感じもしておりまして、私の外来でもてんかんの患者さんは古い患者さんが主で、子どものてんかんの患者も小児科のほうに行っておりますので、レンノックス（Lennox syndrome）とかそういう患者さんを診ることはありません。これは時代によって専門化が起こったせいであると思います。しかし一方で、抗てんかん薬の精神科治療における使用は増えてきています。抗てんかん薬のカルバマゼピンが治療困難な気分障害によいということがわかって、カルバマゼピン、バルプロ酸などをわれわれは日常使っておるわけですが、これはいつまでも効果が続くかどうかということで多少疑念を持っておりました。ロバート・M・ポスト（Robert M. Post）がPreliminary algorithms for treatment-resistant bipolar depressionという論文を*Treatment-Resistant Mood Disorders*（2007）という単行本の中に書いております。それを読みますと、いつまでも効果があると思っておったカルバマゼピンが、実際は八・五年の間に四〇・七％の患者で効果がなくなる。また、バルプロ酸は五・八年の間に二七％の患者さんで効果がなくなるということを書いております。こういう調査が日本であるかどうか、あとでご存知の方はお知らせ願いたいと思います。抗てんかん薬の中には、長期使用によって効果がなくなる可能性があることが指摘されています。これはNIMHで行われた研究で、抗てんかん薬の長期使用については注意すべき問題であると思います。

バルプロ酸やカルバマゼピンは治療抵抗性気分障害で長年にわたって使用されているのが現状ではないかと思います。これらの薬物の使用も長期にわたると本当に効果があるかどうかを検証することが大切です。次に抗てんかん薬の中で私が注目しているものにゾニサミドがあります。

T型チャネルに作用するエトスクシミドもそうですが、ゾニサミドというのは欠神発作てんかんにも効果があります。T型というのはトランシエント（transient）の略で、低電位で活性化（ロー・ボルテージ・アクティベイティッドLow Voltage Activated）し、そして早い不活性化が起こるという性質を持っております。このゾニサミドはてんかんの治療薬として日本で開発されて、その後、パーキンソン病に有効であるということがわかりました。パーキンソン病とてんかんに有効なものは遅発性ジスキネジア（Tardive Dyskinesia）のような症状に効くのではないかと考えて試みましたが、軽度から中等度のジスキネジアはゾニサミドで治療できるということがわかりました。T型のものは抗てんかん薬の中では違った性質を持っております。

ところが、面白いことにゾニサミドに抗躁作用があるという報告が神庭先生のグループから出されています。同じ頃、久留米大学で中村純・内村直尚両氏がゾニサミドと炭酸リチウムとの併用が効果を示したという論文を発表しております。こういう研究をみますと、バルプロ酸とかカルバマゼピンで効果が中途でなくなる可能性を考えて、抗てんかん薬の気分障害に対する効果の検討を続けるべきではなかろうかということを感じております。これは神庭先生にあとでご意見をお伺いしたいと思います。

私自身の経験でも、いわゆる治療抵抗性の気分障害の例をしばしばみております。だいたい三〇年ぐらい続いている例をみます。そういう患者さんで使用薬をみてみますと、昔クロルプロマジンとかハロペリドールのような定型抗精神病薬、抗パ剤や睡眠剤が使われています。その結果、アカシジア、焦燥感、ジスキネジアなどの副作用が出ています。そのような副作用で落ち着かなかった患者の中に現在、炭酸リチウム六〇〇ミリぐらい、それからバルプロ酸、これも量はそんなに多くありません。それとクロナゼパム、この三つですっかり落ち着いている例もあります。治療抵抗性のバイポーラのディプレッションというのは薬をいろいろ併用しすぎて、それから逃れられなくなった例が多いのではないかというふうに考えます。非てんかん性精神病における抗てんかん薬使用については、ポスト（Robert Post）らの研究があります。ポストは特にカルバマゼピンに注目しているようです。

抗てんかん薬の中でもカルバマゼピンがリチウム抵抗性の躁うつ病に有効に働くことから、感情障害に対する治療薬の研究は重要です。てんかんと双極性障害とは、脳内過程でかなり共通なものがあると考えてよいと思います。抗てんかん薬の作用機序はそれぞれ異なっており、そのことを考慮しておく必要があります。

最近、睡眠時無呼吸症候群を高齢者で注意して診ていますが、睡眠時無呼吸症候群の人がかなり多いのがわかります。これは、無呼吸が一晩のうちに頻繁に起こり、それに伴って酸素飽和度が下がります。ある程度治療しますと改善してきます。こういう睡眠時無呼吸症候群の人が、うつ病のような症状を示す例が中年以降にかなり多いということは、今後、うつ病の診断には睡眠時無呼吸検査を行って、それを除外する必要があると考えております。

高齢者の睡眠時無呼吸症候群では、倦怠感、疲労感と睡眠障害に注目します。睡眠時無呼吸のある老人では、治療が困難であるということを感じております。よく治療抵抗性うつ病と考えられていますが、実は睡眠時無呼吸症候群によるもので、こういう症例を除外せざるを得ないということになります。

感情障害の中で治療に抵抗するうつ病、感情障害の患者というのは、二〇年、三〇年ぐらいは続いている例がしばしばみられます。このような患者の治療は非常に重要であるというふうに考えております。

だいたい、以上、私が準備してきた話でございますが、何かいろいろご意見があると思いますので、ぜひ聞かせていただきたいと思います。

神庭　どうも、稲永先生、ありがとうございました。

先生の大変長い臨床研究の歴史の中で、本当に先生のご成果の一端を今日はお聞きしたわけでございますけれども、先生の発想の大変豊かなことに感銘し、新しい治療を開発していくという非常にわくわくする、エキサイティングな思いをさせていただきました。

中で私の仕事にも触れていただきまして、ありがとうございました。あの仕事のその後をちょっと先に申し上げますと、ハロペリドールと二重盲検試験を大日本製薬が全国組織で行ったのですが、当時はまだ躁病の患者さんにインフォームド・コンセントを得て治験に参加していただくということが大変難しい時代で、結局、途中で頓挫してしまいまして、各群二〇症例ぐらいしか集積できず、数が少なくて何とも言えないんですけれども、有意差がつかずに、ハロペリドールとほぼ互角でしたが、報告には至りませんでした。

質疑応答

神庭　それでは、稲永先生に会場のフロアの先生方からご質問、あるいは感想などをお願いしたいと思いますが、いかがでございましょうか。

はい、どうぞ。

質問者1　貴重な発表ありがとうございました。二点教えてください。

一点は、聞き漏らしたかも知れませんけれど、DN－1417、TRHアナログのいわゆる難治てんかんではなくて、統合失調症に対しての抗精神作用はどうだったのかということ。

もう一点は、現在、気分安定薬に関してはリチウム離れ、いわゆるムード・スタビライザーとしてはてんかん薬が多く使われるようになっている。特にバルプロ酸がそうなんですけれども、そのことに関しては先生がおっしゃっている話からすると、長期的にはどうなのかという結論が得られると思うんですけれども、その辺のお考えを教えてください。

稲永　わかりました。

TRHは、最初、意識障害の治療薬として開発されましたが、私がL－ドーパの研究の途上で、これは統合失調症の陰性症状にも効くのではないかと考えてそれをやっていまして、確かにそうだということがわかりました。それから、ノースカロライナのプランジさんたちは、うつ病でもこれはいいということを言っておりました。それから、なぜこれをてんかんに使ったかと言うと、ミオクローヌスてんかんの最初の不機嫌さ、動きのなさ、そういうものをうまく動かすことができるのではないかということで、TRHという脳のペプチドはかなり広範な作用、いろいろな病気で活用できるものではなかろうか。そのペプチドを製品化し治療薬として開発するのは、現在、コストの面からも難しいというところが非常に残念だと思いますが、将来もっとペプチドの研究が発展していくと、これはとてもおもしろいと思います。

それでよろしゅうございますか。

質問者1　もう一点は、長期的に抗てんかん薬を双極性障害に使うことに関してはどうなのかなと。リチウムほど長期的に効くものなのかどうか。先生のお話では、耐性と言いますか、てんかんそのものに関しても長くは効かないケースがあるということですよね。

稲永　ここにお示ししたのは、ムード・ディスオーダーの患者で、その場合はバルプロ酸にしてもカルバマゼピンにしても八年とか、大分長いですけれども、六年とかの間にだんだん効果がなくなるということは気づかれております。キンドリング実験を動物でやっても、次第に耐性が出てくるというのはあると思いますね。そういう点で、抗てんかん薬でムード・スタビライザーとして使うものは、もうちょっといろいろなものが出てきてもいいんじゃないかということで、今、ラモトリギンとかいろいろ出ておりまして、五〇%ぐらい効くと書かれていますね。最近の論文では、五〇%は治療効果があるというので、かなり希望が持てますが、それぞれの抗てんかん薬がどのくらい効果を持続し得るかというのは、なかなか難しいですね。

神庭　ほかにはいかがでしょうか。はい、どうぞ。

質問者2　本日は、いろいろとお話を聞かせていただきましてありがとうございました。

てんかんにせよ、気分障害にせよ、統合失調症にせよ、一〇年、一五年、二〇年になってきますと、だんだん治療が難しくなってまいります。よく診ていますと、いずれの患者さんも難治例はどれがどれか区別がつかないような状態になっていきます。お聞きしたいのは、最近、統合失調症にも気分安定薬としてリチウムなり、カルバマゼピンなり、バルプロ酸などの抗てんかん薬、あるいはクロナゼパムをよく使いますが、統合失調症に対する抗てんかん薬の使用について、先生のお考えを聞かせてください。

稲永　統合失調症の場合は、中核の症状に対しては、抗てんかん薬はあまり効果がないと考えています。スキゾアフェクティブなものでは、症状によっては使ったほうがいいかも知れませんけれども、統合失調症における抗てんかん薬の使用というのは、まだなかなか積極的には考えられないという感じがいたします。どうでしょうか、神庭先生。

神庭　まだ、あまり有効であるという報告は少ないですね。よろしいでしょうか。ほかにはいかがでしょうか。

質問者2　もう一つ、高齢者の方のうつ病で、睡眠時無呼吸症（sleep apnea）の鑑別をするべきだというお話がありましたけれども、高齢者の方のうつ病にしても統合失調症にしても、私たちが青年期の患者さんを診る場合と特に注意して区別して診なければいけないコツとか、治療のコツとかがございましたらお教えいただきたいと思います。

稲永　私が最近、高齢者のうつを診ておって、高齢者のうつというのは、うつ症状だけが単独に現れるのではなくて、不安レベルも非常に高いとか、認知機能が低下しているとかいろいろな状態があるので、特に高齢期に初発したいわゆるうつ病というのは、本当のうつ病とはちょっと違うんじゃなかろうかという感じがいたします。そういう印象が非常に強いです。それから、現在は高齢者を取り巻く社会経済的ないろいろな問題とか、社会における地位とか不安とか、いろいろなものが影響しているような気がしまして、老人における本当のうつというのは極めて少ないんじゃなかろうかという感じがいたします。高齢者では、睡眠時無呼吸症候群によるうつ病様症状で注目されている症状に睡眠障害と、何とも表現できない倦怠感、疲労感の訴えが特徴的です。

神庭　最後に、高齢者の患者さんを治療する際に私たちが忘れてはいけないことをお教えいただきたいと思います。

稲永　一つは、私は、薬の量はできるだけ少なくしておりますが、少なくするとともに若い人と同じような治療期間でよくなるということじゃなくて、かなり時間軸を長くしてみないと、本当の効果がわかるまでに時間がかかるということがあると思いますね。基本的には少量からはじめてゆっくり増量していくことが大切だと思います。英語では、start low and go slow と教えています。

神庭　ありがとうございました。

そのほか、会場の先生方、よろしいでしょうか。いかがでしょうか。

それでは、情報交換会もございますので、のちほどまた稲永先生と直接お話しいただきたいと思います。

今日は、先生の大変長い貴重な臨床経験と臨床研究のご経験の中から私たちに役に立つ、また、刺激的なお話をいただきまして、ありがとうございました。改めて御礼申し上げます。どうもありがとうございました。

稲永　どうもありがとうございました。

この機会を与えていただいた、福岡精神医学研究会、また、本日司会の労をとられました神庭先生に御礼を申し上げます。また、本日お話ししました研究に協力されました多くの精神科医、小児神経科医の皆さまに御礼を申し上げます。

（二〇一〇年三月四日、第七回福岡精神医学研究会）

追　記〔統合失調症の治療への新しい試み〕

統合失調症の治療の進歩とともに治療により陽性症状は比較的容易に反応するが、陰性症状の改善は依然としてわるい。陰性症状は統合失調症の症状の中核と考えられ、幻覚や妄想のような陽性症状とは病態生理基盤が異なると考えられる。中核症状は、皮質の異常な神経線維の連絡や神経伝達物質などの活動の低下によるものと考えられている。現在用いられている抗精神病薬に対して、陽性症状はふつう一ないし三カ月で抑えられるが、陰性症状の改善には長期間を要する。これまで統合失調症の薬物治療にみられる多くの有害作用に対する対策を考えてきたが、陰性症状を如何にして治療するかがこれまでの研究の最大の目標であった。少量のL-dopa治療はその最初の試みであった。ＴＲＨによる試みもそのような考えによるものであったが、その後、統合失調症に関する研究は中断していた。二〇〇四年に星和書店から出版した『睡眠障害の漢方治療とサプリメント』の共著者で漢方薬や補完代替医療研究の先駆的存在である安西秀雄氏（米国在住）から四、五年前にキノコのヤマブシタケから抽出された物質に関する臨床研究についての相談があった。キノコのヤマブシタケから抽出されたアミセノン（製品化されたものはアミロバン３３９９）の中のヘリセノンと呼ばれる物質は血液―脳関門を通過し、脳内の神経成長因子（ＮＧＦ）の活性を促進することが静岡大学の河岸洋和教授により証明されている（一九九一）。アミロバン３３９９は認知症の治療を研究目標にされていたが、私自身の認知症患者での使用経験から、睡眠覚醒のリズムが正常化して意識水準が上がり、気分が明るくなり、外界に対する注意・関心が高まり、言語による表出が増え、対人関係にも注意を払うようになることに気づいた。この観察から統合失調症の陰性症状および認知機能障害に対する効果の可能性を感じた。

統合失調症の陰性症状および認知機能障害は、神経栄養因子（神経成長因子と同じ意味に使われている）の機能低下によるとの仮説のもとに、一例の患者でアミロバン３３９９を用いたところ、二週間でＧＨＱ、ＳＴＡＩ、ＰＡＮＳＳの急速な改善がみられた。認知機能、精神運動の改善が起こり、気分が改善し、不安が低下し、その後二年間、従来から用いていた抗精神病薬とアミロバン３３９９を併用し、まったく精神状態は安定している。最近になり抗精神病薬（アリピプラゾール）を中止したが、症状はまったく変化していない。この臨床観察から、統合失調症を対象として、現在使用中の抗精神病薬に上乗せする形でアミロバン３３９９を使用し、その効果をみた。

その結果、ＰＡＮＳＳの多くの項目において明らかな改善が認められた。しかしアミロバン３３９９の使用期間は一例を除いて一年以内であり、今後はさらに長期間使用による改善を観察する必要がある。

文献

(1) Arvid Carlsson and Yves Lecrubier (Edited) *Progress in Dopamine Research in Schizophrenia.* Taylor & Francis, 2004

(2) 稲永和豊「治療抵抗性統合失調症に対する治療的試み」九州神経精神医学、第58巻３・４号、二〇一二

第二講演

芸論と精神療法

Maeda Shigeharu　前田重治

神庭　それでは特別講演に入りたいと思います。今回の第八回研究会に、九州大学名誉教授の前田重治先生をお招きすることができました。先生から「芸論と精神療法」と題してお話をいただきます。

前田先生のご紹介は、皆さまのお手元にすでに渡っていると思います。わが国を代表する精神分析医にして映画評論家であり、文学、美術、能楽など古今のあらゆる芸能に通じ、みずからも洒脱なエッセイ集を毎年出版され、その挿し絵もご自分で描かれるという、非常に多才な先生、と紹介されています。これは黒木俊秀先生にお願いしたものです。

続いて、ご略歴をご紹介します。一九二八年に長崎市にお生まれになり、五二年、九州大学医学部をご卒業、精神科および心療内科を経て、七二年に九州大学教育学部の教授になられました。平成四年に定年退官され、現在、九州大学名誉教授でいらっしゃいまして、週一回、香椎の疋田病院にご勤務でございます。

ご専門は精神分析学、カウンセリングで、著書も非常に数多くございます。『図説 臨床精神分析学』（誠信書房、一九八五）、『続 図説 臨床精神分析学』（誠信書房、一九九四）、『「芸」に学ぶ心理面接法』（誠信書房、一九九九）、『芸論から見た心理面接』（誠信書房、二〇〇三）、『図説 精神分析を学ぶ』（誠信書房、二〇〇八）、最新刊は『ダイアローグ――精神分析と創造性』（遠見書房、二〇一二）でございます。

それでは先生、どうぞよろしくお願いいたします。


前田　どうもご丁寧なご紹介をありがとうございました。

黒木先生が大層な紹介をされて、皆さん方それに乗せられてやってこられましたね。まあ、それほど期待されるような話ではございません。

一〇年前頃、同門会の会長をなさっていた後藤哲也先生とか緒方良先生のお世話で、同じテーマでここでしゃべったことを思い出します。後藤先生が趣味で乗馬をなさっていて、「最近、自分が障害物を乗り越えるとき、馬の頭の上から足先までが頭の中できちんと見えるようになった」というような話をされたのを早速引用させてもらって、「神は細部に宿る」というような話をしたことは覚えています。助走して、跳んで、着地して……という一連の馬の姿の細部まで細かくイメージできるとは、大したものです。

今日は芸能の話ということで「芸論」の話をいたします。「芸談」と言ってもいいし、文章に書くならば「芸論」と言ってもいいと思いますが、それと精神療法ということです。先に前もって結論を申しておきますと、もうだいたい想像されているとおりです。芸論と精神療法、つまり芸能と精神療法にはかなり類似点がある、共通点があるということであります。

われわれは治療、精神療法というものをやっています。これは心理学的、医学的なものですが、芸能というのは遊びですね、気晴らしです。そのどこがどう類似するのか。これらは全然次元の違う話ですが、いろいろな点で重なっています。数え上げたら二〇点ぐらいあります。そのすべてを説明するには今日は時間が足りませんので、その中で代表的な芸論をいくつか取り上げましょう。

精神療法

精神療法というのは皆さん方が実際になさっているわけで、説明は要らないかと思いましたけれども、スライドをお願いいたしましょうか（図1）。

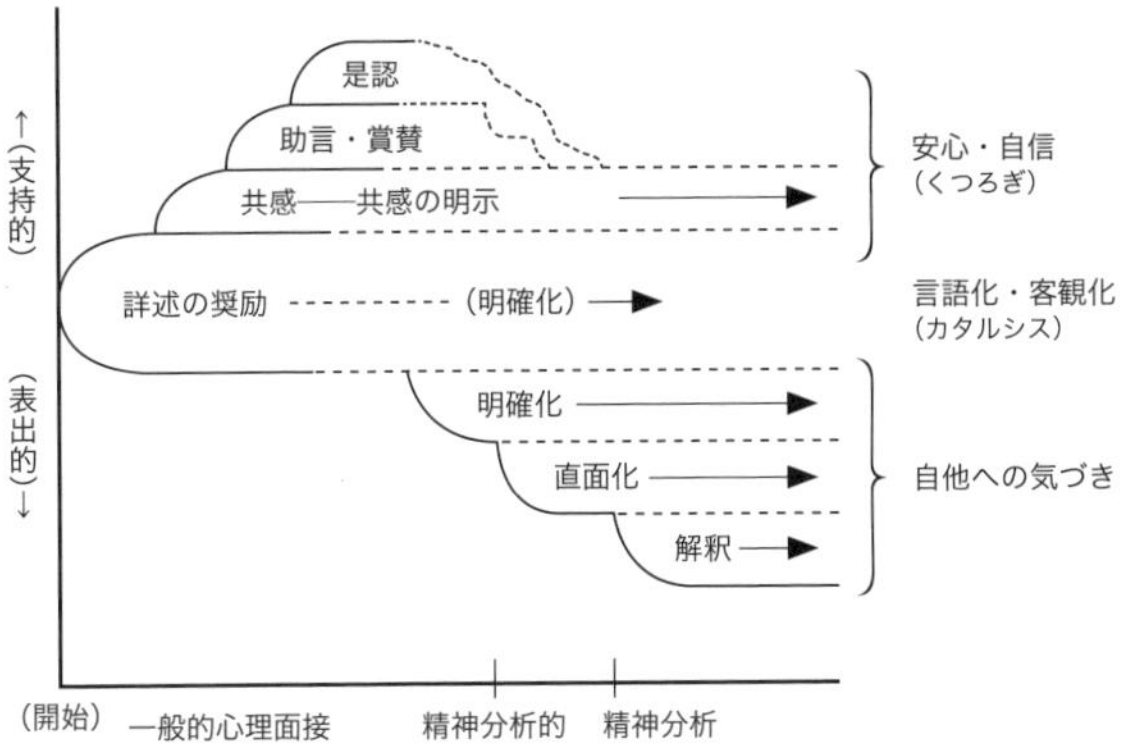

図1　Gabbard（1972）治療的介入スペクトル（前田による改作）

これは精神分析関係の方はご存じと思いますが、メニンガー・クリニックのギャバード（Glen O. Gabbard）がある研究のときに使った資料です。精神療法で相手に介入するときの七つのファクター（要素）を私なりに図示したものです。半分より上が支持的（サポーティブ）なもの。これは皆さん方が一番よく使われる方法です。それから半分から下が、精神分析的と言ったほうがいいでしょうね、自己表出的な精神療法です。この二つに分けた真ん中に、「詳述の奨励」（エンカレッジメント・トゥ・エラボレート）があります。

メニンガー・クリニックで、精神分析がどれぐらい効果があるのか、ほかの一般の精神療法と差があるのかという研究がなされました。その対象はかなり難しいケースだったようですが、四二例についてみると、上も下も実はあまり差がなかったというのが結論です。それどころか、この下のほうの精神分析的な治療をやっている人も、終わりのほうではだんだん上のサポーティブな方法に偏っていっています。スペクトルの図を立体的に図にかいてみようと思ったんですが、なかなか難しくて未完成品です。

一番上の「是認」（アフィルメーション）、これが最も支持的なものですね。「ふんふん」と言って聞いたり、「わかった」「なるほど」とか、そういう相手の言うことを肯定して受容して聞く態度、これが精神療法の一番の基本ですね。

そしてその次が「助言・賞賛」（アドバイスとプライズ）です。

次は「共感の明示」（エンパシック・バリデーション）です。共感していることを言葉で伝える。「それであなたは心が痛むのね」「それはつらいな」「それで憂うつになったんだな」とか、こちらがよくわかったということを伝える。この辺が精神療法の基本的なところです。

真ん中が「詳述を促す」。なるべく自分のことを自由に詳しく話してもらうこと。その先に「明確化」と書いていますが、事実関係を「もう少しはっきり」「もっと具体的に」「そのときのことをもっと詳しく」と尋ねるものです。

その下のほうの「明確化」（クラリフィケーション）は、自分の内面を明確にして、焦点づける、スポットライトをあてるというやり方です。相手がしゃべっている話を、ちょっとそこで立ちどまらせて、「そこをもう少し詳しく、もう少し具体的に」「そのときどんな感じがしたの」と自分の内面的な感情を明確化することをやっていく。上の「明確化」は事実関係の明確化ですから、それより深くつっこむものです。

その次が「直面化」（コンフロンテーション）で、これは明確化と重なり合って進みます。自分の中の悩み、不安、特に葛藤など、相手が避けている感情に直面させます。

それに「解釈」（インタープリテーション）としてその理由や意味が考えられてくるので、これはまさに精神分析になります。

彼が述べた七つのファクターに私が勝手に右側に治療的な要因を記しています。真ん中あたりが「言語化」、カタルシスが中心ですね。精神療法というのは相手が言葉でしゃべってくれることで発散になっていくし、自分を客観化することが軸になるわけですが、それにこちらが教育的なものを与えて安心させたり自信をつけさせます。それから自分で気がつかないでいた問題に気づかせる。まあ、これは一つの説明です。「一般的心理面接」というのは私が勝手につけたのですが、それに「精神分析的な面接」「精神分析」とつづくわけで、まあ大まかなものです。

私どもは患者さんの症状や状況に応じて適当に選びながらこのファクターを使っていきます。

芸論とは

皆さん方は芸能に関心がおありですか。歌舞伎、能楽、人形浄瑠璃、この辺が古典的なものとして有名ですね。あとは映画、演劇、それから漫才、落語、講談、昔は浪花節なんていうのもありましたが、ともかくそういう一般の遊び事、娯楽のことです。これら芸事の本質なり、その演じ方を論じたのが芸論です。

大きく分けますと芸論には二種類あります。一つは、一つの短い言葉でぴしっとその本質をついた、箴言（アフォリズム）です。昔、有名なのがありましたね。「人生は一行のボオドレエルにも若かない」なんて、芥川の箴言の代表的なものですね。あとは「芸術は爆発だ」（岡本太郎）。これは箴言とは言えないでしょう。しかし、これは意味が深いものだと思いますよ。芸術はなぜ爆発なのか。芸術、芸能は相手を感動させるのが一番のねらいですね。しかし、それだけではないんです。爆発というのは壊す、破壊という意味があるし、それは死にもつながるのですね。カフカが「芸術は死との関係である」と言っていますが、これをどう解釈するか。「芸術は爆発だ」という、その「爆発」の意味はもっといろいろ解釈することができると思います。

もう一つの芸論といえば、小話というか、逸話と言ったほうがいいでしょうか、エピソードです。ですから文章になります。例えば、山本安英という女優さんがいました。特に木下順二が書いた『夕鶴』で有名です。一〇〇〇回以上、日本中を公演したという、そのベテランの山本安英さんが言った言葉を木下順二が引用していました。おそらく、彼女の若いときの話でしょうね。一週間か二週間か、演劇の舞台が終わって、やっと千秋楽を迎えた。その翌朝、ゆっくり朝寝して目が覚めた途端、「ああ、そうか。あれはそういう意味だったのか」と気がついたというのです。つまり、それまでせりふを舞台の上でしゃべっていたけれども、それをよくわからないでせりふどおりにしゃべっていて――演劇はかなり意味の深いせりふが多いんですね――、舞台が終わってしまってからその深い意味に気がついたという話です。

つまり、一生懸命やっていた最中には気がつかなくて、終わってから気がついてもしようがないんですけれども、気がつかないで、せりふをただ棒読みしていた人から見れば、気がついただけでも立派といえば立派です。ああ、肝心なところに終わってから気がついた、そういう芸談が残っております。

離見の見

では、次に「離見《りけん》の見《けん》」について述べます。これは中世・室町時代初期の能の世阿弥の有名な言葉です。

離見――離れて見るということが、『花鏡』に出ています。

これを彼は二つの意味で述べているようです。一つは「見所同心《けんしょどうしん》」です。見所とは客席ですね。自分が美しく舞うためには、お客さんの目で自分を見なさいと。それが自分を離れるということですね。「見所より見る所の風姿は、我が離見なり」、つまり客席から自分を見るのが「離見」だと。「我が目の見るところは我見なり」。つまり、ひとりよがりになるなということです（図2）。

患者さんの目で治療者を見てみることが大事です。一人で「これが相手にとって役立つだろう」といろいろ話していても、相手にどう通じているか、相手がどういう目で見て聴いているのかわからない。

彼はもう一つ言っていますね。「目前心後」。目を前に置いて心を後ろに置け。これはちょっと難しいですね。自分の後ろ姿をちゃんと見ろというのですが、彼は心眼で見ろと書いています。こういうところが日本の芸論の特徴です。よく「無心」「虚心」「心眼」「直観」などの言葉が出てくるので、ちょっと科学的ではないのですけれども、しかし芸の世界ではある程度そういうものが大事です。イメージで自分と相手との関係を見ろと私は解釈しています。これは治療者－患者という二人の、「相互関係をモニターするのは自分」だということです。相手の目で見るし、同時にもう一つ、今、この場を上から見ている自分の目を持つ。これを私は「第三の目」と呼んでいます。第一の目とは、言うまでもなく、自分で自分に向き合ってイメージとか感情、想い、行動、記憶を見る目です。自分の内面を見る目が「第一の目」です。患者さんと面接しながら、自分の中に今どういう感じが起こっているかを見るものです。それから、第二が相手の目で自分を見る目です。そしてもう一つ、中空から自分と二人の関係を見る目。これが第三の目を持つということです。まあ、忙しいといえば忙しいですね。しかし、これをうまくやることが美しく舞う秘訣だそうです。心理面接でも同じことが言えると思うわけです。

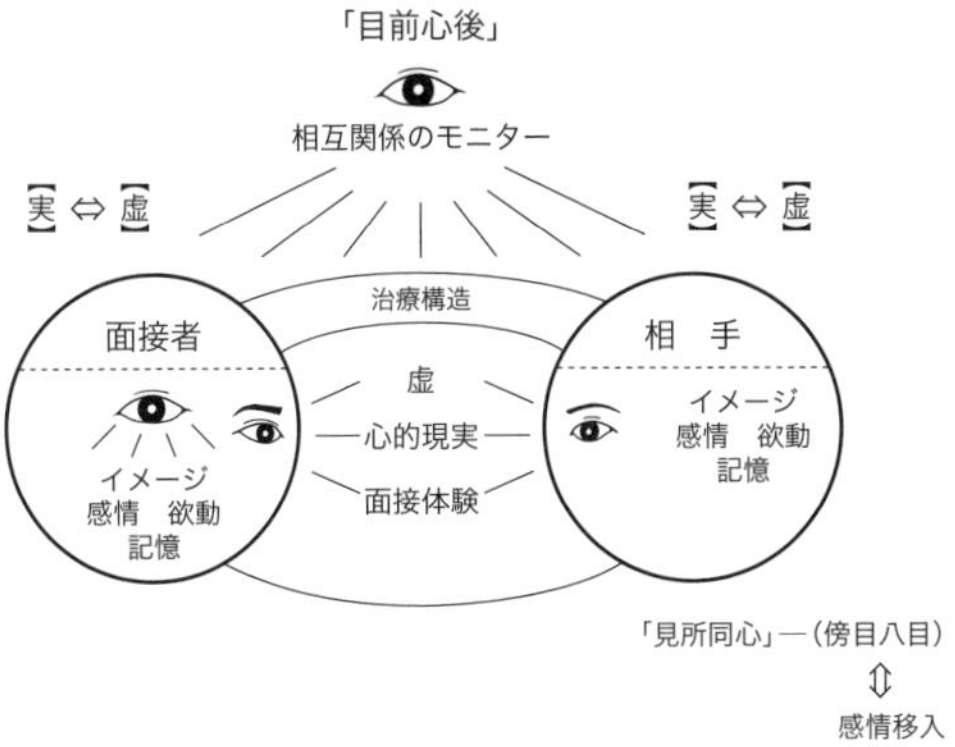

図２　「離見の見」「虚実皮膜の間」

　この「離れる」というのは芸論ではよく出てきます。自分の「我」から離れろということです。自分にとらわれる、こだわっているうちはだめだと。治療者も、うまく治そう、早く治そう、そして学会で発表しようなんて思って心理療法をやっていると、だいたいうまくいかないですね。そういうことにもつながるのですが、「我見」にとらわれない。そのことをこの芸論は述べてくれているわけです。

　それに似た言葉に「傍目《おかめ》八目《はちもく》」というのがあります。碁を打っている最中は、自分の勝負にとらわれているために全体が見えない。ところが勝負をやめて、傍から人がやっているのを見ると大局が見えるという、囲碁から出た言葉ですね。それが、ちょうどここで言う「離見」とも通じますね。

動揺機能

ちょっと難しい話になりますが、「見所同心」の図のところに、「感情移入」という言葉を入れて、それに「傍目八目」が対立するような印をつけています。この話をするとちょっと厄介になるんですけれども、離れて見ると言いながら、やはり治療者は相手と共感的な関係を持つことが大切だということです。治療者は患者さんを客観的に見ると同時に、自分と心の波長を合わせて見ようとします。もちろん芸能のお客さんも感情移入しますし、役者と同じ心にさせられてしまうことです。

ここに芸の技法の矛盾と言いますか、二律背反の難しさと奥深さがあると言っても過言ではありません。つまり、自分を離れて見ながら、なお相手と感情移入をし合う。こういうふうに自分の意識や、注意を外に向けたり内に向けたりすることを、精神分析家のベラク（Bellak, L.）は動揺機能（オシレーティング・ファンクション）と言ったのですけれども、振動する、切り換えるという意味です。そういう意味で、外を見ながら、瞬間、自分の内面を見る。

意識の注意というのは、一点に固定したら周りが見えなくなります。それで何かに注意を向けながら、なおその周辺の中を探していくと見つかるというので、その領域を精神分析では「前意識」と言うのです。無意識というのはわれわれが浮かべようとしても浮かばないのですが、前意識というのは意識の周辺にあるもので、われわれの記憶としてどこかに残っていますから、そこを探っていくわけです。あまりむきになって何かに集中していると全体が見えなくなります。だから、少しぼんやりした前意識の状態で相手の話を聞いておく。まあ、この辺が芸論の難しいところというか、おもしろいところですけれども、納得していただけましたか。この動揺機能を別の言葉で言いますと、自由に自分の意識を切り換えるには、自我の柔軟性――やわらかさ、弾力性が必要で、何かにすぐむきになってしまうと見られなくなる。だからちょっと離れて、さりげなく見る、注意するというのですかね。

フロイトも同じことを言っています。「自由に漂う注意」です。私はこれを「無注意の注意」と解釈しています。フロイトはそれを電話の受話器に喩えて、患者さんの話を聞くときは受話器のように聞きなさいと。相手の波長に合わせていつでも柔軟に変化することができるという。何かに固定したらほかのものは見えなくなるので、まあ聞き流すといえば聞き流すんですけれども、でも、どこか前意識の中に反応が起こってくるというわけです。

少し話がそれますが、前意識というのはわれわれの意識の周辺でふだんは気がつかないのですね。でも、よく「心の引き出し」と言いますね。引き出しが多いとか少ないとか、それはみんな前意識のことを言っているわけです。引き出しが多ければ、必要なときにそれを取り出せます。もっとも、引き出しは多いけれども、取り出せない人もいるのです。ちょっと心の硬い人というのは、引き出しはたくさんあるはずなんだけれども、自由にそれが取り出せません。だから、自由に前意識を働かせて取り出せる人というのはクリエイティブなことができる。ちょっと話が飛びました。前意識、つまり意識の焦点をずらして考えたり、見ることの大切さをこの「離見の見」という一言があらわしているように私は広げて解釈しています。

虚実皮膜の間

「虚実皮膜《きょじつひにく》の間」。ご存じ、近松門左衛門という江戸中期の浄瑠璃作者が語った言葉です。この「虚」というのは「うそ」という意味がありますね。それから「空っぽ」という意味もあります。それから「目に見えない、実体がないもの」、イメージも「虚」の存在ですね。それと実体のある「実」――現実――の境目に芸能のおもしろさがあるというわけです。

引用しますと、「芸というものは、実と虚との皮膜の間にあるものなり。虚にして虚にあらず、実にして実にあらず、この間に慰みがあったものなり」。穂積以貫《ほづみいかん》という人が彼の言葉を書きとめたものです。

われわれは結構、患者さんのうその話、ほんとうかどうかわからない話を聞いていますね。患者さんの話は半分はうそかも知れない。特に精神分析をやっていて、昔の記憶なんかになりますと、「お母さんからいつもいじめられた」という話ばかりしているけれども、ある時になると、「そうでもなかった」と変わったりするんですね。どっちが本当かわからなくなる。「いつも失敗ばかりしていた」と言われますけれども、この辺は認知行動療法のほうにも入るのかも知れませんが、そんなに失敗ばかりして生きてこられる人はいないわけです。まあ、時々失敗したことの誇張なのでしょうけれども、患者さんの心理的現実としては「失敗ばかり」となる。だから、うそを言っているのか本当のことを言っているのかわからない。

これを芸能で見ますと、例えば能の面（おもて）。これは人間の顔ではないわけです、そう思って見れば。しかし実際に能楽堂で、これは「面」をかけた人を見ていますと、表情が生き生きしてくるのです。時には怖いような、時にはどうしようもないような悲痛な感情に誘われるぐらい、あの面が実際に動いてくるのです。

これは人形浄瑠璃でもそうですね。人形は置いてあると本当に「虚」の存在、空っぽです。しかし、それにプロの人が手を入れて動かしはじめると、女性の肩の振り方、腰のひねり方が実に色っぽくなるのですね。生きてくるんです。生きている人間以上に真実になってくる。つまり、うそを入れることで、より真実に迫ろうというのが、芸術、芸能のねらいなわけです。

歌舞伎なんかも典型的にうその世界ですね。歌舞伎というのは、もともと能の話をたくさんいただいていて、筋はいいかげんといえばいいかげんです。しかし、筋はわかっていても、われわれは見にいくのですね。知っている筋が役者によってどういうふうに演じられるか、そこに楽しみがあるわけです。山崎正和さんも言っていますが、「演劇は目指さないで目指す」。つまり演劇の結末は、ストーリーとして確かに必要です、しかし、それだけを目指して進むのではなくて、その途中のプロセスが大事なのです。それをいかに味わうか。その途中の場面場面の美しさ、悲しさ、おもしろさを味わっていく。また、役者が舞台の上で大見得を切って、「ここを見てくれ」と見せられると、「おおっ」と引きつけられるわけです。

映画なんぞはもう「虚」の塊ですね。スクリーンの上に人生を描いているのですから。そこにあるのは光と影の戯れにすぎない。しかし、われわれはそこに引き込まれて、涙したり、喜んだり、カタルシスを得たりします。映画というのは虚像そのもの、うそだけれども、そこに人間や社会の真実が描かれたり、愛の本質が示されたり、われわれはいろいろな「実」をそこに読み取ることができるものです。

近松門左衛門がこの虚実「皮膜」を「ひにく」と読ませているのは、人形そのものは「皮膜」(ひまく)という「虚」の存在ですが、それがひとたび人形遣いの手にかかると、皮と肉を持って動き出す。そういう意味を込めて、「ひにく」という振り仮名をつけているのです。膜であり同時に血の通った肉となるものです。

これを精神療法で見ますと、特に精神分析ではそこがねらいですが、治療者というのは患者さんからは特定のイメージで見られる。まあ、精神分析でなくても、普通の面接でも治療者というのは、時にはお父さん、お母さん、自分の理想像というイメージ(虚像)として見られがちです。それを感情転移と呼ぶわけですが、一方、治療者のほうも相手から投影されてきた感情に反応するので、図2にあるように「虚」と「実」が入れかわったりします。そこをうまく使って、患者さんの無意識的な欲求や感情を知ったり、過去の人間関係をつかもうというのが精神分析だということはご存じのことと思います。

分析者の前で、患者さんは過去の人間関係を反復してくれます。いつも人を恐れてきた人は虚像として治療者を見て反応して治療者を恐れます。しかし一方では、やはり治療者という実像も見ている。この「虚」と「実」――自分の幻想と実態とが交錯することを通して、だんだんと自分の錯覚というものを見つめさせていこうというのが精神分析ですが、今日は分析の話はあまりいたしません。ただ「虚」と「実」というものは、われわれにとって非常に意味のあるものだということをお話ししたかったわけです。

二律背反

次に引用するのは有名な芸論です。鶴沢道八《つるざわどうはち》という、明治から昭和の初期にかけての三味線方の人です。「浄瑠璃は語らずに語れ、三味線は弾かずに弾け」と。ちょっと禅問答みたいですね。弾けばいいのか弾かないほうがいいのかわからない。しかし、皆さん方はおわかりでしょう。三味線を弾けと言われ調子に乗って弾いたら、上ずって浮いてしまいますね。この話をある会でしたところ、聴衆の中にダンスの先生がおられて、「ダンスの世界もそうですよ」と。ダンスも勢いに乗ったら、舞い上がってしまうのですね。まあ、これはカラオケでも見かけられますね。歌い出したらもう見ちゃおれないぐらい乗ってしまう人がいますね。もっとも、そういう自己陶酔に浸りたくてカラオケに行く人もいるのでしょうから。まあ、ちょっとずれましたが、「浄瑠璃は語らずに語れ」と。禅問答みたいな形でしか芸の本質は語れない。

同じようなことを、五代目の市川團十郎という——明治の頃の團十郎ですけれども——役者さんが言っています。「人のまねせず、まねする、乗らずに乗る」。これに似たような芸談は非常に多いのです。先ほどの「演劇は目標を目指さないで目指す」というのもそうです。こういうふうに、矛盾した、二律背反の形でしか本質は語れない。これが芸のおもしろさであり、難しさであると言ってもいいのでしょう。

これは先ほどの「離見の見」のところでもちょっと触れましたね。「患者さんの目で見よ」と言いながら、そこに感情移入という格好で、今度は相手と共感的な関係を持つということは、近づいているのか離れるのかわからないような、往復運動をやっていくということですね。それが精神療法においても、芸能のいろいろな場合においても、重要なポイントだと言われていることです。

こうした二律背反の典型的なのは、ご存じアメリカのサリヴァンの有名な言葉——「関与しながらの観察」です。これもまさに臨床的芸論ですね。観察というのは離れていないと見えないものですが、相手の心になって、相手の心とかかわり合いながら観察することです。

今話しながら思い出しましたが、「甘えの構造」で有名な土居健郎先生は、先年亡くなられましたが、私の兄弟子でした。彼のスーパービジョンを見ていたら、若い人が一生懸命に精神分析をやっている症例報告のときに、土居さんが「君、そんなに四つに組んだら相手が見えなくなるよ」とコメントを発しておられました。これはまさに「離見」にもつながることなのでしょう。若い人はつい夢中になって、さっき言ったように、治そう、うまく解釈しよう、時にはうまくやって教授に褒められようとか、いろいろな意味もあるのでしょうけれども、つい四つに組んでしまう。がっぷり四つというのは横綱相撲という感じでしょう。しかし、四つに組んだら相手が見えなくなる。やはりそこは、「離見」、離れる必要がある。けれども、離れていては勝負はできないのですね。相手をつかまえないことには勝負はできない。こういうふうに、まさにわれわれの心の世界というのは、矛盾したことが非常に多いわけです。

その辺を芸論ではいろいろ言っています。先ほどの「人のまねせず、まねる」。やっぱり芸というのは先輩のまねをして覚えていく。精神療法も、皆さん方は教科書で知的に勉強なさったり、先輩が面接しているのをごらんになって、まねするんです。しかし、それだけではどうしようもない。やっぱり「まねせず」というのが必要なわけです。自分の個性とか、自分のやり方がにじんでこないと、人まねだけでは治療としては成り立たないのですね。

言葉の限界

ここいらのことは自分で教科書を書いていてわかるのですが、精神療法の教科書を書くときは、文章を書いていていて、「これでいいのか」といつも疑問が起こります。というのは、「何が何々である」と書いたら、すぐその例外がたくさん浮かんでくるものです。「こういう場合もあるな、こういう場合もある、こう言い切れないな」。要するに、言い切ると何かを取りこぼしている、落としているわけです。しかし、やはり教科書ですから「何とかである」と終わらなくてはいけない。いったん言葉で公式化すれば、真の事実から離れてうそになる。

その点、初心の人は、精神療法の本を読んで、なるべくそのとおりまねされるでしょうけれども、そのうち、なかなか実際はそうはいかないなという現実にぶつかられるはずです。まねだけではだめなんで、まねして、自分でそれを習わなくてはだめです。芸の世界では「まねぶ」という言葉を使いますが、「まねぶ」だけではだめで、習わなくてはならない。つまり、反復して、それが自分の身につかなくては意味がない、治療として役立つ力にはならない。体得する、体が覚えることが必要です。バイオリンでもピアノでも、演奏しているときは体が覚えているんですね。いちいち頭の中で楽譜を思い出しながら弾いているのではないですね。いや、音楽は私は弱いのであまり自信を持って言えませんけれども、やっぱり無心なのでしょう。虚心と言ってもいいでしょうか。でも時々はやはり楽譜の、「ああ、あの辺だ」という一種の動揺機能が働くことはあると思いますが。

こういうふうに矛盾しているような、はっきり言い切れない微妙な事柄をあらわすときによく用いられる一つの工夫があります。フロイトの『精神分析入門』という本は非常に喩え話が多いのです。「何々のようなな」、さっきも「受話器のように聞け」と言いましたが。つまり、直線的な文章では伝えにくいものが精神療法の中には多いわけです。そのとき喩え（比喩）を持ってくるとずっとわかりやすいので、フロイトの文章では身体の機能とか、軍隊の前進の仕方だとか、山に登るときの例だとか、アナロジーが多いようです。言語表現の問題やら、比喩の話へ進むと、長くなるのでここまでにします。

むすび

精神科というのは医学で実学ですから、実証的、客観的、合理的な精神で、几帳面な実証を重ねて、経験を積みながら理論を出していくのが正道でしょう。ですが、それと同時に、精神医学の場合の「精神」というのは、これは心、「虚」なんですね。イメージしかできないわけです。「虚」というのは、うそも多いし、形がなくて見えないものですが、そこを一緒に持っていくところが精神医学のおもしろさです。心療内科もそうでしょう。

どうも最近の風潮で、医学は少し物のほう、身体のほうに偏り過ぎていますが、この「虚」というのは一種の遊びの世界でもあるのです。余裕がないと遊べないように、そういう無を楽しむと言いますか、見えないものを楽しむ、精神医学の中にはそういうおもしろさがあるわけです。まあ、言うまでもないことでしょうし、皆さん方はそれで精神科を志してこられたのだろうと思うのですけれども、「虚」に遊ぶことを一つは強調したくて、こういう話をさせていただいたわけです。

精神療法の一つの比喩として、芸論について思いつくままに話してきたので、ずいぶんと雑駁な話になりました。そして芸論を通して、とくに表出的な精神療法の要領を再吟味しました。もっとたっぷり芸論のおもしろい小話があるのですけれども、一応ここで話を終わりにさせていただきます。

神庭　前田先生、ありがとうございました。芸と精神療法、両者は共通点、重なり合うところが非常に多いというお話で、われわれが精神療法をするときに、芸論から非常に数多くのことを学ぶことができるのではないかと思いました。今日は主にアフォリズムを中心として、小話も交えてお話しいただいて、大変参考になりました。

神庭　それでは、少し時間を残していただけましたので、フロアの先生方からご質問、コメントなどをいただきましょう。

質問者1　どうも、今日は先生、貴重なお話をありがとうございました。私も精神分析を一応専攻していますけれども、まだまだ進歩がなくて、日々励んでいるところでございます。

先生、本当に今日はいいお話をしてくださいました。その証拠として、私は自由連想が膨らみまして、いろいろなことを連想しました。それはほかの先生方も同じだと思います。これから私が口火を切らせていただきます。

私は実は碁打ちなもので、当然、連想がそちらのほうに行くんですが、そういうゲーム、あとスポーツも連想しました。そうすると、何と言いましょうか――囲碁、将棋、スポーツには勝負があるわけでございます。そうすると、そこにはやはり二律背反があるわけでございます。囲碁、将棋、勝とうとする人は絶対に負けるわけです。だから、名人は、「勝とうと思うなら、勝とうという気持ちを捨てよ」と言うわけです。さすが先生、大したお話をされたと感心いたしました。それはスポーツでもございますよね。イチローはヒットを打とうと思って打っているわけではございません。彼はほんとうに自動人形のごとくやっている。それで結果的に二〇〇本安打を何年もやったということになろうかと思います。

今日は非常に自由連想が膨らみました。本当にありがとうございました。

前田　ありがとうございます。切り合いの武芸というものも、まさに芸能と似たところが多いですね。勝とうと思うと切られる。虚心、無念無想の剣とかいうのもありますしね。スポーツもそうでしょうね。鉄棒の選手なんか、こうやって、こうやってと理屈で考えているうちはだめなんでしょう。体が覚え込むまで鍛えていく。スケートも芸を見せているわけで、与えられた課題をやっただけではなく、それをいかに芸術的にやれたかと評価されるのですね。勝負の場合は勝ち負けははっきりしていますが、美の程度を評価するというのは難しいことでしょうね。

神庭　ほかにはいかがでしょうか。

質問者2　日頃、私らが精神療法をするとき、いつも医療上は精神療法という判子を押してお金をもらっておりますが、今日いろいろ先生のお話をお聞きしまして、精神療法をするときの心構え、何か非常に勉強になった気がします。

ここで一つお聞きしたいのは、先生が「芸能であって芸術ではない」と言い換えられました。芸術と芸能との関係はどんなふうなんでしょうか。

前田　これはややこしい質問ですね。これにまともに答えると一時間ぐらいかかりますが。まあ、芸術ってちょっと気負っていますね。絵画は芸能とは言わないですね。音楽は、ある種の音楽は芸術だし、歌謡曲やポップスなどは芸能と言いますね。あとは彫刻で、ロダン、ミケランジェロなど、あるものは芸術、あるものは人形という遊びの世界になるんですね。これは外国で、ハイアート、ローアート――高級なアート、低級なアートと言います。ハイというのは高貴な方々がやるもの、そして庶民がやるものはローだという意味もあるらしいです。

そういう意味で、芸術というのが上で芸能がちょっと下のようですけれども、私はかなりダブっているのではないかと思っています。まあ普通、芸能と言う場合は演じる芸が中心ですね。そして、いわゆる世間一般に芸能界と呼ばれているところに属している人がやるのを芸能と言うようです。アーティストがつくればアートになる、その辺が非常にあいまいですね。だから、私はかなり重ねて考えております。

答えになったような、ならないような答えですけれども。

神庭　ほかにはいかがでしょうか。どうぞ。

質問者3　一〇年前に先生のお話を伺いまして、また今日改めてお聞きしました。

うな次第です。

質問者3　いや、もちろん私にかかわる部分は覚えておりますが、ほかの部分はまた改めてお聞きしたよ
うな次第です。

前田　同じ話をしませんでしたか（笑）。

質問者3　いや、もちろん私にかかわる部分は覚えておりますが、ほかの部分はまた改めてお聞きしたような次第です。

今日は先生のご意見をお聞きしたいのですが、芸談のところで、「意味もわからずにやったけれども、あとでその意味がわかった」という話を教えていただきました。最近、小学校などで『論語』とか難しい文語体の文章を意味もわからずどんどん音読させるというのは人間を育てる意味があるから、そういう教育を復活させたらどうかという意見があります。それで今、先生のお話を伺っていたら、その子どもたちが「ああ、これはこういう意味か」とあとになって悟るチャンスをどんどんつくっておいてやるという意味では、意味があるのではないかなと思ったんですけれども。先生の教育学者としてのお立場から、そういう文語体の文章をどんどん暗唱させるという教育のやり方について、何かお教えいただければと思って質問しました。

前田　難しい質問ですね。まあ私は教育学部にはいましたが、別に教育学者ではなくて心理学のほうでしたけれども。山本安英さんのエピソードは、心にゆとりができたらわかったという話です。

おっしゃるように、子どものときはわからなくても、人生経験を積むとわかるようになるということは大いにあることでしょう。寺子屋で、よく意味がわからないで『論語』の素読をさせられていたようですね。身近なものとして、そういうものに馴染まされたのですね。あとで注釈が入るわけですけれども、子どもにはよくわからないでしょう。

しかし、言葉の調子というのは覚えるものでして、それで暗記できるわけですね。それが体に馴染む素地をつくろうという意味でしょうね。一度子どものときに読んだなということで、それこそ前意識のどこかにそれが残っていれば、あるとき、まあ二〇歳過ぎたら、意味がわかってくる。でも、皆さん方が今読まれたら、もっとわかるような言葉が『論語』なんかには書かれていますね。

ちょっと話はずれますが、『論語』はもちろんですけれども、『菜根譚』なんていう古典も人生訓として読

み直されていますね。それから、ちょっと紹介した世阿弥の『花伝書』である『風姿花伝』という芸能論も最近は人生論として読む人も増えてきているそうです。

余談ですが、実は昨年「精神科医の初心者に薦める三冊」というのをある雑誌に書かされました。一冊は土居健郎先生の『方法としての面接』、一冊はフロイトの『精神分析入門』、そしてもう一冊に私は『風姿花伝』を薦めたのです。精神科医になる人は、専門書だけでは足りない。芸能的な遊びの世界も読んでもらいたいと思ったのですね。

とにかく、漢文や孔子の教えに馴染んでいくうえで、一つの基礎としてどれぐらい効果があるかというのは判定することは難しいですね。何しろ教育というのはすぐに答えが出ませんで、五年、一〇年、二〇年後に結果が出ますから、薬の検定みたいにはいかないものですね。われわれは中学では漢文の時間に四書五経などを読まされたわけで、馴染みがありますね。そういう歳のせいもありますけれども。よろしいでしょうか。

神庭　はい、よろしいでしょうか。どうぞ、ほかに。

質問者４　とても勉強になりました。

一つお伺いしたいんですけれども、先生がお話しになった、近松門左衛門の「虚実皮膜の間」でいろいろ連想していると、人形が人形遣いの手にかかるとすごく生き生きと肉体を持って動くと。

前田　そうですね、生きた女性よりもと言ったらおかしいですけれども、色っぽくなったり、それから男性の力強さが表現されたり、やっぱりそのためには相当、芸の修行というのが大変でしょうけれどね。

質問者４　能楽もそうだと思うんですよね。能楽師が能面をかぶると、生き生きとそれが生き物のように見える。そのことから、では、そういうふうな、例えばそれをつなぐものですね、「虚」と「実」とかをつなぐものだったり、肉体と心だったり、何か手がかかるとそれが生き生きとしてくるというか。治療にもすごくそれがあるのかなと思って、先生にその点をちょっとお聞きしたくて。

前田　例えば、治療ではどんなふうなことが考えられますか。

質問者4　例えば、患者さんが面接の中で非常に停滞している中、何か治療者のほうが患者さんとそこで共有できるものがあって、例えばそこで解釈を行ったり、何かそこで動いたときに、生き生きとそれが流れてきたりとかですね。

前田　そうです。先ほどの図2の真ん中に、二人の間に「心的現実」とか「虚」とかいう言葉を入れていました。これは、二人でつくり上げる「虚」と「実」の境目のところ――境目と言うと薄い皮みたいですけれども、その中間の部分が実に大きいのですね。精神分析では分析的な「第三の世界」と呼ぶ人もいるのですけれども、そこにいろいろな二人のイメージが交錯し合うところがあって、われわれはそこを通して治療をやっていく。患者さんはその大きな二人の中間の世界を共有し合って味わうことで、自分の心が成長していく、変化していくと考えられています。

「実」と「実」が向かい合っている間では理屈だけが通りますね。でも、理屈の世界だけではだめなのですね。感情の世界を含めて「虚」の世界――イメージや連想が膨らむことで、患者さんの変化が起こってくると考えていいと思います。

だから、「心的事実というのは現実の事実と同じ価値がある」とフロイトが言ったわけですけれども、そういう意味で、その中間、つまり今こうして皆さん方にお話ししていることに一つの空間があるわけですね。これを相互作用による「間主観的空間」と言ってもいいですね。

ところが、イメージばかりに行ってしまいますと、今度はちょっと現実の側面が危なくなりますけれども。「実」に戻る往復運動がいかに上手にできるかが自我の健康度ということですね。「実」の世界にばかりいると心が貧しくなりますから、「虚」の世界を大きく膨らませて、そこで心を遊ばせて、それから「実」に戻るという往復運動をぜひやっていただきたいですね。

神庭　先生、大変つまらないことをお聞きします。叱られるかも知れませんけれども、大変忙しい外来の中で、こなすだけの面接が続くことも多いのが現実だと思います。その中で、私たちがせめてこういうことだけは注意したほうがいいとか、これは大切にしたほうがいいよということがあれば、お聞きしたいと思うんですけれども。

前田　これは難しいですね。現実は厳しいですからね。せいぜい燃え尽きないように、時々息抜きしながらやってくださいとしか言いようがないですね。まあ、少し時間を延長することになるのでしょうけれども、やはり途中で一服という中休みなんか入れたほうがいいのでしょう。単調作業というのはストレスになりますのでキーパンチャーなんか一時間に一〇分は休めと決まっているみたいですね。先生方に「楽しみながら患者さんを診てください」と言えば言えますけれども、外来ではそうもいかないでしょう。ケースによっては別に面接という形で、ゆっくり二人で楽しみながら治療をやってもいいのでしょうけれども、外来の場合はもっと現実、「実」のほうが表に立っているでしょう。そこにわれわれが「虚」の世界を見いだして、組み換えながら、どう返していくかという頭の往復運動はかなり大変でしょうね。だから、やはり燃え尽きないようにやって、あとで大いに遊ぶということしかないですね。

神庭　いえいえ、大変励ましになるお言葉を最後にいただきまして、ありがとうございました。

本日は、基本的な精神療法の心構えをお話しいただいて、訓練を重ねていけば、それなりのわざが身についていく奥の深い世界だなということを改めて認識したように思います。

今日は前田先生の生のお話を聞けて、改めて先生のご本を読むと、行間に伝えたいことが今度はわかるかなと思いました。実は僕の外来には先生の本を置いてあって、まあ読むわけではないんですけれども、精神療法の心構えをいつも思い出して忙しい外来をこなしています。先生方におかれましても、精神療法の本を読まれるとき、あるいは外来で患者さんを診るとき、今日のお話が大変参考になることと思います。

大変貴重なお話をしていただきまして、まことにありがとうございました。もう一度拍手を送りたいと思います。

（二〇一一年三月三日、第八回福岡精神医学研究会）

第三講演

現在の精神分析は精神医学にいかに貢献できるか

Nishizono Masahisa 西園昌久

神庭　それでは、本日の特別講演に移りたいと思います。西園昌久先生から「現在の精神分析は精神医学にいかに貢献できるか」と、大変魅力的な、また西園先生でなければできないようなご講演を伺えることを大変楽しみに、また光栄に思います。

これから西園先生をご紹介するわけですけれども、月並みな言葉ではご紹介し尽くせない先生でございますが、私なりのご紹介をさせていただきます。

先生は、精神分析の第一人者でいらっしゃいまして、日本に精神分析を根づかせたパイオニアのお一人でもございます。また、早くから精神療法と精神薬物療法をいかに組み合わせて治療していくかということを深く考えておられた先生でもいらっしゃいます。

先生がゾテピンの抗躁作用を報告されたことはご存じない方もおられるかも知れませんが、先生のご業績の一つです。

先生はまた、医学教育に大変情熱を注がれまして、きちんと精神科医を育てることの重要性を主張されていた数少ない先生のお一人です。会場には、西園先生から直接ご指導を受けられた、恵まれた先生方も非常に数多いと思いますが、先生が進めてこられた医学教育の改善、レベルアップの恩恵を受けて、今日の精神医学があるのだろうとも思っております。

ほかにも精神薬理学的な治療とSSTをいかに組み合わせて、患者さんの社会復帰を促進するかを考えるPPST研究会の会長などを務めていらっしゃいます。

恒例ですので、少しお時間をいただきますが、ご略歴をご紹介します。

先生は、一九二八年、福岡県にお生まれになりまして、五三年に九州大学医学部をご卒業され、七一年に九大医学部精神科の助教授に、七三年からは福岡大学医学部の教授にご就任されました。福岡大学では、医学部長を五期一〇年務められまして、福岡大学医学部の発展に大変ご貢献されたことでもよく知られていらっしゃいます。九三年からは福岡大学に置かれたWHO協力センターの所長をお務めになりまして、九九年に福岡大学名誉教授となられ、心理社会的精神医学研究所を開設されていらっしゃいます。

この間、日本精神神経学会、日本精神分析学会、環太平洋精神科医会議、アジア児童思春期精神医学会、多文化間精神医学会、精神分析協会などの会長を歴任しておられます。

主な著書としましては、『薬物精神療法』（医学書院、一九六七）、『精神分析治療の展開』（金剛出版、一九八三）、『精神分析を語る』（岩崎学術出版社、一九八五）、『専門家のための精神医学』（医学書院、一九九八）、最近では『精神医学の現在』（中山書店、二〇〇三）、『現代フロイト読本』（みすず書房、二〇〇八）、『SSTの技法と理論』（金剛出版、二〇〇九）、『西園精神療法ゼミナール』（中山書店、二〇一〇〜二〇一一）をご出版されています。

また、数多くの学術賞を受賞されまして、一九九〇年、日本精神分析学会賞（古澤賞）、一九九六年アメリカ心理社会的リハビリテーション学会 Alexander Gralnick Award（アレキサンダー・グラルニック・アワード）、一九九九年、日本医学教育学会医学教育賞（牛場賞）、二〇〇一年、多文化間精神医学会賞、二〇〇三年アメリカ精神医学会 Kun-po Soo Aword（クンポー・スー・アワード）などがあります。

先生は、講演のレベルもさることながら、語り口が大変見事でございまして、本当に心を打つ、また勉強になる講演、講義をされることでも知られています。先生の今日の講演を大変楽しみにしております。

では、どうぞよろしくお願いいたします。


西園　どうもありがとうございました。大変恐縮しております。

神庭先生から大分前に宿題をいただいて、いずれしゃべるようにと言われていました。半年ぐらい前に、またご注意をいただいて、三月だよと。WBCじゃないけれども、三月が近づくにつれてだんだん燃えてきたというような感じです。

今日はこういう題にさせていただいたんですが、ここに書いてある事柄について話してみようと思っております。現在の状況とか、翻って日本における精神分析の発達、今日の精神分析の多様な理論、そしてまた、私自身が治療している患者さんの症例をご報告して、あとは結びにしようと思っております。

率直に申して、今、精神分析について非常に強い批判があります。それは、EBM（証拠に基づく医学）という見地から、精神分析の転帰研究というものがあまりないということに関してです。これは、精神分析はメタ分析というものがなじみにくいということもあり、EBMの見地から、証拠があまりはっきりしないといった批判があるからです。もっとも、このごろは国際精神分析協会を中心にして、転帰研究が展開されておりますし、ニューロサイエンスとの結びつきで、ニューロサイコアナリシスといった学問が起きてきて、こうした批判にこたえようとする動きも出ています。

それから二番目の批判は、患者さんの治療に要する時間が、ほかの治療と比較してかなり長いということと、当然、そこに料金の負担が生じてくるということがあります。これに対しては、週四日という本来の精神分析ではなく、週一回とか二回の力動的な精神療法で治療することによって、精神分析の効果を一般の精神医学の中で発揮しようという努力もあるわけです。

もう一つの批判は、治療者の訓練の時間と費用の負担が非常に重いということです。これについては後ほども申しますけれども、卒後教育の改善、特にEUや韓国などでは卒後教育のレジデントの中で、力動的精神療法を体験するという工夫がなされていることを挙げたいと思います。

ともかく、こうした批判のために、精神医学の中での精神分析の占める役割がかなり限定的に認識されているのです。

他方、現在の精神医学にも、さまざまな限界があるのも事実です。ここで三つばかり挙げてみます。

WHOのヘルスレポート（二〇〇一）の中に、障害調整生存年数というものがあります。これは皆さんご覧になったと思いますけれども、生活障害の二〇の主要原因の中で、六つが精神障害ということです（表1）。その中に、うつ病群と考えられるものが三つばかり入っていますが、このように精神障害というものが、いろいろな病気の中でも治りにくいという状況にあるのです。これは、現在の精神医学のある意味での限界だと思います。

表1　「障害調整生存年数」（生活障害）の主要原因（20障害のうち）

順位	障害名	頻度
2	単極性抑うつ障害	8.6
5	アルコール乱用障害	3.0
6	自傷	2.7
8	統合失調症	2.6
9	双極性障害	2.5
20	パニック障害	1.2

（両性，15〜44歳）

（WHO：World Health Report, 2001）

二番目は、アメリカの精神医学会のメディカル・ディレクターを長い間していたメルビン・サブシン（Melvin Sabshin）さんが、昨年、『アメリカ精神医学の変化』というモノグラフを出しています。このサブシンという人は、一九八〇年のDSM－Ⅲを推進した総責任者ですが、今日ではそのDSM－Ⅲを超えて、生物学的、心理的、社会的モデルでこれから精神医学は発展しなければならない、「アドルフ・マイヤーの精神に戻れ」といったことを、その本の中で述べております。

日本では、神庭先生とよく共同研究をなさっている自治医科大学の加藤敏教授が、ごく最近、『外来精神医療』という雑誌の中で、アメリカ精神医学および先日プラハであったWPAの学会でのディスカッションをふまえて、DSM精神医学あるいはICDの診断というものの精神医

表２　精神科医のジレンマ

精神科における疾病モデルと治療	
1．生物；脳発達と機能の障害	
	神経科学の発達と製薬資本の攻勢－薬物療法
2．心理；人格発達／人格構造の病態	
	治療者－患者関係／転移－逆転移－精神療法（精神分析）
3．社会；生活技能障害／社会的孤立－SST，集団療法，その他	
4．政治・経済；医療経済－福祉	
5．地域；コミュニティの変容・偏見－啓蒙・教育	

学の性質が、ディヒューマニゼーション——非人間化作用——をもたらしているといった反省と批判が起きてきていると書いておられます。現在の精神医学についても、そうした限界が考えられるのです。

　そういうことになりますと、精神科医というものは非常なジレンマの中にいることになります（表2）。今、生物学的精神医学が非常に発展してきていて、精神科医は、脳の発達、脳の機能、ニューロサイエンスがもたらすいろいろな知見、それに基づく薬などで診療しています。そのうえ、製薬資本の攻勢があります。そのことにも触れることになりますけれども、大変な製薬資本の攻勢があるわけです。ときに、薬だけで治療してしまう錯覚に陥る。

　うつ病にしても、休養と薬だけではなかなか治りにくい。五〇％が再発すると言われているし、再発を三回くり返すと八〇％は慢性化する。そういう場合には、どうしても、その人の生活状況、内心の体験に対しての精神科医の働きかけが必要になってきます。治療者－患者関係、私どもの立場で言えば、転移－逆転移というようなことになります。そういうようなことにならなければいけないけれども、ここにまた精神科医のジレンマがあります。さらにまた、慢性化した患者さんたちには、生活技能障害というものがあって、社会的に孤立しています。それに対しても、精神科医は働きかけなければならない。有力な方法としてＳＳＴ、あるいは集団療法といったものが開発されているけれども、精神科医がそれを身につけたり、実施したりする場というものを見つけ出すことに、またジレンマがあります。

　さらには、福祉の問題とか、地域・コミュニティの問題等々があって、精神科医の活動というものは、極めて難しい状況にあるのだと思います。

今度は、話題を精神分析のほうへ移します。少し過去を振り返ってみたいと思います。

わが国の精神分析の発展についてです。一九一二年、大正のはじめ頃からですが、日本人は非常に好奇心が強いせいか、フロイトの本が次々に紹介されました。そうした中で、当時の福岡医科大学（九州大学の前身）の諸岡存助教授、それから榊保三郎先生という初代の教授は、フロイトの精神分析に関心をお持ちになりました。榊先生に至っては、『性欲研究と精神分析学』（実業の日本社、一九一一）という本をお書きになっています。これは、榊先生が子どもの発達の計測をすると同時に、その中で子どもの性欲の発達というものが精神発達に大変大きな役割を果たすといった見解でした。その理論的な根拠として、フロイトがアメリカのクラーク大学で講演した「精神分析五講」を引用、翻訳して書いておられます。

それはもう神代の時代というかずいぶん昔の話なのですが、今日まで語り継がれており、森田療法が同じような時期に発達して、ジョン・ホプキンス大学から帰ってこられた丸井清泰教授が東北大学で精神分析を始めて、丸井・森田の論争といったことがありました。ただ、丸井先生は、古い精神分析の考えというか、症状の意味解釈の段階にとどまって、治療者－患者関係といったようなことにまで踏み込んだ精神分析ではなかったのです。それで、古澤平作助教授が、ウィーンに留学して、フロイトのもとで勉強して帰ってこられた。そこには、古澤先生の治療者－患者関係といったことへの疑問があったわけです。

それはともかくとして、丸井・森田論争があったときに、九州大学の下田光造先生が次のようなことを書いておられます。「この精神分析法によって、神経質症状が消失することは事実である。これはフロイトの学説が正しいためではなく、医師と患者が協力して、自己の症状を批判的に観察するに至るがためなり」。下田先生がどこで精神分析を勉強されたのか、あるいは見られたのかよく存じませんが、この認識は、後ほど申しますけれども、実は非常に炯眼だったと思います。丸井先生は、本で勉強したり、講義で聞いただけで精神分析をやっておられたというところに問題を起こす原因があったんだろうと思います。下田先生と名古屋大学の杉田直樹教授との共著の『最新精神病学』（克誠堂書店 一九二二）という教科書に、今、言ったようなことが出ています。

戦後、精神分析がわが国に大きな力で入ってまいりました。これはアメリカを介して入ってきたのです。一九五五年に古澤先生が精神分析協会をつくって分析家の養成をするとともに、日本で精神分析的な考えをもって治療に当たる、つまり、精神療法を発展させようとして、精神分析学会というものを同時につくられたんですが、そのときに協力されたのは井村恒郎、三浦岱栄、懸田克躬、桜井図南男といったわが国の精神科教授であったのです。それと同時に、フロイトの著書もたくさん翻訳されて、わが国で一挙に精神分析への関心が高まったのだと思われます。われわれもそれに参加したわけです。

次第に国際交流が起こってきて、土居健郎先生の「甘え理論」、あるいは古澤平作先生の考えを補完した小此木啓吾先生の「阿闍世コンプレックス」といった理論が、国際的に非常に関心を集めたこともありました。また、外国からは、ロイ・メニンガーというメニンガー・クリニックの理事長さんが、日本で私財を投じてセミナーをやってくれました。また、イギリスのパデル先生が、日本から留学した人たちの面倒を見てくれました。私が初めてロンドンでパデル先生と出会ったのですが、神田橋條治さんとか牛島定信さんは、このパデル先生の教えを請うためにイギリスで過ごされたんですね。また、パデル先生自身も日本にやって来るというような状態で、国際交流が起こってきました。

私も九州大学にいるときに、「依存的薬物精神療法」を開発いたしました。それは、難治な症例、つまり治療抵抗性の強い患者さんたちに、あまり時間を長くかけないで治療するというエビデンスを出さなければ、大学で精神分析が受け入れられる余地がないといったこともあったのです。そんな私の経験から、薬を使って退行させるといったことを開発したのです。その課程で、患者さんには同じような病態であっても、生物学的な基盤がそれぞれ違って治療経過に影響するといったことに気づきました。

さらにまた、その頃まで精神分析は、フロイトの精神分析理論によって、皆さんがお聞きになっているようなエディプス・コンプレックスという父と母と本人の三者関係で理論化していたのですが、私は治療の中で、父親との関係だけが主ではなく、まずは母子関係というものが問題で、それが治療者－患者関係にいろいろ影響するといったようなことに気づきました。また、単なる母子関係ではなく、母親と父親との関係、母親の中に取り入れられた父親像、こういう事柄が大変意味を持つといったようなことに気づきました。

さらに、大変大事なのは、看護師さんたちのケアであると。つまり、バイオ、サイコ、ソーシャルな要因がどう統合されるかが、治療を左右するのだと考えました。

それから、そういう看護師を支えるのは治療者自身であること。私のところに、先ほど言った神田橋さんや、牛島さん、その他のたくさんの若い人たちが、一緒に勉強するために集まってくれたのですが、中には、必ずしも治療者として好ましい人に成長しない人もいました。私の指導が悪かったせいか、今から顧みて忸怩たる思いがすることもあります。こういったことが治療者のあり方を深く考える機会になりました。

そのころ、桜井先生がある本に精神分析に関してこんなことを書いておられます。「治療の場における治療者と患者の関係は、お互いに渾身の力を込めてぶつかり合っているような感じである。また、そのような状況があらわれないと治療は進まない。こうした特殊な人間関係の中での自分の体験、治療者からの取り込み、治療者を対象とした異常な精神エネルギーの放出によって、パーソナリティー内部の力動を含んで、退行から統制自我に戻る時期に、解釈が与えられると、それを受け入れるようになる。解釈が先に与えられると、いわゆる知的洞察になってしまう。私には森田療法でも、退行、治療者の介入、取り入れのこの原理のほかに出るものはないと考えている」ということを記載しておられますが、先ほどの下田先生の書かれている認識と非常に共通しており、驚いている次第です。

ここで、フロイトの精神分析の特徴を申しますと、フロイトは一九一四年の論文で、精神分析とは何かという定義をしています。それは、ノイローゼの解明が第一の課題で、第二に治療の中での抵抗と転移の二つの事実を認めること、第三に幼児期体験というものが極めて大事だということ、そして第四にいろいろなこ

表3　ポスト・フロイト精神分析の台頭と発達

1)	第二次世界大戦後，同時性 「父親なき社会」(À. Mitscherlich,1963) 「家で沈黙する男性」(J.O. Balswick,1977)
2)	治療関係性の重視 母子関係の重視 (M. Klein) 抱える環境 (D.W. Winnicott) 相互浸透渾然体 (M. Balint) 収納するもの／収納されるもの (W.R. Bion) 共感性理解 (H. Kohut) 間主観性 (T.H. Ogden, R.D. Stolorow) 関係性 (S. Mitchell)
3)	転移－逆転移の相互関係性(投影性同一化の同時進行)
4)	知性優位から情性優位へ 父性性中心から母性性中心へ
5)	「罪の不安」から「存在の不安」
6)	「社会性の障害」を持った現代人の心理的成長と洞察獲得を支援するための精神分析

とを起こす中心に不安があるということです。治療というものは、そうした欲動を自我がコントロールすることにあるといったことを言っているのです。

フロイトの自由連想法という方法では、正直に話すことを患者に求めます。これは、フロイトが宗教を信仰することを一種の強迫行為だとして否定したにもかかわらず、ユダヤ教との共通性があるように思います。さらにまた、その頃彼が主張したメタ心理学で科学性を非常に強調しました。そして、知性への絶対的信頼です。今から考えてみれば、フロイトの精神分析というものは、かなり窮屈な治療法だったと思われます。

ところが、第二次世界大戦後に精神分析理論の多様化が始まります。ポスト・フロイト精神分析と言われるものです。第二次世界大戦後に、同時的に起こりました。父親なき社会とか、家で沈黙する男性とか、フロイトが認識してきた社会とはずいぶん違った文化が出てきはじめました。

そのうえ、第二次世界大戦後、人権とか民主主義とかヒューマニズムとかいったことが非常に大事にされるようになりました。そのことが精神分析にも影響を与えました。フロイトの精神分析は、治療者の中立性というものを強調し、治療者が鏡の役をすることでしたが、戦後の精神分析は、患者と治療者の関係性を大変大事にするように変化しました。その中に、表3に書いてあるようないろいろな立場——母子関係を非常に重視する、治療者が抱える環境を考える、治療者と患者との間に静かなハーモニーをつくって、お互いにしみじみとした関係をつくり上げる、あるいは患者の不安を包んであげる、共感する、あるいは患者と治療者との間でお互いの主観を大事にする——こういった治療関係性というものが非常に大事にされるようになったのです。

そういう母子関係を強調したのは、メラニー・クライン（Mlanie Kline）という女性です。さらに、立場は少し違いますが、ウィニコット（Donald Woods Winnicott）というイギリスのアナリストで、この先生は小児科の先生から精神科医になり、精神分析家になった人です。母子関係の大事さを小児科医の目で経験したことが、心を診ることに役立ったと言われています。さらに、マイケル・バリント（Michael Balint）という人がいます。フェレンツィ（Sandor Ferenczi）の弟子で、ハンガリーのブダペスト出身ですが、後にイギリスに移住しました。

先ほどのような母子関係とか治療関係というものを非常に大事にすると同時に、「逆転移」という言葉を皆さんお聞きになったことがあると思いますが、フロイトは、治療者の神経症的反応をそう言ったんですが、戦後のいろいろな治療経験の中から、逆転移の考えがかなり変わってまいりました。患者から治療者の心の中に投げ込まれるいろいろな刺激によって治療者が感じることをすべて逆転移と呼ぼうということになりました。そして、その逆転移という治療者自身の心の中に起こったそのことを通じて、患者を理解する糸口にしようといった考え方です。ここで転移と逆転移が相互に関係します。「投影同一化」という言葉もありますけれども、それが治療者と患者の両方から同時に発展する。さらに、フロイトの知性優位の考えから、情性優位の考えへと移ってきました。

エディプス・コンプレックスという罪の不安から、むしろ自分の存在についての不確かさというものを不安に思うことへと変わっていき、精神分析は、神経症のみならず社会性の障害を持ったような人たちの心理的成長と、洞察獲得を支援する役割を持つという形になってきたということです。

ここでまとめてみますと、精神分析がフロイトのメタ心理学から、対象関係論と言われるものへと移っていった。対象関係というものは、対人関係と違い——もちろん対人関係を含みますが——心の無意識の中に

表4　精神分析，メタ心理学から対象関係論への発展

	古典精神分析	現代精神分析
社会・文化的	神から国家・父性へ	グローバリゼーション
背景	個人の抑圧	競争から共生・共存へ
学問的特徴	構造論 一者心理学 リビドー，エディプス・コンプレックス，象徴 父性性の強調	関係論 二者心理学 転移－逆転移、関係性 母性性の強調
治療の目標	「エスあるところに自我をあらしめよ」 ↑ エディプス・コンプレックス	「他者を尊敬できる自己の確立」 ↑ 自己の存在感の不確かさ

相手のイメージを取り入れていくというような、外的な相手ばかりではなく、自分の心の中に取り入れた相手の内的なものを含めて考える立場です。

今日の私は、これまで出会ったすべての人からの贈り物であるという認識が、対象関係論の立場の人たちにあるわけです。そして、そうしたフロイトの精神分析から対象関係論へ移っていくといったことになると、生物学的精神医学でいうエビデンスといったようなものをどのようにこの対象関係論精神分析で見つけ出すか、至難のわざだろうと思います。

そういう変化には、社会文化的背景があります。古典精神分析のときには、教会とか神だとかいった体制が、社会変化とともに次第に国家とか父親だとかに移っていった頃です。だから、その頃は個人の抑圧が非常に大きな力になっていました。その中で精神分析が起こり、先ほど言ったようなことをフロイトが主張したのです。

ところがその後、今日では、共生とか共存とか関係性とかいうような事柄が強調されています。「エスあるところに自我をあらしめよ」という欲動をめぐる葛藤を制御する自我を目指したフロイトの精神分析から、今日では「他者を尊敬できる自己の確立」といったような目標に変わってきています。それは、今日の人間が、自己の存在感の不確かさを持っているということと関係していると思われます（表4）。

「関係性」という言葉を見たとき、日本語あるいは漢字は大変意味深いです。「関係性」は、「絆」とも言えます。辞書をよく見ると「絆」は

「きずな」と同時に「ほだし」という意味も書いてあります。「絆」のほうは、「馬とか犬をつなぎとめる綱」と辞書に書いてあります。「断とうにも断ち切れない人の結びつき」とも書いてあります。「ほだし」のところを読むと、「自由を束縛するもの」「馬の足にかけて歩けないようにする縄」とあります。

皆さんが公園なんかを歩いておられると、犬を連れて歩いている人にたくさん出会われると思いますが、その綱が両者に意識されないぐらいの自由な中にあると、お互いに大変安定しているんでしょうが、犬が向こうに行こうとすると、それを引っ張ったりする。あるいは、犬に引っ張られることがときどき見られます。こういうことが、治療者－患者関係の中にもしょっちゅう起こります。こういうような「きずな」と「ほだし」というものは、転移と逆転移と考えてもいいわけです。人間関係というものはそういうものだと思えるのです。

表５　治療経過の展開

第１相；治療同盟づくり
コミュニケーション　ラポール　安心／聴き入ること
可能性空間（Winnicott）
収納するもの／収納されるもの（Bion）
mentalization（Fonagy）
情緒応答性（Emde）
anaclisis（Gitelson）
情動（不安，恥，にくしみ）―母子関係の転移，逆転移
“0”（Bion）―存在の不安
第２相；自己主張，自己観察，照合，挑戦，よろこび，勇気
治療者の言語的介入（道理）
―父子関係の転移－逆転移
エディプス関係の洞察から自己肯定へ
第３相；社会に開かれた自己へ

今日の精神分析治療の展開を申しますと表５に要約していますように、治療の中の関係性を重視しての第一相は何より治療同盟づくりです。コミュニケーションをつくってラポールをつくるということです。安心し、聴き入るという作業です。先ほど一般演題の思春期の患者さんの薬について私がコメントを求められたときに、そういうラポールの話をしましたが、精神分析の治療の中において、極めて大事なのは治療同盟づくりです。これは精神分析のみならず、精神科の治療すべてに通じることだと思います。

ウィニコットという人は、そういう患者さんを安心させ、聴き入るといったことを大事にすると主張しています。ビンスワンガー（Ludwig Binswanger）が『世界内存在』という本の中で、「フロイトが現れる前は、精神科の問診は、ちょうど内科医がシャツの上から打聴診するようなものであった。精神科の問診だけでは、心の中に患者が持っていることを充分理解できているとは限らない」といったことを書いています。今、アメリカの精神医学の指導者であるアラン・タスマン（Allan Tasman）は、福岡にも三度ほど来ましたが、彼がチーフ・エディターになっている『精神医学』というWiley出版社から出ている大きな本の冒頭にそのことが紹介されていますが、「聴く」といったことが、いかに精神科の治療上、大事であるか。その「聴く」ことの意味を精神分析家の皆さんは、このような理論で説明しているわけです。

この治療同盟づくりは、いわば母子関係再現、つまり母親転移がモデルです。自由に患者さんから聴く。子どもがちょうど母親にいろいろなことを自由に話す、あるいはしがみつくことと同じような状況をまず治療の中に考える。包み込む、抱きかかえる。

最近では、生物学的精神医学との接点を考えて、イギリスのピーター・フォナギー（Peter Fonagy）という人が、メンタライゼーションといった言葉を使っています。これは、母親と赤ちゃんが向き合い、話し合うときに、母親が自分の中に感じたものが子どもの中に取り入れられて、子ども自身が自分を感じるといったメカニズムをメンタライゼーションと言っているのです。治療者と患者との間にも、治療者がじっくり聴いてあげるときに、メンタライゼーションが起きると言われています。「治療同盟づくり」が治療の上での非常に大きな始まりということです。

そういうことを主張した人の一人が、ここに書いてあるビオン（Wilfred R. Bion）という人で、人間の存在の不確かさを「O（オゥ）」「ナッシング」と言いました。この人は、インド生まれのイギリス人ということもあって、東洋人の無の思想とつながる考えを持っている人ですが、治療者が患者の存在の薄さというものを包み込んであげることの大事さを主張しているのです。

こうしたことは、臨床精神医学の中にも、ある力を注ぐことができると思います。そうした治療同盟ができたあと、患者さんは自己主張しながら、同時に自己観察し、本来求めている自分と照合し、新しいことへの挑戦といったことが起きてきます。そこで、治療者のほうは、道理的立場から言語的に介入するといった作業をします。この段階で、父子関係ができてくるのです。次第にそういう父親との関係が明らかになってくると、フロイトの言ったエディプス関係も、そこで見えてくるようになってきます。そういう過程を通して、自己肯定が起き、社会に開かれた自己へとなっていくというものが、精神分析の今日の技法です。

ここで、時間の関係もありますので、少し急いで私のやっている症例を報告します。

精神科に訪ねてきたケースを二例ほど用意していますが、国際精神分析学会だったら、本来の精神分析は週四回やるということになっていますが、今日ご報告するのは、どちらも二週間に一回、三〇分の面接をしたケースです。これは臨床精神科医には参考になるだろうと思います。

一例目は一九歳の方で、この患者さんの初診のときは、私はまだ福岡大学におりました。大学教授の父と母親との間の次女で、姉と弟が一人ずついます。小学校五年のときから、お腹が痛いということで不登校になりました。中学に行っても、通学不規則で、学校を一年休んでお父さんの留学に同行して、パリで過ごしました。帰ってきて中学に復学したけれども、通学はままならない。どうにか中学は卒業して、母方の祖母の葬式に行ったとき、そこにやって来た従兄弟の男性と知り合って親密になりましたが、その従兄弟が自殺しました。そのあとから、母親に暴力を振るうようになったというケースです。

高校に入学したけれども、ほとんど通学はせず、昼夜逆転して家族とも会話せず、新たなボーイフレンドを家に連れ込む。父親を無視する。母親への暴力はひどくなる。精神科クリニックや病院を受診したり、入院したりするけれども、どの病院でも断られる。また過量服薬をくり返す。こんなことで、遠方の患者さんですが、しようがないから福岡まで行きなさいということで、私のところへ紹介されて来ました。

私が両親から話を聴いていたら、無視されたと思ったんでしょうか、席を立って、診察室のドアをけ破って外へ飛び出しました。外来で診断アセスメントを五回ほどして、境界性パーソナリティ障害と診断しました。入院しましたが、二週間もするともう気が変わって退院しました。遠方から私のところへ来るのはずいぶん時間がかかるのですが、外来には通ってきていました。

私が福岡大学を辞めて新しい職場へ移ったときに、ついて来ると希望しましたので、二週間に一回の通院を約束しました。しかし、来診も不安定、お母さんをののしって、父親はその言いなりになると責め立てています。お母さんだけがやって来たときに、お母さんにメモを渡していました。そのメモをお母さんが手を震わせながら私に差し出しました。中には、「父親とセックスしたい、この女が父親とセックスしていると思うと許せない」と書いてあります。母親にそのメモを見たかと尋ねたら、半分見て怖かったから、もうやめたということでした。私は、このお母さんを救ってあげなければいけないと思って、父親との幻想的な関係で自分の不安を癒そうとしているんだし、私にメモを見てくれと持ってきたところをみると、治療は受け入れているのであろうから、お母さん、気長に見守ってくださいと頼みました。

その後は、お母さんと一緒か、ボーイフレンドと一緒に来るようになりました。対面法で治療したんですが、一年くらいかかりましたかね。やがて「ここ以外は本当に自分の気持ちを見つめられる場所がない」といい、治療状況で「安らぎの場」を感じるようになりました。

そして、病気の契機になった従兄弟とのことをぼつぼつ話すようになったんです。私は先ほど言ったように、しっかり聴き入っていたわけです。祖母の葬式の晩、従兄弟がセックスを求めてきた。いい人だったが、怖かったので拒否した。そうしたらその後、関東のほうに、帰る途中の市で自殺した。その後、またボーイフレンドができて、彼にもセックスを求められたが、体が震えて応じられない。あとでわかりますが、このセックスということが、大変意味のあることです。セックスができないことに意味がありました。

治療に通ってくるにつれて、治療者に会えば、いかに苦しいことでも癒されるというふうに本人が信じるようになる。高校はまだ不規則でした。安定するかと思うと、また退行する。これは心の中の「いないいないばあ」ですね。そういう自分の姿を消してしまうのを通じて、また自分を発見するという、人の心の中にある再建と破壊。そういうものをこの人はくり返していました。よくなりかけたときに、ペットに犬を飼いはじめました。ところが、夜鳴きに耐えられずに、母親にそれを渡すと、お母さんがそれを引き受けたと報告しました。

私が、「お母さんは、大変犬を上手に育てるのね」と言ったら、「はい」と言う。「そのお母さんにあなたは育てられたのね」と言うと、彼女は意外なことを発見したという反応を見せます。で、母親にしがみつき、反発を示す状態から、次第にお母さんを評価しはじめるようになりました。こういうのは精神分析でいう「記憶の書きかえ」です。治療者－患者関係が安定してくると、治療者との関係から、過去の自分を見直していく「記憶の書きかえ」ということです。

高校は卒業して、そのときの学校の美術の先生に評価された細工物に大変興味を持って、銀細工工房に通うようになり、そこでまた落ち着いてきました。ボーイフレンドとも別れました。しかし、そのころ以前入院していたときに知り合ったボーダーラインの人たちとの連絡などもあったんでしょう。その人たちから夜、呼び出されて、そこへ行って、その人たちとまたいさかいを起こす。そうすると、ほかの患者さんから、「あなたは偉そうなことを言うけど、あの先生の治療を受けているから、そんなことが言えるのよ」と言われたりして、また落ち込み、退行するということがありました。

またやがて、別のボーイフレンドと交際するようになります。彼がセックスを求めてくるけれども、体が震えてできない。そうしている間に、ボーイフレンドと大げんかをして、大変なリストカットをいたしました。死と再生の儀式のように思えます。

そうしている中で、彼女は私に、四、五歳のときに夜、悪夢で目が覚めて、両親の寝室に行ったら、二人が裸で抱き合っている光景に出会ったことを報告しました。今まで、ボーイフレンドを盛んに求め、しかし、ボーイフレンドとの間でセックスができない。その不安の奥に、こうした両親の性関係に関して、その部屋に入って拒絶された原光景というものが、この人の中にある影を落としていたということは考えられることです。

次第に落ち着いたときには、銀細工やデザインに精を出すようになりました。だんだん現実感覚が成長してきます。今まで、母親を「鬼ばば」と言ったり、父親をけなしたりしていたのに、だんだん記憶が変わってきて、優しくケアしてくれる母親、何でも教えてくれる父親へと変化していったのです。

時間の関係で先へ行きます。そうするうちに、自分の今までのリストカットを治したいと、私に相談するようになりました。寮で生活しながら、熱心に通学しておりました。しかしながら、不幸なことは起こるもので、この人は金属アレルギーになってしまって、今までのこの人の生きがいであった銀細工ができなくなってしまいました。人間の不幸というものは、くり返し起こるものだと思いました。休みに帰郷した折には、私のところへ受診してきました。

とうとう学校は退学して、目標を失ったような虚脱感があったと言いますが、悪性退行は起きません。私のところへ来たときに、「もうそろそろ治療をやめようと思う」と本人が言ったのに「捨てる神あれば、拾う神ありと言うが……」と言ったら、「実は先生、初恋の人と再会する機会があって、プロポーズされた。一年間ばかり様子を見て、私が健康だと思ったら、結婚するつもりです。しかし、失ったものは別」、こういうことを言いました。

この症例は、境界性パーソナリティ障害ですが、この人格障害は一般的には、「狂気じみた見捨てられ不安」と「焼けつくようなプライド欲求」の特徴があると言われます。そして多くは、子ども時代、ことにヨチヨチ歩きの頃の母子関係に根ざしているとも考えられています。この症例は、私との治療のはじめの頃は、面接場面でも極めて不安定でした。私が聴き入ることで次第に安らぎを体験するようになりました。そして、現在の自分と環境とのもつれのことばかりでなく、過去の子ども時代のことを語るようになりました。それは、面接治療に来れば安らぐという体験によって支えられました。はじめの段階は治療同盟づくりと言ってよいでしょう。私との面接の中で、母親像、父親像が変化していきました。つまり、治療の中で記憶の書きかえ、思いこみの変化が起きたのです。また、現在の本人を不安にしていることは、過去の子ども時代の体験と関係があって、子どものときにはその体験の意味がわからず、ただ、両親、ことに母親から拒絶されたとしか感じなかったのです。その後、母親からの拒絶に敏感になり、見捨てられ不安が激しくなったと思われます。その後、稀薄になった自分の存在感を取り戻すためかのように、異性関係をくり返したのです。こうしたことが私との間で明らかになり、この人なりの成長をとげることができました。つまり精神分析的理解にもとづく治療者－患者関係が効果をあげたと思われます。

次に、統合失調症のケースを報告します。

現在、統合失調症の精神分析あるいは力動精神療法については、評価はおおむね否定的です。しかし、現在の薬物療法を中心とした治療でもその転帰は決して好ましいものではありません。私はかねてから、統合失調症の治療とリハビリテーションには次の四条件があわせ準備されるべきだと考えています。すなわち、⑴精神症状に対する適切な薬物療法と心理教育、⑵社会生活技能の障害に対する生活技能訓練、⑶自己喪失の挫折感から救出するための精神療法、⑷家族機能・社会的支持の回復による社会的不利益の改善。統合失調症の治療は、本来、生物－心理－社会的統合モデルで行われるべきものです。治療者－患者関係がよいものでなくては薬のアドヒアランスも継続治療も成立しません。その治療者－患者関係の理解と方略に精神分析の益するところは大きいと考えています。

症例は三二歳の男性医師です。地方の中都市の出身、父親は会社員だったが現在は引退。母親は専業主婦。一人っ子で発育上に特に問題はありません。地方の高校からある国立大学に入学。医師免許を得たあと、同大学のある臨床教室に入り、大学院も終え学位を得ています。独身。病前性格は、真面目であるが特にひどく内向的であったわけではなく、大学時代はスポーツの部活動をしていたといいます。家系内の精神障害の出現は否定しています。

現病歴：付き添ってきた母教室の医局長と本人の話では次のようです。X－4年、A病院に出向後、半年過ぎた頃から彼の行動に異変が起こりました。勤務中に無断で職場を離れることが再三となりました。上司が理由を尋ねても明確な返事をしない。そのため、母教室では本人を引き取って本人の意志を確かめたうえで他病院に転勤してもらったそうです。しかし、新しい病院でもまた同じことが起こり、さらに次の病院に移ったのですが治らなかったそうです。本人が母教室の医局長に説明するには「人間関係に疲れる」という理由でした。最後に、ある精神科病院の当該科の交代要員として推薦されました。その病院長は採用面接の際に、これまでの経緯とコミュニケーションのつきにくさから、何らかの精神障害のあることを感知し、推薦した医局長に精神科医による診断を受けることを勧めました。その結果、医局長に伴われて、本人は私の診察を求めて現れたのです。

初診時の所見、診断とその根拠：両者から一応事情をきき、医局長には退席してもらい本人一人と面接しました。緊張と照れ笑いが交錯し、連れてこられたのは有難迷惑といった態度でした。しかし、さらなる診断面接の提案は受け入れました。上記の生活歴と現病歴については比較的素直に語ってくれました。また、勤務中に無断で姿を消すことについては、「人に圧迫される感じがするから」と答えました。特定の人や状況に限られたものではなく、人との距離が近づくと多くの人に感じると言います。現象学的には注察念慮に近く妄想までには至っていない不安と思われました。また、本人を中傷する幻聴があることは認めますがその内容は語りません。精神分析でいう精神病性の侵入不安と考えられました。また、疎通性のつきにくさも特徴的でした。一級症状（Schneider）は認められませんが、重大な人格上の変化が生じていることは確かと思われました。本人と医局長にはさらに詳しい診断面接が必要であることを告げ、同意してもらいました。次回は一週間後、本人が単身で受診して来ました。以前から親しくしている人にも被圧迫感を体験し負担であると述べましたがその人との関係をさらに明らかにすることは拒みました。また、農家で働きたいと未知の県の農協に手紙を出したが断わられたことを語りました。こうした唐突な判断、つまり現実感覚の障害、自閉的生活、幻聴、それに精神病性の侵入不安などから、型分類困難な統合失調症（F20.3）と診断しました。

治療方針：寡症状性で病識がなく、しかも単身生活で家族の支援を拒む統合失調症患者の治療は一般に極めて困難です。患者の精神の健康部分に働きかけ、非定型抗精神病薬によって症状の軽減を図るとともに、薬の気づき作用に期待し、臨機応変の態度で治療していくしかないと考えられました。治療者としては、患者の持つ侵入不安―自己破滅の不安を念頭に置きながら、まずはラポールづくりと服薬の動機付けに徹することにしました。

治療経過：本人の求めに応じて病名告知をし、ストレスによる脳の特定領域の障害なので、抗精神病薬の服用が必要なことを説明しましたが、なかなか受け入れません。やっと、リスペリドン二ミリグラム／日、ロラゼパム三ミリグラム／日の服用を承知しましたが、次回はリスペリドンを拒否。やむなく、ロラゼパム六ミリグラム／日で始めることにしました。週一回の面接の提案にも、三週、四週に一回にすることを強く要求しました。治療中断よりも望ましいのでそのつど話し合って妥協点を見つけることにしました。一カ月後には、ロラゼパムで被圧迫感がいくぶん楽になったと自ら報告しました。私に多少安心感を持ちはじめたようでした。しかし、非現実的な行動は続き、左官、ついで新聞配達など、この人の経歴からは唐突としか思えない仕事を手がけ、いずれも長つづきせず辞めています。そうした失敗の前後の彼の心境の明確化、直面化を図り、治療開始から二カ月半ほどした頃、非定型抗精神病薬クエチアピンの併用を提案し、求めに応じて文献を提供したところ、少量ならと受け入れました。一日五〇ミリグラム以上に増量することには同意しませんが服用しはじめました。クエチアピン使用開始後、六カ月経った頃、以前の学位論文ではし残した資料が気になると思いたち、大学研究室に立ち寄るということがありましたが、全般的には対人関係を避け、車で、九州、中国・四国地方の山に出かけ、人気のない山坂を駆けることに没頭するようになりました。これはその後、三年ほど経った今日まで続いています。久しぶりに帰宅した実家で、注意されて父親になぐりかかることもあって、両親もようやく治療の必要性を認め、診療時に母親も同席することを希望してきました。経済的には両親の支援を受けざるを得なくなっているのに、診察室で母親と顔を合わせても、はじめのうちは両者にまったく会話はありませんでした。本人は、予約時間には決まって遅れていました。その理由を尋ねると「道が混んでいた」と申します。他の患者の病状のため若干待たせることがあると「そっちも予約の約束を守らないではないか」と怒りだします。あるときは待合室におれず、別のフロアのオフィスに入りこみ、それを注意されると、「入室禁止と書いてないではないか」と屁理屈を言って抗弁します。これらの行為は統合失調症患者にみられる侵入不安と関連すると考えられます。後に述べる「癒しの精神療法」の理念に則って面接していくと、次第にコミュニケーションが深まり、治療開始後、一年三カ月では、クエチアピン一日量六〇〇ミリグラムは服用するようになりました。心機一転と言って、市外から市内のマンションに転居しています。また、面接時、同席している母親とも話をするようになり、その後、母親のアドバイスを受け入れ、ある「引きこもりの人びとのための体験農園」にはじめは不定期、やがて定期的に通うようになりました。そこに半年ほど通いましたが、その農園は利用者の心理を考え、お互い個人的なことは話題にしないというルールがあるそうで、それが本人の侵入不安を刺激しなかった模様です。また、農作業という移行対象（Winnicott）を介しての対人交流は本人の対人不安をやわらげたようで、求人募集を見て、対人接触の少ないと思える老人病院の週一回の当直を自分の判断で始めたことを事後報告しています。以下、その頃の面接です（T：治療者、P：患者）。

T：山に入ってのジョグは？

P：はい。アルバイト先でも終わって、近くの山に車で行って走ります。

T：人に会うこともあるでしょうが警戒されている感じは？

P：以前に比べて感じなくなりました。そのせいか走ることに集中できるようになりました。いろいろ自信はついたけど慌てないでいこうと思います。

T：老人病院で当直のアルバイトを始めたとおっしゃっていましたが苦痛はないですか。

Ｐ：当直していていつもはほとんどすることはないのですが用件があって人が来たり、電話がかかってくるとまだ、必死で我慢する。（この面接後、四カ月ほど経った頃、別の病院の週一回の当直アルバイトも始めているが、その頃は、仕事上の対人不安はかなり軽減してほとんど支障は自覚しないと報告している。）

Ｔ：親しくするともっと近づかれるのでないかと不安になるのでしょうか。

Ｐ：そうです。

Ｔ：今の状態は、ご自分の心がつくりだしている部分もあるでしょう。

Ｐ：はいそうです。

Ｔ：それはなぜでしょうか。

Ｐ：人が近づいてくると〝注意しなさい〟と自分の生体が教えてくれるのです。自然の防御反応。

Ｔ：破壊されるかも知れないという不安？

Ｐ：そうです。

Ｔ：生体は破壊されそうなことを知っている？

Ｐ：そうかも知れない。相手のことを引き受けると潰される。

Ｔ：〝従え〟ということへの反発。

Ｐ：そうそう。

Ｔ：ここでもはじめは私にそうでしたね。

Ｐ：はい、そうです。……でも信頼関係ができれば……。

Ｔ：ここに来られても今のほうが楽でしょう。

Ｐ：はい。お互い変わったと思う。生体が防御しなくてもよいと教えてくれる。

Ｔ：今は、私に踏みこまれる不安は？

Ｐ：ないです。

T：今のほうが自然？
P：ものすごく。
T：そうすると理性が働く。
P：はい。
T：やがて理性が生体を支配するかも知れない？
P：それはよくわかります。

先に「癒しの精神療法」と述べたのは表6に書いているような内容です。統合失調症患者の傍に座って傾聴すると、孤立、否認、しがみつき、うらみ、自己喪失感、絶望など積み重ねられた心の挫折が伝わってきます。薬物療法だけで癒されない性質のものと思われます。統合失調症の精神分析治療理論には歴史があり、多くの人の説がありますが、今日では、精神病性不安を自己の存立の脅威にまつわる不安であり、侵入、解体、喪失への恐怖とそれらが外界に投影されることによって外界を不安なものとして知覚するという理解が一般的です。この症例の対人関係障害もそのようなものとして理解されます。薬を服用してもらうにしても、侵入不安——自己解体の不安を和らげる治療者－患者関係をつくりだすことが必要だったのです。それ以後にも、侵さず包む治

表6　“癒し”の精神療法

1.	傍に座って傾聴と共感；しみじみとした語らい
2.	入院したことについての心の打撃への思いやり，挫折感，悔しさ，うらみ，淋しさ，負い目，絶望
3.	スタッフへの拒否的態度は失われる自分の心の叫び
4.	関わりが出来はじめると臆病ながらもわかってほしい自己が切れ切れに見えてくる
5.	関わりができたら，やさしく傾聴する；聴＝耳＋目＋心
6.	患者の話を大事なことに受けとめ，患者が受け入れやすく，患者がベストを尽くしてきたこととして返す
7.	患者は次第に自分をめぐる不当な扱いについて，つまり「正義」を語る
8.	それには過去の歴史がこめられている
9.	これまで困難なときでも本人なりにベストを尽くしてきたことを評価する
10.	「ほめる」ところを見つけだす
11.	自分と相手との混同の様式を理解し，関心が日常生活へ広がるように仕向ける

表7　結び；現在の精神分析は精神医学に貢献できるか

1) 治療者－患者関係を通じて患者が自身をより深く知るとともに臨床的には治療関係の安定化と深化に役立つだろう
2) 成因としての人格発達の解明（臨床乳児と被観察乳児の対比）
3) そのためには,精神分析治療によって変化した精神過程が神経科学上の変化に反映しうるか,の研究開発（E. Kandel, O. Gabbardなど）
4) 精神科卒後教育（EU, 韓国など）の充実が必要

療関係が模索されたことがこの症例が現実生活へ回帰しはじめたことを可能にしたと思われます。今日では、一般に言って、統合失調症の治療に精神分析が単独で効果をあげるとは思われません。しかし、患者の自己喪失の不安からの救出には貢献できる治療法と思います。

結びの話に移ります（表7）。

現在の精神分析が精神医学に貢献できるかという問題です。その第一は治療者－患者関係を通じて、患者が自身をより深く知るとともに、臨床的には、治療関係の安定化、深化に役立つ学問として、この精神分析は役割を持つだろうと思います。今日、薬物療法は不可欠ですが、アドヒアランスをちゃんと保つには、治療関係がその基盤を増やすという認識を私どもが持っていないといけません。その関係をよく理解できるものにするには、精神分析の理解が有用だろうと思います。

第二には、人格発達の解明です。患者さんが子どものときのことをいろいろと報告します。これは、「臨床乳児」と言われるものです。しかし、それが子どものときの実際の体験、あるいは行動、つまり「被観察乳児」と同じかどうかということは、これはまた問題点です。人格発達の解明の一端は、私ども精神分析をやっている者に課された分野だと思います。精神分析家の立場で、子ども時代のことを治療者－患者関係の中で転移して明らかにした事柄を、観察する子どもと比較することで、人格発達の解明に役立つだろうと思います。

そういうことをするためには、第三に、精神分析治療によって変化した精神過程が、神経科学上の変化に反映し得るかという研究の開発が大事だろうと思います。

ノーベル賞を受賞したエリック・カンデル（Eric Richard Kandel）に続いて、先ほども申し上げましたニューロサイコアナリシスといったような研究分野が盛んになっています。こうした事柄が、この精神分析をリライアブルなものとして、精神医学の皆さんが活用しようという気になる証拠を提供することができるならば、大変幸せなことであると思います。

最後第四に、やはり精神科専門医、卒後教育の中に、患者の話を聴くことの意味と、技術と態度をこの精神分析の知見から、提供できることがあるのではなかろうかということです。今日、ヨーロッパ連合あるいは隣の韓国では、少なくとも力動精神療法のスーパービジョンは、レジデントの段階で必ず受けるという状況ができていることを考えれば、精神分析の専門家になるという非常に長い、重いトレーニングとは別に、卒後教育に貢献できる可能性はあるだろうと思います。

以上で、私の話を終わらせていただきます。ご清聴ありがとうございました。

神庭　西園先生、深いお話をありがとうございました。

精神分析の日本での発展の歴史を通して、豊穣な精神学の知の体系である精神分析がいかに精神科の医療に貢献してきたか、そして今後も貢献していけるかという、先生ならではの説得力のあるお話をいただいたと思います。

質疑応答

神庭　少々時間は過ぎておりますが、せっかくの機会でございますので、フロアの先生方からご質問、ご感想などをお聞きできればと思います。

それでは、いかがでしょうか。どうぞ遠慮なく。皆さん、先生を前にして緊張されているようですが、いかがでしょうか。

西園　どうぞ遠慮なく質問してください。

質問者1　私は先生には、学生のときに教えていただきました。今日の精神分析のお話は、学生のときにも先生から講義を受けた記憶があります。私は小児科で子どもの発達とか、あるいは発達障害の子どもたち、それからお母さんと子どもたちを診ておりますが、子どものときのことがこんなに重要で、子どもの将来にすごく関わりがあるのだということを新たに思いました。今日のお話は精神科の領域だけではなくて、小児科の領域ですごく役に立つような思いがいたします。ぜひ、もう少し先生から学びたいという気持ちが膨らんできました。本当にありがとうございました。

質問者2　西園先生から大変深いお話をお伺いできて、自分の臨床のためにも大変役に立つし、先生がわれわれの大先輩であるにもかかわらず、現役でやっておられるということは、われわれへの大きなエールですし、先生のますますのご活躍をお祈りする次第です。

今の人間は、罪の不安から存在の不安に変わってきています。私どもの日常臨床の中にも、存在の不安というものが根底に漂っている人はたくさんいます。私は個人の臨床医として、その日々を支えることはできるけれども、なかなか存在の不安に対しては答えようがないことがあるのですが、どういうふうに臨床医は対応したらいいのか、その辺へのサジェスチョンがあれば教えていただきたいと思います。

西園　はい。いい質問をしていただきました。

先ほど申しましたように、治療の中で聴き入るということを申しましたが、そういう聞き入ることと同時に、そのセッティング、治療構造――今日は治療構造という言葉を使いませんでしたが――面接の時間、約束、というような治療構造を決めてあげる。それは、患者にとって自分の時間である。治療者が自分を保証してくれる、自分の存在、時間と場所といったようなものを治療者が用意してくれる。そういうセッティング、あるいは治療の構造をまずしっかりすることです。

そのうえで、患者さんが来たとき、ちゃんと挨拶して、この治療者が役に立つという気持ちを患者に起こさせることです。そのうえで、聴き入ることです。耳に目と心を添えて聴くのです。

そういう中で、患者さんが、自分は包まれているとか、あるいは抱かれているとかいう信頼感を治療者に持つ。この治療時間は自分のものだという自己主張がそこへ感じられる。そういう中から、存在感というものが出てくるんだと思います。治療者と患者との間にそれがつくれると思います。そんな関係の中で、先ほどいったようなボーダーラインのケースでは、非常に被害的な考えを持っている人が癒されていく機会があるんだと思います。

先々、精神科クリニックはやはり予約制が原則になると、ずっとずっとその存在感が増して、患者さんの自分の存在の不安が癒される機会が多くなると思います。

神庭　ありがとうございました。ほかにはいかがでしょうか。はい、どうぞ。

質問者3　あまりアカデミックではない質問で恐縮なのですが、治療者として患者さんと向き合っているときに、先ほどのボーダーラインのお話にもありましたけれども、患者さんの非常に破壊的な衝動といった感情の表出にさらされたときに、こちらがとても不安に思ってしまう。その破壊衝動自体がその人を滅ぼさないであろうかとか、こちら側が脅威を感じてしまう。そのときに、どのように介入していくべきなのか。そういったことで私自身が今、非常に治療上の不安を抱えています。そういう状況に対して何かアドバイスがあれば、ぜひご教示いただけないかと感じております。

西園　先ほど言ったような治療構造といったものは、やはりその前提になりますね。

そういうように約束した中でのことですから、その治療構造を治療者がきちんと守るといった事柄が、治療者が本人を尊敬しているという態度のあらわれとなります。

先ほどおっしゃったボーダーラインといった人たちは、分離不安を起こしやすいわけです。それから、ボーダーラインの精神力動のもう一つは、プライドの傷つきということがあるわけです。攻撃的になるときに、そうした分離不安あるいはプライドを傷つけるようなきっかけを治療者自身がつくっていないかと自己照合することが、治療者に求められるんじゃないでしょうか。

そういうことがない状態であったならば、そういう状況で患者さんと向き合っていれば、患者さんの罵詈雑言をこちらがじっと聴いているうちに、やがてひとりでにおさまってくる。帰るときには、にこにこして帰っていくということがあるんだと思います。

質問者3　非常に心当たりがありました。そういった場合に、私がそこでどっしり構えるということを、まず自覚すべきだと考えてよろしいでしょうか。

西園　はい、そうだと思います。

質問者3　わかりました。ありがとうございました。

西園　そういうことを何度もくり返すわけですから、そうしたときに「また、あなたの病気が起きたのかな？」というように自己観察を刺激してあげる。それは同時に、こちらがそれを許してあげているということを向こうに伝えることだと思います。

質問者3　よくわかりました。ありがとうございます。

神庭　はい、いかがでしょうか。ほかにはどうでしょうか。はい、どうぞ。

質問者4　総合病院で初期研修医をしておりまして、四月から精神科に従事するのを志しております。今日はまことに衝撃を受ける話をありがとうございました。悪寒に振戦、手に汗を握って、自律神経がおかしくなっております。

昨年末、先生の勉強会に参加させていただきまして先生にご教授いただきました。今後、精神科のエキスパートになるべく、一生懸命勉強をしていこうという所存であります。

今後、診療に従事するにあたって、私たち若い精神科のレジデントが最も大切にしていかなければならないこと、守らなければならないことがありましたら、ご教授いただければと思いまして、質問させていただきました。

西園　最初は、なるだけ患者さんの傍にいること。それで、患者さんのいろいろな行動、思いというものをこちらがよく観察して、患者さんの変化をちゃんと見届ける、そういうことだと思います。

質問者4　どこまでも距離を近づけてもいいんですか。

西園　サリヴァンは「観察しながらの関与」と言いました。精神科医は共感しながら、同時に観察して判断している。だから、一方で、そういう知識、技術を、検証の中で身につけてくださると患者さんが生き生きと見えてくる。

臨床研究というものはそういうものだと思います。試験管を振ったり、動物実験をしたりするのも非常に大事な研究なんだけれども、患者さんを理解する心、見る目、そういうものを身につけて、じかに患者さんの臨床研究をやるということは、また極めて大事なことだと思います。

そのためには患者さんの傍にいることができないといけない。精神科医が病棟に入っても、病棟の中にいられない精神科医がしばしばいます。すぐに次へ移りたくなる精神科医がいますが、じっとそこにいることができる精神科医に育ったら、いろいろなことが身につくし、理解できるだろうと思います。先輩としてそのようにアドバイスします。

質問者4　ありがとうございます。頑張ってまいります。

神庭　ありがとうございました。

大分時間も過ぎました。今のご質問と関連して、最後に僕から先生にお聞きしたいんですが。

四番目の精神科卒後教育、精神分析の大きな知の体系をさらに充実して教えていくべきだというお話がありましたが、先生から最後に、精神医学の教育に携わっている者に対して、メッセージをいただきたいと思います。

西園　精神医学の教育というものは、患者さんの気持ちをどう理解するかということもありますので、E

Ｕでも韓国でも、ただ精神科医のアットランダムな体験だけに任せないで、システムとして、レジデントのうちに精神療法をしっかり勉強する機会があるんですね。

ＥＵの場合であれば、五年間の卒後教育の中の三年間は、精神療法の勉強をしなければならないということになっています。その中に、やはり理論を聞くだけではなくて、スーパービジョンを受けろということがあります。ＥＵは今すごく国が増えたので、それが維持されているかどうかは存じませんが、一〇年ぐらい前まではそうしていましたね。それから隣の韓国も、レジデントの四年生でサイコセラピーをやるときに、スーパービジョンを受けなければならないという取り決めがなされています。

そういうことを考えていくと、日本の卒後教育は、大学ばかりではなく、いろいろな病院で広がってやっていってはいるんですが、やはり今後は学会レベルで一つのスタンダードを決めて、セミナーでのレクチャーだけではなくて、スーパービジョンを経験するようなシステムをつくるといったことが大変大事なのではないかと思います。

神庭　どうもありがとうございました。

これをもちまして、西園先生の特別講演を終わりたいと思います。どうもありがとうございました。

（二〇〇九年三月五日、第六回福岡精神医学研究会）

第四講演

双極性障害の診断と治療——臨床医の質問に答える

Kandabashi Joji 神田橋條治

神庭　今日は足元の悪い中、夜遅くにもかかわらず大勢お集まりいただきまして、どうもありがとうございました。最近はいろんな研究会が多くて、先生方の中には多少かまびすしいなと思われている方もいらっしゃると思うんですけれども、今日の講演会は皆さん、きっと心待ちにされていたことと思います。神田橋先生については、ありきたりなご紹介は必要ないと思いますけれども、私が存じ上げる先生をご紹介いたします。先生は昭和三六年に九州大学医学部をご卒業になられまして、その後、モーズレー、タビストックで精神分析学を研修され、九大の精神科に非常に長い間ご勤務なさいました。先ほどお伺いいたしましたら二〇年以上にわたるということです。

その間、臨床に、そして後輩の指導に、特に精神療法の指導に当たられまして、先生の直接のご指導を受けられた先生方は非常に多いと思います。私は先生のご指導を受けられた先生方を大変羨ましく思っておりました。幸い今日は講演という形ではありますが、私たち臨床医の質問に答えていただくという形で、改めてご指導いただく機会をつくっていただきました。先生に心より御礼申し上げます。

このあと、先生に全部お時間を差し上げますので、自由に講演をしていただきたいと思います。それでは神田橋先生、どうぞよろしくお願いいたします。

神田橋　お久しゅうございます。講演は、あまり得意じゃないんですが、あえてお引き受けしましたのは、双極性障害の治療の現状が誠に悲惨な状態にあって、いたたまれない思いをしているからでございます。

お話をする前におことわりしておかなきゃいけないことが二点ございます。一つは、私がこれからお話しすることはEBMの評価基準ではいちばん信用度の低いエキスパートの意見、それに過ぎません。さらに、皆さんが私の話を聞いて、「これはよさそうだ。自分の臨床の中に導入してみよう」と思って、なさってそれでよかったとか、あるいは悪かったとか、ご自分で判断なさっても、それもまたエキスパートの意見に過ぎません。ちっともEBMでの地位が上がりはしないんです。

しかしEBMのもうちょっと信頼度の高い研究というのは行き当たりばったりにやるわけではなくて、その研究のデザインがつくられるときのアイデア源は、「エキスパートがこう言っているけれど、本当にそうかいな」ということで研究デザインが組まれるのです。だから「パロキセチンと七味唐辛子の二重盲検法を用いた有効性の比較」なんてリサーチはしませんでしょ。

さらにまた、皆さんが私の話を聞いて、やってみて、自分の経験ではだめだったとなったとしても、それが私の経験を否定するものではないんです。

なぜかと言うと、多くの精神疾患は環境因子によって誘発されます。そして薬物が使われる場であるところの治療者‐患者関係というものは非常に強力な環境因子です。その環境の中に薬物・診断が投入されているのですから、私のやり方がそのまま、皆さんにとって有効なやり方にはならないかも知れないのです。

それを近頃、しみじみ思いますのは、全国から患者さんが来られますので、私が治療をして、ほとんど気分安定化薬単剤になって、これでいいということで添書を書いて、あちこちの懇意にしている先生に紹介しますす。そして一年か二年か経って会ってみますと、薬が増えているんです。増えてて、それでちゃんといい状態が保たれているんです。

だから、どうも私のつくっている治療者‐患者関係は、なんだか薬の種類や量が少なくなるような関係であるらしいんですね。それをどんなふうにしてつくっているのか、自分でもわからんのです、三分間診療ですから。今、だいたい一日に五〇～六〇人の患者を診ていますので、薬だけの人がその他にまだ二〇人か三〇人いますから、三分もありゃいいほうで、三〇秒診療なんていうような人もいるわけです。

だからわからないのですが、あるいは短くしか診ないからかも知れないと思います。少ししか接しないから、有害作用がなくて、薬が少なくなるのかも知れない。丁寧に診ると、有害作用が起きて、マッチポンプ式に薬の量が増えるということがあるかも知れない。昔、私はそうだったの。私が一所懸命に診ると、どんどん悪くなっていく。まあそれは、昔話です。

それから第二点は、私が双極性障害と診断して治療している患者は、DSMの基準で見ると全然、双極性障害なんかではありゃしません。それは〝診断〟というものについての姿勢が、スタンスが、異なるからです。

私の理解するところでは、DSMは共通言語をつくろうという、お互いに話が通じ合うようにしようという目的でつくられた言語体系です。私はいちばんその患者にいいサービスができるように、いいサービスができるとは、薬が少ないとか、早く薬がない状態になるとか、医療との縁が早く切れるようになるとか、そうなることが本人にとってよかろうと考えて、毎日やっています。その私の治療行動の指針としての診断なのですから、全然、スタンスが違います。

言い換えると「双極性障害」と診断して、診療行為を行うことが、その患者にとって最も利益があるだろうと思われる人々群、という意味で診断名を用いています。ですから一回きりのエピソードの人もいれば、躁エピソードなど一度もない人も含まれています。

現在、情けないと思いますのは、DSMの基準からは正しくきちんと診断されて、治療されて、その結果、めちゃくちゃな状況になっている患者さんが多いことです。患者さんの自然治癒を求めての言動、例えば中断とかリストカットとかが、医者の側から見て自爆テロのように扱われている患者さんがたくさんいます。診断が治療を壊しています。

ですから双極性障害という診断名も、私はＤＳＭを無視して、勝手気ままに使っていると思ってください。

その二つを申し上げて話に入りますが、次のことも話しておくといいかも知れません。二〇年前、私が九大にいて学生さんに話していたときから、ずっと私の独断で、うつ病と躁うつ病は全然別の病気、まったく違う病気だと教えてきました。今もそう思っています。

うつ病の患者さんには「意志が強い人しか、うつ病になれないのよ」と言うことにしています。意志が強い人しかうつ病にはなれません。どうしてかと言うと、意志が強い人しか、頑張れないからです。意志が弱い人はすぐに「もう、だめ」とか言って、「まいった」となるから、うつ病が完成するほどに脳を酷使することができません。だから患者さんには「うつ病になる能力があったのよ」と言います。まあだいたい、それでいいと思っています。

じゃあ脳を酷使すればみんなうつ病になるかと言うと、そんなことはありません。一所懸命に努力して、脳を酷使して、いろいろなことをやって、そして結果が何にもならん、ということになったときにうつ病が起こるような気がするんです。空しさ。私は「徒労感」と言っています。

このあいだ聞いたんですが、現在、スーパー・ローテーションに回っている研修医の四人に一人が、うつ病ないしはうつ病準備状態にあるそうですね。これも労働が過酷だとか、眠る時間があまりないとかいうようなこともあるんでしょうが、でも、それが主たる原因ではないだろうと思うんです。

私はスーパー・ローテーションを経験している、うちの息子も含めて何人かの研修医に聞いてみましたが、やっぱり徒労感が非常にあるんですね。「一所懸命、努力して頑張っているけれども、これは、実際は何にもならんことじゃないか。自分の技術の進歩のためにも、患者の利益のためにも全然ならないことを、一所懸命やっているような気がしてならない」と。そのことによってうつ状態になっているように思うんです。これはまあ、私の空想です。少数例からの推論です。

それと私が徒労感に弱いものですから、「何にもならんがね」と思ったら、全然する気がありませんので、私は「つまらん」と思うことはしないという点では意志が強いんです。DSMを使わないのもそうです。「しない」という意志が強い人は、あんまりうつ病にならんですね。普通、そんなのは「する意志が弱い」とも言いますが。

躁うつ病はそうではなくて、これはあとで精神療法のときに大事になりますが、もともと気分屋で、気分本位にふわふわ、ひょこひょこ、いろいろするように生まれついている脳で、波がある。それがある狭いところに閉じこめられると、もともとある波が大きくなってきて、生活に支障があるほどになると病気ということになる、と考えるとだいたい病歴と合います。生活を狭める、注意を狭める、興味野を狭める。そうすると、もともとあった波が大きくなってきます。

あとで精神療法のところで話せばいいんですが、ついでですから今、話しておきますが、双極性障害の人の精神療法のコツは、これを本人に言うの。次の標語を言います、「気分屋的に生きれば、気分は安定する」と。

気分屋的に毎日、首尾一貫せずに「あそこのコーヒーはうまいかな。ちょっと寄ってみよう」とか言って飲んで、そのために出勤時間に遅刻したりするような生活をしていれば、躁うつ病の波が安定します。これは確かですから、自分で躁うつ的だと思う方は試してみてください。そういう人は行き当たりばったりで、その日の気分次第で生活するといい。小さな気分屋的生活は大きな波を予防します。

そのためには大事なことが一つあります。気分屋的でいると、引き受けた仕事がちゃんとやり終わらんでしょ。やってる途中で気が変わるから。だから物事をきちんとやり遂げようと思わないこと(笑)。「できただけでいいや」というようなつもりになること。躁うつ病の人の精神療法についてはあとで話しますが、中心はまあ、これで終わりです（笑）。

診断に入ります。新患の例で話してみましょう。新患の患者さんが来ますと、私は必ず廊下に出て、「新患の誰とかさぁん」と呼びます。そうすると向こうから患者さんが来られます。

そのときに、そこがＤＳＭと全然違うんですが、その歩いて来る患者さんが、病院という新しい環境ですから、いろんな初めての人がいますし、私の呼びかけも新しい刺激ですが、そうした馴染みのない状況に、どのように同調しようかと工夫しながら、つまりコミュニケーションのすり合わせをしようというような、例えば怖い人だったら卑屈にするとか、親しそうな人だったら自分も少し心をオープンにしようとか、自分の態度を決めるために、情報収集のための観察行動をしながらこちらに近づいて来ている感じがあれば、「この人はひょっとしたら双極性障害ではないだろうか」と考えます。

そのときはまだ主訴も何にも聞いてません。だからＤＳＭと全然違います。何も聞かないうちに診断が始まっているのです。

それと異なって、何か得体の知れない未知の外界に対して身構えている、あるいは情報の流入に対して閉ざしている、閉ざしてなんとかその場に耐えていようというような姿勢が、歩いて来る姿の中に見えますと、つまりそれは昔から言われている〝不気味な外界〟、馴染み得ない外界、ウンハイムリッヒと昔、習ったな、そういうウンハイムリッヒな外界を感じつつ、それに身構えつつ、こちらへ歩いて来ているなと思ったら、「この人は統合失調症に近い病態の人であろう」と考えます。

全部そういうのは主観的診断です。客観的診断であるＤＳＭの診断は、ほとんど治療に役に立ちません。治療に役立つのは主観的なフィーリング、味わいによる所見だけが治療の方針を導くんだと、私は思っています。それには異見があるでしょうが、まあ「そんなことを言う人がいる」と思って聞いといてください。

で、今日の話は双極性障害ですから、馴染みのない外界に同調しようとして、観察をしている人だと見たら、今度はこちらから、その人にいちばん楽になるであろう、その人の状態にいちばん同調するであろうと思われるコミュニケーションを投げかけます。

それに対して、むこうが戸惑うならば、「あ、間違えた。これは統合失調症の領域の人かも知れない」と診断を修正します。統合失調症的な脳は、過剰な人工的な親しみを投げかければ必ず混乱します。それは過剰な人工的な親しみというものは、そこに含まれる情報のビット数が多いから、しかもダブルバインド的な、矛盾した情報が混在しているから、それが統合できないんです。統合できない脳だから、統合失調症なんです。

「分裂病」という診断を告知していた患者さんに「統合失調症という名前に変わったのよ」と言ったら、みんな喜びましたね。みんなと言っても五、六人ですが、「いい診断名になりましたね」と。

つまり彼らは自分の体験として、「分裂している」という自覚的体験はないんだけれど、わあっといろんなコミュニケーションが来たときに、自分の頭が統合できなくて混乱したという体験は持っていて、あるいは日々持っているもんだから、「それは先生、いい病名になったわ」と言いますよ。今度、聞いてごらんなさい。

昔、九大にいた頃に、〝分裂病〟というのは患者側の体験に合わない病名だと思って、これは〝統一病〟のほうがいいんじゃないかと思って、病棟の分裂病の患者さんたちに「統一病というのと分裂病というのと、どっちの病名が自分に合いそうかね」と聞いてまわったら、もう断然、統一病のほうが患者の体験と合っていましたよ。だけど統合失調症のほうがもっといいですね。もっと患者さんの意識でとらえられる体験に合っているんです。

ですから今度、聞いてごらんなさい。「そんなような気、せん？」とか言って、「あなたは統合失調症だと思うがね。統合がうまくいかなくて混乱するような気がせん？」とか聞いたら、それで診断がつきますよ。

まあ、それは別の話だ。

双極性障害の部類ではないかと思う人がいたら、例えば「わあ、遠くから来られたのね。たいへんだったでしょう」とかいうようなことを言うの。情緒的なコミュニケーションを投げるわけ。そしたら「いやもう、道に迷いましてね」とかいうような応答が出てきたら、もうマルですね。これでだいたい診断は決まる。まだ、主訴も何も聞かないんですよ。聞かないけど、情緒的な因子で、これは双極性障害の範疇だと思う。それから主訴を聞いたりなんかします。

たいていは、うつで病院に来るんだけど、あるいは少し乱暴になったとかいうようなことで家族が連れてくるんだけど、双極性障害の範疇だと思ったら、次の二つを必ずやってください。

一つは「ひょっとしたら、あなたはもともと波がある体質かも知れない」と言う。「そういう躁うつ体質というのがあるんだ」と言う。それはだいたい中学から高校の頃には自分でわかっているから、「振り返ってみて、中学、高校の頃に好調の時期、不調の時期というのがありませんでしたか？」ということを聞いてください。これでだいたい六～七割ぐらいは、本人の自覚が得られます。それが一つ。

それから、躁うつ病は遺伝かどうか、まだはっきりしていないらしいですが、私はやっぱり遺伝だろうと思うんです。私はいい加減だから、「これは体質だから、遺伝です」と言いきるの。で、「あなたはこの体質を、お父さんの側から受け継いだか、お母さんの側から受け継いだか、どちらかだ。どっちかに、あなたと同じような波のある人がいるんじゃないかと思うけど」と言ってみるんです。これも結構、いい線まで行きます。まあ六割ぐらいですかね。

その二つが合致すれば、主訴なんかは何でもいいんです。主訴は何であれ、強迫症状であれ、双極性障害を基盤にした何とかかんとかです。双極性障害を基盤にしたパラノイア、あるいは強迫、あるいは非行、あるいは家庭内暴力、不登校、何でもありです。過食、食べ吐き、リストカットもそうです。そしてまず、気分安定化薬を使うんです。

ところが近頃困るのは、バージン・ケースではない人がいっぱい来るの。インターネットで誰かが推奨するもんだから、私のところにいっぱい来るんです。そういう人はほとんど双極性障害ですが、それらの人は、ほぼ次のような病歴です。これを覚えておいてください。

これは悲惨な治療経過の典型的な流れです。はじめ、うつ病とか、神経症の症状で、精神科に行きます。そして抗うつ剤や抗不安薬を投与されて、一所懸命に診療されます。

なぜ一所懸命、診療されるのか。患者さんがお医者さんに合わすタイプの人だもんだから、ついつい先生も情が移って熱心に治療するようになる。「こうしてごらん」と言えばちゃんとしてくるし、した結果を先生にフィードバックする。行動療法では、普通は先生が患者にフィードバックする。そうじゃなくて患者が、先生にフィードバックをちゃんとするものだから、先生の診療行為に報酬が与えられて、熱心な診療行為が行動療法的に強化されて（笑）、そしてだんだん、だんだん患者がわけがわからんようになる。

そしてこれを覚えておいてください。突発的に不安が起こるようになりますと、不安時に飲むようにマイナートランキライザーが出されます。出されますと、まず一年以内に手首を切るようになります。手首を切ったり、薬をがばっと飲んで救急車で運ばれたり、物品を壊したりするようになります。

そうするとそこで、それまで一年、二年そうじゃなかったのに、三年目か四年目くらいに「この人は人格障害を基盤にした神経症だ」という診断が確立するんです。もうそういう人ばっかりが、私のところに来る。なんでこんなにうまく人格障害になるんだろうと思いますが、それはほとんどの精神科医が、患者さんの一所懸命すがってくるという行動によって、操作されているからです。患者が意図的に操作しているわけではないんだけれど、行動療法的に巻き込まれて、そうなってしまうんです。

たくさんそういう人が来られますので、今そこにみえている福岡大学の原田剛志先生と一緒に患者さんを診ていましたら、先生が非常に関心を持たれて、論文にまとめてくださることになりました。題はどうなったんだっけ。

原田　題は未定ですが、人格障害様の症状を出していた双極性障害例についての報告です。

神田橋　つまり、治療を気分安定化薬主体にすることによって、人格障害ではなくなってしまった症例でます。医原性人格障害の消長。つくって、またそれを消した症例を二十数例をまとめて、そのうちに発表されます。

私も今、長い間、統合失調症と診断されてきた双極性障害の人たち——長い間というのは一〇年とか八年とか、まあ三年ぐらいのもありますが——、気分安定化薬に変えることによってほとんど抗精神病薬がいらなくなった人たちを、まとめて発表しようと思っています。これも悲惨ですからね。

今、私は、一四歳で統合失調症と診断されて東京のあちこちの立派な病院でずっと治療を受けてこられて、現在、三一歳ですが、その間、何にも社会的活動ができないできた人を引き受けて一所懸命治療をしています。

その人にとって、今何が問題かと言うと、精神科医療によって自分の青春が全部無駄に過ぎたというPTSDです。この治療はものすごく難しいんですよ。なぜかと言うと、双極性障害の人はなかなか人を徹底して恨んだり、怒ったりできないもんですから。それまでの先生たちに悪い人はいないんです。一所懸命やってくれているんですが、治療がうまくいかなくて無茶苦茶になっている。このPTSDの治療をどうしたらいいか。今、頭を悩ましていますけれども、まあ、何とかします。

一言で言いますと、双極性障害が統合失調症と誤診された原因の大半は、フラッシュバックです。だから「幻聴だ」と思ったときには、「フラッシュバックではないか」と考えてみてください。

フラッシュバックは中井久夫先生がおっしゃっているように、抗精神病薬が効かないんです。効かないものだから、「これは難治性の統合失調症だ」というので、どんどんメジャートランキライザーが増やされて、全然効かないんです。そのうちにあんまりメジャーが多いから自発性がなくなって、自閉的になって、能動性がなくなって、一見したところ、立派に慢性の統合失調症のようになります。なりますと言うか、悩む能力もなくなって、ぼうっとなりますから、あとは作業療法やSSTをやらされています。

いちばんひどかった人は、あれには私はいまだに怒っているけれど、東京のクリニックで何カ月か治療されて、「もうあなたは治らないから、郷里に帰りなさい」と言われて、職を辞めて帰ってきた。それで「どういう病状があるんですか」と聞いたら、「幻聴があります」と。「その幻聴は今もありますか」と聞くと、「今もあります」と言うので、「どのぐらいありますか」と聞いたら、「だいたい一秒の半分ぐらいあります」と言う。ぴょっこさぴょっこさと、一秒の半分ぐらい聞こえる。そんな幻聴があるわけない。

なんでそれを東京のクリニックの精神科医は聞かなかったんだろうと思ってね。それで、「どんな幻聴ですか」と聞いたら、「悪口を言われます」と言う。そこまでは聞いたんだろうね。で、「誰がその悪口を言うんですか」「前の職場の課長です」。課長からいつも「ばかたれ」とか「能力がない」とか悪口を言われていたのが、そのまま聞こえる。「他の人は言わないんですか」と聞いたら、「他の人が言うことはありません」と言う。それはフラッシュバックですよね。ひどい話だ。

これは今、診断の話をしているんですよ。さっきの一四〜三一歳までの人もいっぱい幻聴があると思われて、治療をされてきたんですが、それは何か。いじめなんです、いじめ。小学校、中学校時代のいじめでいろいろ言われているの。「お前は死ね」とか、「人間じゃない」とか、いろいろと同級生やなんかに言われているんです。それが幻聴になっちゃった。

だけど今、出ているフラッシュバックは、それじゃないの。ほとんどが精神病院に入院しているときに、看護師やお医者さんから「君はもうだめだ」とか、「君みたいな人が立ち直るということはないから、一生、生活保護で暮らすしかないよ」とか言われたのが、全部フラッシュバックで出てくるんですよ。そうすると腹が立つ。でも怒って恨み続けるのは双極性障害の資質の人にとって、最も不得意かつ不健康な作業なので、大変だし、かわいそうなんです。

どうしてそういうことが起こるかと言うと、これは覚えておいてください。双極性障害につながるような性格傾向を持っている人は、相手に接近して行って、相手と融和しようとしますので、いじめに遭う危険性がすごく高いんです。いじめてもすり寄ってくるような人になら、毎日、いじめる作業も日々新たです。うまく人間関係をつくる能力があって、いじめる人になんとか同調しようと思って工夫して、また寄ってくるから、いじめる側にとっては、毎日違ういじめをやって、とてもクリエイティブなんですね。そのせいで、いじめの対象になっている人がたくさんいます。

このメカニズムは内省心理療法で悪くされてしまうのとまったく同じ構造ですし、内省心理療法でいじめ体験がフラッシュバックすることも多いのです。

ですから小・中学校でいじめの対象になっていた人を診たときには、この人はひょっとしたら、双極性障害的なムードスウィングがないかと検討してくださるといいと思います。

次は薬物療法。薬物療法でいちばん覚えておいてほしいのは、抗不安薬。抗不安薬はちょっとならいいですよ、二週間とか一カ月はいいです。でも一年も二年も使って、だんだん量が増えてきて、種類がたくさんになってくると、必ず人格障害に育て上げられます。

なかでもデパス（エチゾラム）です。デパスがいちばんボーダーラインやらリストカットをつくる妙薬ですね。あちこちスダレ状に切ったりしている人が来たら、「あなたはひょっとしてデパスを飲んでいませんか」と聞くとすごく当たるの。ほとんど何にも聞かんでもね。

それは、一つには精神科医以外の先生がデパスを愛用するせいもあるんです。短期間使ったとき、デパスは安全で副作用のないよい薬だから。それが裏目に出ている。だけど精神科医もよく出しますよ。

デパスが横綱だけど、ベンゾジアゼピン類似の骨格をもつ抗不安薬はすべて同じ有害性があります。ですから、「不安時にこれを飲みなさい」と頓服で抗不安薬を出している先生は、「今や、自分は人格障害をつくる作業をしている」と思っていたらいいです。まず間違いないです。だからできるだけ抗不安薬を使わない。

それから睡眠薬もベンゾジアゼピン系の睡眠薬を使わない。できることならアモバン（ゾピクロン）、マイスリー（ゾルピデム）はそうでないから、そういうものを使ってください。

ある先生に聞いた話だから根拠薄弱で、本当かどうか知りませんが、世界で生産されている抗不安薬の四〇%は日本で消費されているんだそうです。その先生は薬理をやっている人らしくて、国際精神薬理学会なんかに行くと、「日本は無茶苦茶で、日本の精神薬理の人は何もわかっとらん」とか言われて馬鹿にされて悔しいと、言っていました。抗不安薬をできるだけ使わないようにしてください。

じゃあ何を使うか。患者さんは「不安だ」って言うでしょ。そういうときに使うのは抗精神病薬。メジャーを使います。不安のときに頓服で飲むのにいちばんいいのは、レボメプロマジンの五ミリの錠剤の半分です、たいてい半分。「半分じゃきつい」と言う人は四半分。それをつくりまして、ピルケースみたいなのに入れて持ち歩いて、どんどん飲めばいいです。

デパスなんかは一度に二〇錠ぐらい飲む人がいるけど、五ミリのヒルナミンの四分の一を二〇個も飲めませんよ。抗精神病薬はだんだん量が増えるということもありませんから、私は今までやってみて、レボメプロマジンがいちばんいいと思います。古い薬だけどいいですよ。だけど、これは扱い壊された人の治療です。扱い壊された人にそうしてやっていけば、だんだん薬を飲まなくてすむようになります。

しかし基本は、扱い壊さない、ちゃんとした治療です。それはどういうふうにするかと言うと、まず気分安定化薬を選定します。

気分安定化薬はご存じのように炭酸リチウムがありますが、リチウムがだいたい六割の人に有効だと思います。面白いのはね、ガチャガチャしてたのがだんだん落ち着いてきますと、ようやくリチウムが効くようになる人があるんです。そうすると六五%ぐらいになりますね。だけど初めは、だいたい六割ぐらいです。

リチウムが適応になる人は「一緒に飲みに行きたいな」とか、「今後とも遊び友達として付き合いたいな」とか、「しかし一緒に仕事をしたら、収支決算が合わなかったりするかも知れんから、仕事仲間としてはちょっとどうかな」というような、よい人。「好人物なだけが取り得」とかいうような、お人好しの感じの人は、たいていリチウムですね。

そして残りの四割のうちの半分ぐらいが、バルプロ酸です。バルプロ酸はなんていうかな、神経症的な症状がメインの部分として出てくる人にいいようですね。このあいだ「アメリカではディスフォリアと言う」と聞きましたが、いい言葉だなと思いました。ご機嫌が悪くなるような症状が、常にそうじゃなくて、ときどき不機嫌が出てくるような人。話しかけるときに、ちょっとこっちが気を遣わないといけないような状態が出てくるような人には、いいようですね。

それから残りの二割のうちの半分ぐらい、つまり全体の一割ぐらいはテグレトール（カルバマゼピン）ですね。テグレトールは簡単に言いますと、とても躁うつの症状とは思えないような、つまり昔、非定型精神病と呼んでいたような、あるいは分裂情動型とか言っていたような人にいい。ある極期には非常に激しい症状で、「絶対、保護室が必要」となったりするような人です。「これを躁うつ病というのは、ひどい誤診じゃないか」とかいうような状態が、ある時期出てくるような人がテグレトールの適応のようです。

そしてその残りの一割の半分くらいがリボトリール（クロナゼパム）なんです。あんまりリボトリールをみんな言わないですけど、たまにリボトリールが効く人がいます。いちばん多いのは一・五～二ミリぐらいまでです。これはね、なかなか難しいんですが、極期に意識障害が出てくる人に比較的効くんです。意識障害が出るということは、あとで健忘が残ってくるような人にいいような気がします。そして、よい状態のときの基本人格が、意欲の高い人がリボトリールの適応のようです。

私はOリングやなんかをやっていまして、今は睨むだけで薬の量を決めるという変なことをやっています。それを皆さんに言うと顰蹙を買いますから言いませんが、それができる人はそれでやってください。これはね、面白いの。患者さんに薬を見せると、「先生、これがいい」とか言う人がいて、飲ませてみるとそれが効きますからね。患者はわかるんですよ、わかる人は。

それで気分安定化薬を増やしたりして工夫してみてください。そしてイライラや不眠に、今のところ私がいちばんよく使うのはセロクエル（クエチアピン）です。セロクエルの二五ミリを寝る前に一錠ないし二錠というのがいちばん多いのですが、イライラがひどい人には朝昼晩セロクエル二五ミリを出します。そしてイライラの頓服にはレボメプロマジンを出すようにしています。

リチウムとバルプロ酸が併用になる場合もいくらかあります、なかなかコントロールできない人にね。この間送ってきた双極性障害の研究会のパンフレットには、リチウムとバルプロ酸とテグレトールとリボトリール、四つを併用してようやく鎮静した双極性障害の一例とかいうのがあったけど、そういうのもあるんでしょうけれど、私は知りません。私は二つまでですね。

それで、「今度、この薬をこういう目的で使うんだけど、どうだろうね」と本人と相談します。なにしろ協力する人たちですから、自分の飲んでいる薬を「これはよさそうだ」とか、「飲んだらこうだった」とかいうような作業に協力させれば、一所懸命にやってくれます。

まずこっちに協力するのが好きということと、それに自分が楽になるために努力するのは誰でも好きだから、二つの理由でうまくいきます。そうすれば、とても治療しやすいですよ。

だけど精神療法が大事なんです。

双極性障害を境界例状態につくり上げるためのいちばん手軽な方法は、抗不安薬を多種多様に出すことです。継続的にね。

それからもう一つは内省精神療法をやることです。内省精神療法がよくされているんですよ。やると、患者さんが治療に熱心でしょ。だから「ちょっとしてみようかね」と思ってやると、一所懸命に向こうもついてきますから、どんどんやって、どんどん悪くなります。

それはなぜか。内省精神療法には向かない資質だからです。笠原嘉先生がまだ三〇代の頃、私が医者になったばかりの頃に、笠原先生たちがこうおっしゃっていました。「躁うつ病は分裂病よりもずっと自閉的だ」「ちっとも内省が深まらない」と。そのときの笠原先生たちがとらえていた現象は正しいんです。双極性障害の人たちは、内省が不得意なんです。自閉的なんじゃないんですよ、全然。不得意なだけです。

かといって、自分の内側をフィールすることが不得意ではないんです。感知して、言語をくっつけて抽出することが下手なんです。向かないの。フィールしたらそれを行動に結びつけることが、その人たちに適切な生き方なんですね。

だから「私はこの人に会ったら、なんか不愉快な気持ちになるな」と、言葉にするのは不得意。「もう、あっちに行こう」と、あっちに行くのが得意なんです。わかりますか。

それをあとで「あなたはあっちに行ったのはどうしてですか」「そうですね。なんだかあまり気が進まなかったもんですから」「あなたはそのとき不愉快感を感じたんではありませんか。よく考えてみて。不愉快だったでしょ」なんてやってると、だんだんおかしくなるんです(笑)。

双極性障害を持っている人は、自分をそういうふうに言語化するような形で観察してはいけないんです。だけど他者を観察する、他者の心を観察したり、推量したりして言語化するのは得意です。

この能力は診断のときにも役立ちます。境界例状態で来院した人に、他者の心理を観察・推量させると、実に的確な描写を話してくれて、こちらがびっくりするほどです。自己の内側の描写の下手さとの差の大きさ。これが本物の境界例との鑑別に役立ちます。

だから精神療法をやってもいいから、その人たちの他者を観察し、他者に対してどう適応したり、操作したりしていくか、という行動について相談を受け、助言する作業の精神療法をすることとです。だけど、「そのとき、あなたは何をどう感じたんですか」というような、自分の内側に目を向けるようなことをさせると、向かないことをさせますので、だんだんおかしくなります。

私は精神療法に凝っていた頃に、ずいぶんそれでみんなを悪くしたなあと思って、申し訳なく、なつかしく思い出します。

外を見て、フィーリングを言語に結びつけないで、すっと動くということはとても自然なことです。犬でもしています。人間はいちいちそこに言葉を入れるから、ぎくしゃくしておかしくなるでしょ。

言葉が巧みな人は、どうも人間関係がうまくいかないでしょ。内側で言語化するぶん、タイミングがずれるからです。フィーリングで動いている人は人間関係がうまくいくんです。

双極性障害の人は、社会的に人間関係の中で生きていく能力は、内省して言語化できる人よりもずっと優れています。だから商売人として優れているんです。商売人というのは、ファーストフードのお店で「いらっしゃいませ」とか言うのでもいいんです、ラーメン屋でもいいし、いっぱいありますよ。看護職でも介護でも、人に対するサービスをする仕事には絶対向いています。

内省をしなくて、人にいいサービスをして、そして自分のサービスによって、人がニコニコしたりすると自分もハッピーなる、というような人生を送るように指導してあげること。これが双極性障害の人の精神療法のコツです。

このあいだね、面白かった。「どうしてもホステスになる」と言って聞かない人がいたの。「ホステスがいっちゃんいい」と言って。で、見たらちょっと美人だったし、お母さんのほうから気質を受け継いでなくて、お父さんから受け継いでいるもんだから、お母さんがね、「ホステスになったりしたら、転落の道をたどるんじゃないだろうか」と心配していた。

それで私が「あなたはどう見ても、男にだまされるような体質や気質じゃなくて、男をだますような気質のように思うが、どうですか」って言ったら、ものすごく本人が喜んだんです。やっぱり、自分をわかってくれる人がいるというのはうれしいんです。「そうですよぉ」って言って、そしてホステスの道に行ったら、あっという間にチェーン店を任せられて、部下を五人つけてもらったの。

その人に私はリチウムを出してたんですが、自分の部下の中にしょっちゅう手を切る人がいて、それを観察していたら――そこが双極性障害の人ですね――、じっと観察していたら、いい時期もあって、またうつになって不安定になったりするから、「これはやっぱり自分と同じ病気じゃないかな」と思った。そこからがまた、この手の人なの。自分が神田橋先生からもらっているリチウムを何日か飲ませたら(笑)、だいぶん安定したというので、連れてきました。連れてきたから今、二人とも、私がリチウムを出しています。

今まで手を切っていた部下を、手を切ったりせんように、自分がしてやることができた。そしてその部下がとても感謝して、店長を慕ってくるから、幸せなの。

そういうのが、つまり人に何かをしてあげて、自分が何かをしてあげたために人が少しでも幸せになれて、それで自分がうれしい、というのが、双極性障害の人の精神療法の目標です。そういう方向に進むように仕向けてあげることが、いちばんの精神療法で、内省をさせるのがいちばん悪い精神療法。反省させて、自分の中のよくない部分を見つける内省が最悪です。いじめ体験をフラッシュバックさせたり、リストカットさせたりするようになります。そう考えてやってください。

躁うつの波は天性のもので、ずうっとあるんだから、薬をずっと飲まなきゃいかんとなると、薬漬けだ。煙草をやめられないのと同じで、薬もやめられないのか。そんなことはないし、そうでない人もたくさんいます。

さっき言いましたように、人に何かしてあげて自分がうれしいということ、それから気分屋的にこうしてみたり、ああしてみたり、講演会に出ても面白くなかったら我慢せんで途中から帰ったり、そういう生活をするとだんだん波が小さくなってくる。本質としては消えません。消えないけれど、波は小さくなります。つまり中学校や高校のときは、波があっても病院なんかにかかっていなかった。「この頃、調子悪いなあ」と思っても、病院にかかっていなかった。その頃のようになります。

だけど今度は違いますよ。中学や高校のときは「どうしてかなあ」とわからなかったけれど、今はもう知識があるから、「ああ、うつの波が来とるねえ」と、「もういっときしたら、これは過ぎるねえ」と思っておけば、薬がいらないようになる。そういうことも多いんです。

そうなっている人が、昨日、親子で来たんですよ。お母さんは双極性障害でリチウムを飲んでいましたが、気分屋的に、外界に奉仕するような生活をするようになって、リチウムがいらなくなった。もう三年ぐらい全然飲んでいなくて、「波がありますか」と聞いたら、「ありますよ」と言うけど、薬を飲まなくて社会生活をしています。

それで娘さんを連れてきた。娘さんも同じようにリチウムが二〇〇ミリ必要だったけれども、娘さんも同じ調子で、ワッショイワッショイお祭り人間みたいになるように指導したら、薬はもういらなくなりました。そういう人たちは、やっぱり波があると体調が悪くなるので、漢方をもらいに来るんです。そんなときに漢方をあげて、飲み方を教えてあげるの。そして漢方の使い方の素人向けの本があるから、それを紹介して、「薬が余ったらとっといて、誰かそんな人がおったら、ちょっと飲ませてごらん」とか言って。あれは薬事法でいかんのかな、まあいいや、「こっそり飲ましてごらん」とか言っておくと、飲ましてやったりして、「感謝された」とか言って、またそれが本人の精神的健康の源になります。

その娘さんもリチウムをやめて、もう一年になります。たくさんいますよ、そういう人が。バルプロ酸を飲んでた人でも、もう飲まなくなった人がいます。そういう人がね、「この人もそうじゃないでしょうか」と、患者さんを連れてきます。誤診だったりもするけれど、そりゃ素人だからね。少しでも人の幸せの役に立ちたいと思う生き方、それが双極性障害の人の精神的健康法なんです。

何か悩んでいる人がいたら、神田橋先生のところに連れていったらいいかも知れんと思って、「行きなさい、行きなさい」とか言って、誘惑して連れてきます。「私も行って、薬も全然いらなくなったから」と連れてくる。だから薬がいらなくなって来なくなった人が、他の人を連れてまた来たりします。そして「先生、こうですよ」とか、いろいろ教えてくれたりしてね。自然発生的フォローアップにもなります。

まあ、みんな大変です。添書を見たら「こんなに自殺企図を繰り返すようじゃ、入院させられません。病院に迷惑をかけるから強制退院」とか書いてあって、病院で、ガラスで手首をちょっと切ったり、病棟の二階から飛び降りて足を折ったりして、退院させられた人がいましたけれど、彼女の病気を理解できる男性にめぐり会って、最近、結婚式を挙げました。こんなふうに、だんだんよくなってくるとうれしいです。

じゃあ、質問を出してください。

質疑応答

質問者1　躁状態での精神療法について接し方のコツがあれば是非ご指導いただきたいと思います。

神田橋　もうだいたいは言いましたが、とにかく不自由感がよくないということ。それから躁状態は一見楽しいようでも必ず苦しいですから、「衝動が突き上げてきて、じっとしておれなくて、くたびれるね」とか、「楽じゃないね」とか、「大変ね」とかいうような言葉は入ることがありますから、それを言ってください。

「だから、あなたは病気よ」とか「躁状態がひどいね」とか言ったらだめです。「もう忙しくて大変だね」とか「休む暇がないね」とかいうようなのから入るようにしましょう。はい、次の質問どうぞ。

質問者2　精神科医も躁患者も自分が一番正しく力があると思う人種のようです。この為か、しばしば「どっちが上か」の力くらべや覇権争いのようになります。精神科医自身の万能感の自覚が第一ですが、他に何かうまく治療関係を成立させるコツがあればご教示ください。

神田橋　これは面白いね。「自分が一番正しく力があると思う人種のようです」。必ずしもそうではないんです。困っている人を支えてあげようと思うと、努力して自分に力があるように自己暗示をかけなきゃ、やってられんのです。だけど、そうなると精神科医は大変ですよ。生物学的に躁状態になっているのはまだいいけれど、努力で躁状態にしていたら大変です。だから万能感の自覚なんかしないで、早くめげるといいです。

忙しい精神科医は、患者さんに愚痴を言って慰めてもらう。これをやってください。愚痴を言うことは、燃え尽き症候群を防ぐコツであり、かつよい診療、上下関係ではない相互扶助的診療、より自然な人間関係のほうへ、自分の診療態度を変えていくコツです。

精神療法のそもそもの発端は愚痴を言うことです。井戸端会議みたいなのが精神療法の原点です。集団精神療法で言っているのは、たいてい愚痴です。「うちの亭主がなんとか」と愚痴を言って、でも、「そうよ、あなたの亭主は馬鹿よ」とか言われたら怒る。「いい人よ」とか「そんな思わんで」とか言ってあげると、自分で「あの馬鹿亭主」とか言っていたのに、ニコニコして。次、行きましょうか。

質問者3　再発をくり返す方に病識を持ってもらうには、どういうアドバイスが適切でしょうか。

神田橋　「これは体質だ」と言うこと。それから「遺伝である」と言うこと。「あなたは、おじいさんの血筋を受けてるんだなあ」とか言う。そうすると、ここに何が生じるかと言うと、自分と先祖との絆、血筋の絆を感じるようになる。絆っていいのよ。「ああ、おじいさんの血を受け継いだんだなあ」となる。

そして褒めるの。「おじいさんはこんなふうにして成功された。あなたも同じような可能性がある」と言うて褒める。褒めたからといって、病識になるかどうかはわからんけど、「ああ、そうなんだなあ」「やっぱり波があるんだなあ」と思う。

みんな褒められたことは受け入れるから、褒めておいて「だからこうしたらいいのよ」と言う。行き過ぎたときには薬を飲む。そして「波のある資質が生かされるような生き方をすれば、だんだん波が小さくなるからね」と、「それを探しましょう」というふうにする。

自分の脳に波があって、そして外交的になることが向いている、自分の脳の資質を生かした人生をいかにつくっていくかということを話す、これによって、病識ができるかどうかわからないけど、病識よりもっと先の養生法ができてきます。はい、次どうぞ。

質問者4　rapid cycler への精神療法、薬物療法、家族への対応などのポイントについて教えてください。

神田橋　rapid cycler というものは、ほとんど抗うつ剤によってつくられていると思ってください。抗うつ剤も長く使わないほうがいいです。持続的に使うものではない、と思っておいてください。

持続的に使うのは気分安定化薬です。その次に抗精神病薬を使います。それまではうつであっても、抗うつ剤を使ったらだめですよ。ある程度、イライラはしなくて、情けなくて、元気がないような、波があんまりないようなうつ状態をつくって、それから抗うつ剤を出すんです。

抗うつ剤のファースト・チョイスは薬屋さんにゴマをするわけではなくて、私はパキシルを使うか、デプロメール（フルボキサミン）を使うか、どちらかです。デプロメールは強迫症状の人に使うことからわかるように、どうにかすれば強迫症状を起こさせることができそうな感じの人はデプロメールを使うし、それからもっと素直な、いい人の場合はパキシルを使います。

私はパキシルを夕方使うと眠れなくなると思って、朝使うんですけれど、このあいだ薬屋さんに聞いたら、逆に眠くなる人もいるとかで、夜に使うという方法もあるらしい。それは本人に聞いて、どっちでもいいです。私は朝に使うほうがいい例が多いように思います。まあケース・バイ・ケースでしょう。

抗うつ剤を使って、持ち上げたり抑えたりと rapid cycler をつくらないようにしてください。rapid cycler というような状態になっている人はリチウムが効きにくいです。いちばん効くのはテグレトールです。どうしてだか知りません。そしてだんだんおさまってくると、リチウムに移ったりします。なぜでしょう。わかりません。

質問者5　長期間の治療歴（一〇、二〇年以上）を持つ双極性障害の患者さんの配偶者（特に妻）の慢性の疲弊、本人への無頓着、無関心……に対面、対応する際の心構え、工夫について。特に「治療者」が本人と配偶者、家族の板ばさみになる状況が容易に起こりうるので……。

神田橋　慢性の人で、家族がくたびれるのは薬物療法がうまくいっていないのだと思います。そして「精神の持ちようなんかで変わるものではなくて、春夏秋冬みたいなもので、波が来たときは台風と同じ」と家族や本人に言うのが定石です。脳の病気。躁状態のときは、だいたい酔っ払いに接するのと同じように接するしかないです。

私は躁状態の人と接するのが好きでね。躁状態の人を入院させるのが上手よ。「あんたっ、入院せにゃだめじゃがね。ほらっ、もう保護室とわかるじゃろ。あんたもようわかっとるから保護室。はい、行きましょ」とか(笑)。初診の人でもね。上手です。

質問者6　双極性のうつ相での抗うつ剤の使用についてご意見をお聞かせください。

神田橋　これはもう言いましたね。

質問者6　ご本人は「もう少し元気でありたい」と抗うつ薬を希望されることが多いようで、そして躁転されることがあります。ご助言をよろしくお願いします。

神田橋　本人は「もう少し元気に」と言う。これが困るのよね。ちょうどいいくらいと思うのに、本人は「もうちょっと元気に。これはまだうつですよ」とか言うの。「うつじゃない」って、「前からこのぐらい」って言うけど、これは説得するのは難しいですね。「これじゃあ人生がつまらん。面白くない」とか「生きがいがない」とか言って、これはね、難しい。これは答えられません(笑)。もう押し問答です。

どうしても本人が言うことを聞かんときには、私はデジレル(トラゾドン)を使います。デジレルは、皆さんどういう感想をお持ちか知りませんが、気分はよくなるけど、活動性が全然出てこない薬のような気がするんです。デジレルを出すと、なんかニコニコして「いいです」とか言って、活動性は全然出てないんだけれど、本人は気分がいいから、それで勘弁願うというふうにします。お使いになってみてください。

私はデジレルでは躁転したケースがありませんので、いいかなと思います。アナフラニール(クロミプラミン)とかを使ったら躁転します。パキシルもいかんです。

質問者7　バルプロ酸ナトリウムと炭酸リチウムの使い分けのコツについて教えてください。

神田橋　なんかちょっと、長く付き合いたくないような人はバルプロ酸。もっと別な言い方をすると、何か特別な才能があるような人も、バルプロ酸になる場合がありますね。特異な才能、芸術とか。はい。

質問者8　気分安定化薬についてですが、神田橋先生が以前どこかで話された「友達になりたい人にはリチウム」「精神病に近い感じの人にはCBZ」というのが、個人的な臨床の印象にも近くて気に入っています。スタビライザーは、時間の経過を少し引きのばしてくれて精神療法がしやすくなるという印象を持っていますがいかがでしょうか。

神田橋　「スタビライザーは時間の経過を少し引きのばしてくれて精神療法がしやすくなるという印象」というのがよくわからないのだけれど、「時間の経過を少し長くして」というのはどういう感じですか。

質問者8　はい。私は精神療法のトレーニングとして行動療法でだいたいやっているのですが、例えば体調の変化であるとか、睡眠時間の変化であるとか、そういったものが全然自覚もできずに動いていたものが、少し会話ができるというのか、「あなたは、こうなったらこうなるよ」とか言うことができる。そんな感じです。

神田橋　余裕みたいな感じですね。

質問者8　そうです。

神田橋　本人が自分に対して余裕が持てるような感じですね。そうなると、こちらも参加して一緒に、「こうだね」とか、「最近、睡眠がだんだん短こうなってきとるがね」とかいうようなことを言う間があるということですね。それはまったくそうだと思います。

気分安定化薬である程度、落ち着いてきたときに、すぐに抗うつ剤を上に乗っけるよりは、今、先生がおっしゃったようなやり方でやってみて、できるだけ抗うつ剤や他の薬を乗っけるのを、なんとか少しでもしなくて済むほうがいい。そういう意味での、日々の生活のあり方を一緒に工夫する精神療法には、とても賛成です。

そしてそのときに束縛がない、自由度が増える、自己裁量の領域が増えるのが大切です。やりかけたことを最後までやり通そうと思うと束縛になりますから、「嫌になったら、あとはまたいつか気が向いたとき」とか言って「放っておいて、別なことをするようにするといい」と言ってあげます。

それから子どもの場合は、「あなたはラジオをつけながら勉強をしたほうがしやすいか、ラジオなんか消して勉強したほうが集中できるか。両方を試してみて、いいほうを選んでください」と言うのがいいですよ。

これはとてもいいです。たまにはテレビをつけながら勉強をしたほうが、はかどるという人がいるんですよ。そういうことはあり得ないという間違った教条を、親やなんかに吹き込まれていますから、なんでも実験してみてください。いいほうがいいんだと、そうでしょ。

それはエビデンス・ベイストですよ。一例交差試験というのがあります。あれがいちばんエビデンスの中で価値が高いんですよ。こっちをしてみて、あっちをしてみて、それは汎化はできないけれど、そのケースについては、いちばんのエビデンスですよ。して悪かったか、してよかったか。

高校生ぐらいで躁うつの波が起こってきたと思える人には、部活をやめたとか、ピアノを習っていたのをやめたとか、剣道に行ってたのをやめたとかいう人が多いです。「何のためにやめたの」と聞くと「勉強に集中するため」と言うけど、かえって勉強に集中できないの。「また部活を始めなさい」と言うと、勉強するための時間が減るから、部活の代わりにテレビをつけながら勉強したらいい。こうすると、集中できるんですよ。

短時間の集中を断続的にくり返すような勉強が、つまり〝ながら族〟が、双極性障害に親和性の高い人にはいいのです。

突然、話が変わりますが、ピカソはカンバスを三枚くらい立てて、ここに粘土を置いて、ここに溶接の道具かなんかを置いて、こっちをして、あっちをして、とかだったらしい。あの人が躁うつ病だったかどうかは知らんけど、少なくともそれに近い気質の人だったんでしょうね。

だから作品が多過ぎて、遺産相続に困ってるでしょ。全部に値段をつけ終わるのにあと一〇〇年ぐらいかかるとか。お城二つにぎっしり詰まっている。お城にいっぱい作品が詰まったら、そのお城を封印して、また別のお城を買って、お金はいくらでもあるから、またそれもいっぱい作品が詰まって、三つめのお城で死んだらしい。一つが何億もする作品だから、それのリストをつくって、全部に値段をつけるのに、一〇〇年くらいかかるのではないかということです。はい、次に行きましょう。

質問者9　最近、古典的〝うつ病〟は減って、昔は〝神経症性うつ病〟としていたいわゆる〝擬態うつ病〟（文芸春秋二〇〇四年八月号）が増えているように思えます。〝うつ〟表現の神経症が増えたのか、それとも昔から日本人は〝うつ的〟だったのでしょうか。

神田橋　これは面白い。〝擬態うつ病〟という言葉があるんですね。知りませんでした。「昔から日本人はうつ的だった」というのは、前からよく言われています。うつ的な人は、日本ではだいたい人間としての評価が高いですよね。軽躁的な人は「おっちょこちょい」とか、あまりよく言われないですけれど。だから日本人はうつ的なものが多いし、それが、価値が高く言われていたのは昔からそうだと思います。

質問者9　〝擬態うつ病〟というのは、文芸春秋に書いた人のつくった言葉で、要するに先生がさっき言われたように人格障害みたいになっちゃっている例が増えているということです。人格障害が増えているのに、うつ病と言っちゃうから問題があるんじゃないかという話なんです。だけど先生の話だと、もともと躁うつ病なのに、人格障害だと言っちゃうからまずいということだから……。

神田橋　そうですね。私は世の中が窮屈になっていると思うんです。窮屈っていうのは、私は標語をつくるのが楽しいから標語にしていますが、本当のうつ病って言うかな、今、増えている自殺したりするようなうつ病は「徒労感によって生じる」、それから、躁うつ病的な波のある体質の人は「不自由感によって波が大きくなる。そして病院にかかるようになる」と言っています。

ただ、私のところには、徒労感によるうつ病の人はあんまり来られません。どちらかと言うと、インターネットで見て、どこに行ってもうまくいかなかった人が来る。ほとんど扱い壊された双極性障害の方で、もうほかと全然比率が違います。だから、実際にはどれが増えたのかは、ちょっとわからないです。

質問者10　双極性障害に対する加齢の影響についていかがでしょうか。

神田橋　これがね、私も関心を持っているんですが、よくなっていく人もいるけれど、七〇歳、八〇歳になっても波のある人が普通です。

なかにね、加齢とともに痴呆のようになる双極性障害がありますでしょ。あれが何なのかわからない。薬をずっと飲んでいるせいなのか。きれいな躁うつで、いいときはずっと社会的な仕事をしていた人が、痴呆のような状態で沈殿してるんですよね。うちの病院にも一人か二人、入院しています。あれは何だろうと思って。わからないんです。薬によって起こっているのかな。

一般論として、だんだん波が伸びるとか、短くなるとか、頻度が変わるとかいうことはないと思います。伊敷病院に来て二〇年近くになりますので、長く診ている患者さんもいますが、あまり変化がないですし、薬の量が少なくなるという感じも持ちません。歳をとってきますから、当然、抗精神病薬は少なくなりますけれど、気分安定化薬の量が変わっていくような印象は持っていません。

質問者11　双極性障害に関して、ほんとうに丁寧な臨床のエッセンスをありがとうございました。一つだけちょっと場違いですけれど、お聞きします。今、先生がおっしゃった双極性障害に使われる薬というのはバルプロ酸とかリボトリールとかは、てんかんの薬ですよね。おそらく今度出てくるラモトリジン、ご存じと思いますが、ラモトリジンという薬もそうですね。

神田橋　いや知りません。

質問者11　すべて向こうで出ている薬というのは抗てんかん薬でありながら、同時に気分安定化薬なんですね。つまりエピレプシーとバイポーラーはどう違うのかという話も含めて、何でなのか、先生の発想というかご意見をお聞きしたいと思います。私自身、興味があってですね。

神田橋　それは私も、何でだろうと思っています。それで、てんかんの薬は効きゃせんかなと思って、どうしても波がおさまらない人にエクセグランがいいんじゃないかなと思って出してみたら、全然効きませんでした。だけど、かたっぱしからてんかんの薬ですよね。

質問者11　今後出るのはほとんど全部、そうですね。何でだろうなと思って。

神田橋　何ででしょうね。これは、「何でだろう」と考えるところから……。

質問者11　おそらくおっしゃるとおりで、発想して、そこから研究にしても、臨床にしても、プレグナントだと思うんですけれど、そういう意味で先生に何か発想でもアイディアでもありましたら。

神田橋　私はてんかんのことを知らんからねえ。

質問者11　チャンネルの問題とかですね。おそらくリチウムはそういう意味ではあまり関係ないわけでして、だからそのそういうことも含めて、発想があってそのアイデアからおそらく臨床の研究も進みますので、何か教えていただけたら。

神田橋　けいれん発作を誘発するような薬を使ってみるというのは、人間ではできませんね。動物の研究のときにね、ひょっとしたら、何かできるかも。

質問者11　スキゾフレニアの場合にECTをすることで効く場合もあるのかも知れませんし、バイポーラーもそうでしょうけれど、例えばけいれんも、あれはけいれんが起きたことによって治るみたいな話になっているので、なんか逆かなという気もしますし。それをすごく知りたいなと思いまして。

神田橋　それはほんとに、何だろうねといつも思うんです。次の薬もそうらしいという噂は聞いてますのでね。

質問者11　はい、ほとんどそうです。

神田橋　面白いですね。誰か研究してください。どういうふうにして研究したらいいですかね。

質問者11　たぶん、トランスミッターのレベルとか、そういうレベルではないのじゃないかなと。抗うつ薬だってそういうレベルでは、もはや研究はされ尽くされて、違うところでやっていますよね。まったく違う発想でやるしかないし、まったく違う発想が生まれるとしたら、それはおそらく普段の臨床でしかないわけで。

神田橋　そうですね。ずっと考えていてわからんので、もう考えんことにしていましたけれど、またしょうがないから考えてみます。

質問者11　また教えてください。ありがとうございました。

神庭　ありがとうございました。他にはいかがでしょうか。

神田橋　私がやっている〝気〟で薬を決めるのを、誰か物好きに練習してくれる人がおらんかなと思うんですけどね。でないと、もう私もそう長く生きないから、技術も消えてしまうかな、悲しいなあと思って、まあしょうがないかな。芸は一代と言うから。

神庭　どうもありがとうございました。双極性障害が同調性の病であるということ、また社会の中でその同調性をどう育てていくか、それが治療の目標であるというエッセンスだったと思いますし、先生の語られた臨床の一コマ一コマは、振り返ってみれば、私たちみんなが同じような場面を経験していると思うんですけれど、どうも先生のように場面を読み取れていない。先生のように臨床が発見に満ちていると、本当にやっていて楽しいだろうなあと思いますし、そういう中で患者さんもよくなっていくんだろうなあという気がしました。本当に臨床の魅力あふれる大変楽しいひとときを過ごさせていただきました。どうもありがとうございました。

（二〇〇四年一〇月九日、第一回福岡精神医学研究会）

追　記〔躁状態の沈静化〕

躁状態にあっても気分安定化薬が中核となるが、多くの場合、沈静化のための抗精神病薬の併用が必要である。統合失調症の興奮を沈静化するのに有効な、またうつ状態のイライラに有効なレボメプロマジンは退行した接近傾向を増大させるので、躁状態には好ましくない。

躁状態の沈静化での第一選択はロドピン（ゾテピン）である。治療者側が腹立たしく感じるとき、つまり一貫して充分に会話や気持ちが通じ合う躁的興奮には、ロドピンが有効なことが多い。また血中尿酸値の高い人にロドピンの適応があるようだ。

精神病的症状が加わって、話が通じ合えない場合が出没する躁状態にはトロペロン（チミペロン）を選択する。症状としての言動や気分が変転して、治療者側が「お手上げだ。どうしたものか」と困惑する状態には、ニューレプチル（プロペリシアジン）やバルネチール（スルトプリド）が有効なことがある。

躁状態には、その人の隠れた欲求や才能が露出するという作用があるので、それを観察しておき、後日、日常生活の中で発揮するように指導すると、波を小さくする精神療法の効果がある。

なお、この講演の後、数年間にわたり躁状態が続いていた一症例に、リチウムとマイスタン（クロパザム）を併用して、劇的に沈静したという経験をした。

第五講演

難治症例に潜む発達障害

神田橋條治
Kandabashi Joji

神庭　九大精神科の神庭でございます。皆さま、お忙しい中お集まりいただきまして、ありがとうございます。皆さん、今日のご講演を大変楽しみにされていることと存じます。皆さまの前で神田橋先生をご紹介する必要もなかろうと思いますが、恒例ですので、本当に簡単に、先生のご紹介をさせていただきます。

ご存じのとおり、先生は日本の精神科の臨床家として、大変稀有な存在でいらっしゃいます。私たちが日常の臨床の中で、見ていても見られずにいるものをわかりやすく見させてくれる。難しい数学の問題を解いていて、解けなくて悩んでいるときに、「こうやって解いたらいいんだよ」と教えてくれる、あるいは「こんなふうに補助線を引いたらわかりやすいんじゃないか」と教えてくれる、そんな学生時代にいた、ものすごくひらめきのある友人を思い出すような、そういった才能がおありの先生だと常々感じております。

最近、先生は三つの領域に関心を持っていらっしゃると聞いております。一つは双極性障害、もう一つはPTSD、そして今日お話しいただく学習障害を含む発達障害、この三つの領域だそうです。

双極性障害に関しましてはもう数年前になりますけれど、福岡精神医学研究会でお話しいただきまして、それは『臨床精神医学』に講演録が収載されております。そしてPTSDに関しましては、北大の教室で先生をお招きしたときの講演録が、やはり『臨床精神医学』に収載されております。そして今日はその三番目の、昨今、先生が取り組んで、考えてこられた発達障害の問題の講演をいただくわけです。これも『臨床精神医学』に講演録をぜひ残させていただきたいと思っております。

先生のご講演のあと、盛んなご討議をいただきたいと思っております。その討議も含めて、講演録としてぜひ残して、全国の精神科の先生方に読んでいただきたいと考えております。長々とご紹介する必要もないと思いますので、早速、先生のお話を伺いたいと思います。どうぞよろしくお願いいたします。

神田橋　ありがとうございます。ある程度、知見がまとまりましたので、神庭先生に頼んで、どこかで話したいと言いましたら、甘えを聞き届けてくださいまして、ここでお話しすることになりました。

まず目次を話します。それぞれ一〇分ずつ話します。第一は僕が発達障害について、取り組むようになった経緯。これは雑多な知識をつなぎ合わせたものです。臨床は複雑系ですから、研究の結果から直接に治療が導き出されることはほとんどありません。ですが種々の研究で示されている知見は臨床家の思いつきを刺激する力があります。ですから、刺激されてきた過程をちょっとお話しします。

次に発達障害について、僕なりに確かだと思っていることをお話しします。まず発達障害を疑うこと。次に発達障害の診断。それから発達障害の治療、そして訓練。そして講演のどこかで発達障害の人に、あるいはそうでない普通の人にも役に立つ脳の気功法を教えます。皆さんの脳がくたびれた頃にします。実演してもらいますので、楽しみにしていてください。

その前に、ここに岩波書店の『科学』という雑誌があります。これに僕の友人の黒田洋一郎さんが「発達障害の子どもの脳の違いとその原因」という論文を書いています。これは「科学新聞」の第一面にも取り上げられました、実にすばらしい論述です。臨床家は、まあこれだけを読んでおけば、おおよそを概観できる内容です。

黒田洋一郎さんは神経発達の研究家で、僕とは二〇年を超える長いつき合いです。今はもう長老です。この論文は非常によく書いてありまして、一行ごとに役に立つことが書いてある濃い内容です。お薦めします。僕の話も彼の論述と辻褄が合うようになっています。

ではまず沿革をお話しします。

今から一五年ぐらい前に、東京で児童精神医学をやっている人から、こういう話を聞きました。最近、幼稚園で、受け持ちの先生が髪型を変えたら、見分け、識別ができない子どもがいる。先生がメガネをはずしたら、同じ先生だとわからない子どもがいる。そんなことが心理的に起こるわけはないので、いよいよ出たかと僕は思いました。僕は長年、地球環境の悪化によって生物が害をこうむるときには、最新に進化したものが滅びるから、まず人類が滅びるだろう、人類が滅びる場合には、人類の能力中で最も進化した部分である脳からやられるはずだと思っていました。そうでなければ素敵じゃない。辻褄が合うと素敵でしょ？そう思っていましたので、やあ、いよいよ出てきたかと思いました。これは増えるぞと。それから一五年経って、猛烈に増えています。

驚いたのは、「殺す感じがよくわからない。だからちょっと殺してみた」という青年が出たことです。昔はそんな人、いませんでしたでしょ？「殺してみるとはどういうことなのかわからない。だから殺してみよう」と考えて、「殺してみたいけど、若い人を殺したら未来があるからかわいそうだ。身寄りのない老婆だったらいいんじゃなかろうか」と、彼なりに考えて、老婆を殺した。「この人は家族もいないようだし、先も短いようだから、この人なら自分が殺すという実感を得るための役に立ってもらってもいいだろう」と殺して、何かわかったんでしょうかね。そういう事件がありました。

それからもう一つ。数年前に『心からのごめんなさいへ』という本を、ある人から紹介されて読みました。これは宇治少年院の人たちが、犯罪を犯した非行少年たちを見ているとアスペルガー障害とかＡＤ／ＨＤとかそういう人たちに似ている。テストをしてみるとそうとは言えないけれど、何か似ている。その子どもたちを観察していると、例えば、並んで行進させると、自分だけスピードが速いので前の人にぶつかったり、自分だけ遅いので後ろの人がぶつかったりするんです。また、縄跳びができない。「まわれ右」ができない。そういう子どもたちに一所懸命、「まわれ右」とか、「休め」とか、腕を伸ばして距離を整えるとか、そういう訓練をして、それから大縄跳び、人が回すリズムの中に飛び込んで跳ぶ、そういうのをやらせる。だんだんうまくいくようになると、精神的にもよくなるんです。

その少年院を出た子どもたちが更正して、「宇治少年院に入れてもらってよかった。ほんとに、私の人生が救われた」と言っている、そのルポもその本に載っています。極めて感激的な本です。お読みくださるといいと思います。

あの訓練で何が起こっているのだろうかと考えていて、気がつきました、情報収集機構としての脳を考えると、運動系と、感覚系と言語系は、運動系が終末として関与しているところを除けば、情報の脳内プロセッシングは、完全に分業されてやっているわけはないから、基本的な部分は同じところで行っているはずです。その部分がトレーニングされて、シナプスが増えてくるとか、バイパスができてくるとか、そういう発達が起これば、他の関連機能もよくなるのだろうと思いました。

その本の中にこういうことが書いてあるんです。彼らは、自分がぶん殴られて痛かった、それはわかっている。だけど自分が相手をぶん殴って、相手が痛いということは全然わからなかった。それが訓練をしてもらって、「ああ、自分が痛いのと同じように、自分がぶん殴れば、相手も同じように痛いし、苦しい、つらい思いになるんだなあ」ということが初めてわかった。そこから「心からのごめんなさいへ」という本の表題が出ているんです。

「そんなバカな、自分が殴られているんだし、相手を殴ったら同じこっちゃがね。おかしいなあ」と思って考えてみたら、自分が殴られて、ここに相手の拳骨が当たって、自分が痛いと感覚するその情報処理過程と、こっちが手を出して、相手に当たって、相手が痛かろうと想像する、その情報処理過程とが重なる部分はほとんどないんです。ミラーニューロンという話がありますが、そんなものが備わっていないコンピュータを考えれば、二つの情報処理過程は全然別のことなんです。われわれは不思議なことに二つを重ね合わすことができるから、「自分にされたことを相手に同じようにしたら、相手も同じようになるってことが、あんた、そんなこともわからんかね」と言うけれども、そのレベルが未発達な子どもたちがいるんだなあと考えました。

それからもう一つ。僕がいろいろ治療しても全然よくならなかった双極性障害の人を、沖縄の後藤先生というAD／HDを専門にやっている方に診てもらいましたら、この人はAD／HDだということでした。その先生が言われるには「AD／HDを持っている人は高頻度に双極性障害を発症する」ということです。それで後藤先生は一所懸命にSSTのような訓練や指導をしながら治療をして、効果をあげておられます。

僕は双極性障害は絶対に遺伝だと思いますから、遺伝とどういう関係があるのか、おかしいなあと考えました。そして「なんだか、よくわからない」というような情報処理の統合ができない精神状態は、耐えざる不適応、間断なき不適応の生活をずうっと送っているはずですから、「人が説明してくれてもわからない」とか、そういう不適応の状態が慢性に続くことになって、それによって遺伝子が発火する、発現するということになるのだろうと、だとするといろんな病気が、発達障害が基盤にあると発症しやすいし、治りにくい、ということになるのではないか、というところまで考えたの。これは論理でも何でもない、ただ思いつき、それから先が臨床です。

僕は人の脳を見ますと、どこが苦しんでいるかがだいたいわかりますので、わかりますと言ってもオカルトみたいな話ですから、これは皆さん、聞き流してもらっていいです。じーっと見ましたら、小脳に邪気がある。「邪気」って僕は言うんですが、苦しい様子があるんです。

あ、そうそう、久留米で精神神経学会総会がありましたときに、発達障害のセミナーがありまして、それに四〇〇〇円払って出ましたら、その先生たちが非常に控えめに、「ボーダーラインとか、パーソナリティ・ディスオーダーとか、犯罪を犯した少年とかのライフ・ヒストリーを丁寧に見ていると、その中にAD

／HDとか、発達障害だった子どもがずいぶんいる」とおっしゃっていました。「私たちは、決して全員そうだとは申しません」ということを三回も言っておられました。三回も言うときは「そう思っている」ということですからね（笑）。ああ、そうなんだなあと思いました。

邪気に戻りますと、小脳に邪気があるんですね。これは小脳が何か関係があるんだろう、それは、宇治少年院の運動系の不器用ということとつながるんじゃないかと、そこまで考えて、ちょうど医学部の講義で年一回九大に来たときに、神庭先生にその話をしたら、「小脳が運動系だけではなくて、あらゆる学習に大きく関与している最近の知見で、論文がどんどん出てますよ」って、雑誌をくださいました。

それを見たら、僕は知識がないんですが、小脳は解剖学的構造が脳の中でいちばんきれいなんですね。形が整っているんです。そこでまたひらめきまして、構造がきれいなのはファイリングとか、図書館の戸棚とか、物を貯蔵するのに最適だろうと思いました。乱暴なひらめきですね。それで、小脳にいろいろな学習成果が貯蔵されるのだろうと思いました。

学習成果とは一つの公式、プロセッシングの過程が一つのパターンになって、ある程度完成したら、小脳に保管されて、次に新しい外界状況に直面すると、そこから一番使えそうなパターンが引っ張り出されて、そして改善されて、また小脳に保管される。

そのときにコンピュータのワードの上書き保存の形ではなくて、別保存になるのだろうと思います。そうでなければ、退行という現象のときに、あるいは認知症で、幼いときに覚えた、あるいは昔覚えたパターンがそのまま出てくるという現象が説明できませんから。次々に新しく改変され、改良されたものはその上に積み重なって保存されていくのだろうと思います。そうすると、僕は精神分析をやっていましたので、防衛というのは結局のところ、学習された状況処理パターンですから、それがそこにずっと積み重なっていく、と考えました。

それでじーっと脳を見てみますと、小脳と前頭葉の両方に邪気が出ている人がいます。「これはいい」と思いました。黒田君がこんなことを話されたの。人間の脳は大きいので、皮質と皮質をつなぐ軸索が非常に長くなる、何センチにもなる。そうすると何センチにもなる軸索が伸びていって、うまいこと正しいところにピタッとくっつくというのは、脳の発達学者たちからすればほとんど奇跡に近いんだそうです。「何かあれば、必ずそこが障害されるに決まっている」というのが、脳の発達を研究している人たちの常識になっているという話でした。だんだん話が変になりますが、前頭連合野と小脳はいちばん距離が遠いですよね。だからここがいちばん障害されるのではなかろうか、パターンの改良をしているのが前頭連合野なのだと考えると楽しいなあと思ったりしましたが、ま、それはどうでもいいです。

小脳に邪気がある、結局、たくさんの治らない患者さんたちが皆そうなんです。治らないからそうなっているのかも知れませんし、未熟な小脳部分を持っているから、治らないのかも知れない。いずれにしてもそこに邪気があるから、それがよくなったら何かいいことがあるだろうと思いまして、それを治療することにしました。

だけど「邪気が見える」と言っても、皆さんには見えないからしょうがないので、なかなか治らない患者さんたちの中から、発達の障害があるのではないかと疑ってほしい患者さんの特徴についてお話しします。ここからはちゃんとした話です。今までのは、まあ与太話です。

まず、なかなか治らない。いろんな症状が、こうあったりああったりして、二、三年ずうっと診ていて、よかったり悪かったりするけれども、結局、同じ範囲内を動いているだけだという、その特徴が一つ。

診断名はいろいろ、ありとあらゆるものがあり得ます。だけど、ともかく治らん。しかも、いい加減治らないからもう諦めて、慢性化して、静かに諦めてくれればいいのに、なかなか諦めないんです。諦めない。何とか治ろうと、いろんなことをします。あっちの病院に行ってみたり、こっちの病院に行ってみたり、文句を言ってみたりして、だんだんお医者さんがその患者さんを好かんようになります。一所懸命にやってもやっても効果が上がりませんから。それで、そんなときにお医者さんはどうするかと言うと、「ボーダーライン」という診断名をつけます。ですから、だいたい二年ぐらい経って、「人格障害」とか、「ボーダーライン」とか、「特殊な型の統合失調症」とかの診断名がつけられた人がそれに当たります。「しっかり治りたい」と治療意欲があるということが一つ。

それから「わからない」という言葉が、その人の訴えの中に出てくると、発達障害が疑われます。生体が受け取る情報は五感のいろいろなところを通って来ます。それをどこかで統合するわけですから、統合ができないので、「何だかわからない」という気分が生じます。例えば、刺せば血が出て、人は死んで、というようなことは全部わかるわけです。だけど殺すという瞬間に、そういうことがいろいろと合わさって、ある一つの感興が生じるということがピンと来ない、何か納得できないということがあるわけです。そういう「わからない」気分がつきまとっている、という特徴が一つ。

「わからない」というのはインプットの段階での混乱です。アウトプットの段階でのキーワードは「不器用」です、不器用。「わからないでしょ？　あなた、わからんこと、いろいろあるでしょ？」と問うと傷つきますけれど、「あなた、不器用だと思う？」と問うと、不器用というのはなんとなく愛嬌があるような感じで、「ええ、不器用なんです」「どんなところが不器用ね？」と聞くとよろしいです。

不器用で、いちばん多いのは、お手玉ができません。つまり動いているものを目で見る、これは視覚です。それに自分の体の動きを合わせないといけないから、これはまったく別の機能です。これがなかなかできません。それを言っていたら、ある発達障害の人が「私が小さいときから絶対にできないのは、赤と白の旗を持って、『赤上げて、白上げないで、赤下げない』とかいう、あれをされると頭がぼうっとなって、フリーズする」と教えてくれました。だからこれは診断に使えます。使えますけれど、かわいそうですよね。

だからこれを覚えてください。通常の面接ではこれが一番いいです。「小さいときから玉子焼きが大好きな子どもがありました。お母さんが久しぶりにその子のために玉子焼きを作りました。上手にできたし子どもが美味しそうに食べているので、お母さんはうれしくなって、『久しぶりで、美味しいでしょう？』と話しかけました。すると突然、子どもがお母さんを殴りつけました。この子の気持ちが分かる?」と聞いてください。

発達障害を持つ患者さんの三分の一はわかると言います。残りの三分の二の患者さんも説明するとわかります。同じ体験をしていると言います。会場の皆さんは、どなたも、おわかりにならないと思います。答えは「せっかく美味しく食べていたのに、お母さんが話しかけたから味がわからなくなった」です。お母さんが邪魔したわけです。何か別のテーマだったら無視できるのですが、同じ玉子焼きの味がテーマなので侵入を防げず、混乱が生じたのです。この質問でおおよその見当がつきます。

では確定診断はどうするか、これがまた、皆さんは好かんかも知れませんがOリングテストをやるんです。Oリングテストは、悪いものに片方の手で触れて、もう一方の手でOリングを作って、引っ張ってもらうと、簡単に開く。薬なんかもこれで選ぶことができます。これを使うんです。これだけは覚えてもらわないとしようがないです。

はじめにOリングをして、その力を見ておく。そして患者さんの片手を後頭部の小脳の位置に当てて、もう一方の手でOリングを作って引っ張ってみると楽に開きます。つまり小脳に邪気があるわけです。小脳から手を離すと、ちゃんと締まります。患者さんはビックリしますが、「あなたの小脳に邪気があるのよ」と言うと納得します。

自閉症の子どもは、ほぼ一〇〇%、小脳に邪気があります。でも自閉症の子に「こうやってごらん」と言ってもしてくれないから、お母さんとか家族にさせたらよろしいです。お母さんの手を自閉症の子の小脳に当てると、楽々開く。これはもうたいへんな違いです。前頭葉に異常がある人は前頭葉でも同じです。

高機能自閉症とか自閉症スペクトラムとか何かいろいろありますが、黒田君の話では今の発達障害の学問が遅れたのは、いっぱい分類したからで、これとこれが何とかとか、これとこれが重なっている場合はこっちのほうをとるとか、もう実にくだらんことで、全部脳にシナプスの発育障害があるというだけのことです。

どこがどのくらい障害されているかでいろいろ表現形が変わってくるだけで、しかもそれと一般の人との間にはきれいな連続性があると言っています。そりゃ、そうですよね。軸索が一本少ない、二本少ない、三本少ないとか、もういっぱいいますよ、小脳に邪気のある人は。僕は写真でもわかりますから、このあいだ見ていたら、アインシュタインの小脳の邪気はすごいですよね。ああいう天才と呼ばれるような人たちには多いのかも知れません。

それで、その人たちの脳に何か効くものはないだろうかと思って、まず漢方を全部、小脳のところに当てて、邪気が減らんかなと思ってやってみましたら、あんまりいいのはありませんでした。だけど脳の発達に今、魚の油、DHA、EPAね、あれがいいというので、やってみたらバッチリなんですよ。それを今、通常の人が飲むよりも少し余計に飲んでもらっています。

そしたら、ある患者さんが「私は、おばあちゃんが愛用していた熊の胆を飲むと何か頭の感じがいいのよ」と言うので、その人が発達障害だということははっきりしていましたから、「その熊の胆を持ってきてごらん」と言って見てみましたら、何か変なものがいろいろ入っているけれど、中にウコンがありました。

ウコンかも知れないなと思って、早速デパートに行って、ウコンを幾種類も買ってきました。それでどうするかと言いますと、その人の後頭部に手を当ててもらってOリングをしますね。今度はウコンを持たせて、ウコンを小脳のところに当てて、Oリングを引っ張りますと、もう全然開きません。そしてウコンを離してみると、また楽々開きます。

だからウコンが邪気を取るんだと思って、それからウコンをあちこちから寄せ集めて試しましたら、屋久島と沖縄の春ウコンがいいです。どれぐらい使うかというのは適当、ティー・スプーンで一日一杯か二杯かでいいです。

今、うちに来ている障害者の施設の子どもたちに片っ端からウコンを飲ませていますが、ずいぶんよくなります。いちばんよくなるのは、こだわりがよくなります。ああいうもので脳が根本的によくなるとは思えないから、こだわりはかなり表面的な症状だろうと思います。「わからない」ということがあって、それへの対処行動としてやっている行動が、こだわり行動ではないかと思います。だいたい、ひと月でかなり改善します。

だから診断は何でもいいんです。自閉症でなくてもAD／HDでも何でも、普通の人でもいいです。今日、ここにも来ておられる、僕のところに勉強に来ておられる先生が同僚のお医者さんに飲ませたら、こだわりがなくなって、「運転がとても楽になった」と喜んでおられるそうです。小脳の障害というものは、精神科医の中にもとても多い。会場を見るとそれらしい人がいらっしゃいます。

集中力がいいというのと、集中以外はできないというのは見分けがつかないですよね。集中以外はできないせいで、勉強をどんどんして、成績がよくなって、医学部に入って、でも実務になったら困った人で、全然協調性がないとかいう人、いっぱい思い当たるでしょ？　そういう人はウコンを試してみてください。ウコンを試す前に、Oリングを引っ張ってもらったらいいです。それでわかります。

それからもう一つ、黒田君が「いろいろな物質汚染によって軸索の発達不全が起こってくるだろう」というようなことを言っていますので、何か重金属を脳から排泄するようなものがあればいいなあと思っていました。Oリングの大村先生が「コリアンダーがいい」と言っておられたので、コリアンダーを持ってきてやってみましたが、さっぱりだめでした。

コリアンダーは基底核から水銀を排泄する働きがあって、併用するとパーキンソンの薬が非常によく効くということを大村先生が言っています。水銀が入っているとL－ドーパとかを入れても、入っていかないんだけど、コリアンダーを飲ませてやると、薬が入っていくようになるということです。

それで、何か排泄するようなものがないかなあと思って、漢方やそういうものを見ていましたら、民間療法でジュウヤクに毒物を排泄する働きがあるという。ジュウヤクは十の生薬を集めたぐらいに効くというので「ジュウヤク」と言うのですが、その本体はどくだみです。どくだみを干して、乾燥させたらジュウヤクと名前が変わるんです。生えているときはどくだみで、干からびて、お茶になるとジュウヤクと名前が変わる。どくだみ茶を何人かに使っていますが、人によっては効果があるようです。

精神薬、その他内科的な薬もうちの病院にあるものはたいてい、小脳の邪気に当ててみましたけれども、どれもだめでした。

黒田君は、できるだけ早い時点で発達障害を発見することと予防が大事で、予防するには環境汚染を防ぐことが第一、特にＰＣＢがいちばん問題だと言っています。もう世界中の人間の脳の中にＰＣＢが入っているから、残念ながら、ＰＣＢに汚染されていない脳と、汚染された脳との比較研究は現在、不可能になっている。海水の中に全部溶け込んでいて、ＰＣＢがないところはないから研究はできないので、予防を疫学的に立証することが難しいけれども、結局、脳がやられているんだから、バイパスを作るしかないんだと書いていました。

バイパスを作るのは、オシムさんとか長嶋さんとかの脳梗塞のリハビリと同じで、その人ができないことをさせる。歩けない人は歩かせるわけでしょ。歩けない人を歩かせずに手ばかり振らしとったって、全然リハビリになりませんわね。できんことをさせる。そして、だんだんできるようになるということしかないわけで、シナプス結合がどうなっているか知りませんが、それでバイパスができていく。

余談ですが、自閉症児は一歳ぐらいまでは他の子どもよりも脳が大きいんだそうですね、二〇％も大きいんですって。学習ができてきて、シナプスができてくるにしたがって、アポトージスが起こっていらないものが脱落していくのに、学習がうまくいかないものだからアポトージスが起こらなくて、いつまでも生まれたままの脳がしっかりあって、それで脳が普通よりも二〇％も大きいということなんだそうです。通常は、脱落すると、そこにまた新たな追加学習のための余地ができてくるけれども、自閉症の場合は、なかなかできないらしいです。

それはともかくとして、トレーニングをしないといけません。トレーニングは、まず何ができないかを見つけて、そしてそれをさせるんです。脳梗塞のリハビリと同じ。ただし、発達障害の場合は、情報入力と出力の統合が悪いわけですから、統合するような訓練をさせる。

特に、対人関係ができない。その訓練をしなきゃいかんのだと思ったら、突如、またひらめきました。汚染説と、もう一つ、遺伝説があるんです。遺伝は明らかにあります。

これは久留米大学のセミナーのときにもおっしゃっていましたけれど、アスペルガーの人のお母さんに「こういうことができないでしょ、お子さんは」と説明してあげていると、お母さんが「ああ、それを聞いて、自分の今まで困難だったことの意味がよくわかりました」とか言って、子どもさんのことを説明してあげているのに、お母さんが納得して非常に喜ばれたのが何例もあるというんですね。

僕はそんな複雑なことはしませんけれども、小脳に邪気があったら、「お母さんはどう？　お父さんはどう？」とか言って、見てみるとやっぱりちょっとありますね。もちろんお父さん、お母さんのほうが小さいです、邪気の程度が。だって所帯持って、子どもを作ってという程度の能力があるから、子どもを連れて診察に来ることになったわけだから。お母さんたちにも春ウコンを飲ませると喜びますよ。やっぱり症状の軽い人のほうが効きます。それもやっぱりOリングして、やることは同じです。

僕は顔を見たらわかりますから、「これはお母さんに似ているんじゃないですか」とか、「お父さんもなんか不器用に見えるね」とか言います。「不器用」という言葉はいいです。「この子の不器用は誰の遺伝ですかね」とか、「誰の血を引いていますか」とか言うと、「じゃあ、私でしょう。夫はテニスなんかやって器用ですから」とか言ったりします。それでやったらいいです。

そうすると、遺伝というものがあって、それが汚染によって倍化されてきているのだとすれば、昔からあったわけですよ。だけど、そんなに目立たなかったのはどうしてか、ということを思って、それでトレーニングのことを考えたときに、小貫悟さんという私のところに勉強に来ている人が、発達障害を持っている児童のための、ソーシャルスキル・トレーニングの本を出しました。それがものすごく売れて、一万冊が何カ月かで売れたんですね。それだけニーズがあるのです。

中身を見たら、昔の遊びがいろいろ含まれています。つまり、そういう昔からあった遊びは、非常にたくさんの情報処理を並行してやり、しかも対人関係の情報処理も一緒にやらなければならないように強制する遊びだったわけです。今の遊びには、そういうことが少ないんです。だからトレーニングのときには、昔の遊びを思い出してください。

発達障害の人は、ジャンケンなんかができませんよ、同じ順序にしか出さないとかね。ジャンケンが強いためには、相手が前に出したのを記憶していて、次に自分が出すのを考えて、相手の表情を読んだりして、これにしようということを瞬時に選択してやるわけです。これにはさっきから言っている、たくさんの情報の入力と出力がありますから、その両方を瞬時に統合できない人たちには難しくて当たり前です。ジャンケンができません。

それから対人関係の訓練にいいのは、「せっせっせ」がいいと思います。「夏も近づく八十八夜、ぽんぽん」とかね。あれも対人関係があって、入力があって、出力がありますから。

人間には言語がどうしても必要ですから、歌を歌いながら何かをやるのはよろしいです。「汽笛一声新橋を～」と歌いながら、お手玉をするとかね、そういうのがいいんです。

ただし、できんことをするわけですから難しい。脳梗塞の人は前はできていたのに、今はできなくなっているから残念でしょうが。「前はできとったぞぅ」と思うから、一所懸命にやりますがね。ところが初めから全然できない人に「できるようになるから、しろ」とか言っても、しませんよ。

だから、トレーニング・スケジュールを作るときのコツは、できるだけ易しいところからさせることです。はじめは一個のお手玉、それを左回り、右回りというふうにさせる。「上手になったら、いつかは二つにしようね」と言いながら、させる。

ケン玉なんかもとてもいいですけれど、あれはできません。僕もあまりできない。ところが、子どもさんが保育園に行っている看護師さんが教えてくれたのですが、保育園では今、紙コップに糸をセロテープでくっ付けて、こっち側にティッシュを硬く丸めたものをセロテープで巻いて引っ付けて、それをひょいっといってやらせているそうです。それを作らせてさせると、これはまあできます。それで少し上手になったら、今度は底のほうでひょいっとする。それから左手でやるとかね。

僕が、みんなに勧めているのは、これはみんなできますが、一〇〇円ショップに行きますと、三本くらいの矢がついたダーツがあるんです。これを買って来て、五〇センチくらいの距離からさせるんです。

この前、発達障害の不器用な子どもたちにボールの投げ方を教えるのをテレビでやっていましたけれど、ボールを投げられない子どもたちがいるんですよ。適切なタイミングでボールを離さなきゃいかんでしょ。ところが、この辺で離すから、地べたにぶっつけているだけのような子どもたちがいるんです。

そういう子どもたちにダーツを五〇センチのところから投げさせる。そうすると必ず当たります。もっとできないなら一〇センチくらいからさせる。左手でもさせる。そしてだんだんできるようになったら、遠ざかっていけば、自分が確かに進歩しているということがフィードバックされてきますから、意欲が高まります。そういう、易しい、すぐできるようなところからやります。

僕は今、そういうのを考えつくのが楽しくてね。発達障害の子どもの中に、文字を見ていくと行が飛んだりする子がいるんですよ。一行飛ばして見たりするから、文章がつながらなくて、「あれっ」とか言ったりしている。僕が考えたのは、大学ノートに一、五、一〇行の位置に数字を書きましてね、一、二、三、四、五と言いながら見ていって、五の字のところにちゃんと目が来たらマルで、自分でやるようにさせますと、これもなかなか喜んでやります。

それから平衡障害のある人には、バランスボールがいいです。今、バランスボールもけっこう安いのがありますから、座らせて、片足を上げさせる。重症のアスペルガーの人は、たいてい足を上げた瞬間に一秒ももたずに、ひっくり返ります。そういうのもだんだん足を上げていく練習をすると、「もう三秒もできるようになった」と言って、喜んで報告してくれます。それとともに表情が明るくなる。

だけどいちばん表情が明るくなるのは、「あなたは不器用でしょう。不器用であることがあなたの病気の根本原因よ」と言うと、それが納得できたときに表情ががらっと変わります。どうしてかと言うと、謎なわけですよ、「自分はどうも周りとうまくいかない。どうしてだろうか」と。「不器用」というキーワードを与えることの精神療法的な意味はとても大きいです。「わからない」という障害を持っている人が、小脳の発育不全による障害だと「わかる」と、「わからない」という状態に変わりはないのに安定するのです。人は知的生物です。

そして何か一つでいいです。段階的にやって、成功していった体験ができたらいい。皆さんも何か考えてください。そしてお願いするのは、邪気が見えない人にはできんかな、何か小脳の邪気を取るような、たぶん薬じゃないと思いますが、健康食品か何かを、誰か見つけてください。健康食品は山ほどありますので、端からやっていってもなかなか追いつかないので、人海戦術で、皆さんもやってみてください。

ところで、だいぶん、脳がくたびれました？「ほんとかな？」とか、「そうかなあ」とか、「何かいい加減なことを言っとるな」とか、疑問も持ちながら、しかもやっぱり話も聞きながらやりますから、前頭葉からいろいろな刺激が小脳に来ます。こう見たら、みんな、脳が邪気を発しています。

こういうあっちに飛んだり、こっちに飛んだりする話を聞くのも脳のトレーニングですが、それをやってくたびれたときに気功が役に立ちます。これを覚えて、子どもたちに脳の気功を教えてあげてください。

そうそう、発達障害の人たちは絶え間なき不適応ですから、ほとんどの人がＰＴＳＤを持っています。この場合の心的外傷は外から来ているわけではないんです。自分が勝手に不適応を起こして、傷ついて、自家生産的ＰＴＳＤになって、それでパニックになったりする。だから人が親切に「あのねえ」と声をかけてくれたりすると、それがフラッシュバックになったりして、「あのねえ」と言った人を殴ったりするんです。だからフラッシュバックの治療が必要になりますが、それはさっき神庭先生が紹介してくださった「ＰＴＳ

Dの治療」(『臨床精神医学』第36巻4号)の中にありますので、それを見てくださいね。

じゃあ、気功を教えます。左の掌を小脳にこう当ててください。そして右の掌をその上に乗せてください。そして8の字、どんな形でもいい、自分のしやすい8の字を、頭の皮をくっつけて動かす。一〇秒ぐらいでいいです。手を降ろすと、頭がすっとした方が相当いると思います。今度は同じように前頭葉に左手を当てて、右手を乗せて、そして作りやすい8の字を回す。どっちにも8の字が動かない人は前頭葉が疲れてないんです。これぐらいの話を聞いても疲れないような、相当、タフな脳の人です。はい終わりです。

ああ、だいぶ脳がいい気になった。そう思いません? 思わんかな。僕のほうから見ていると、すうっと気がよくなっているんですが。何か疲れたときにやってみてください。前頭葉が疲れるということはさすがに健康な人では少ないですけれど、執筆したり、何か考えたりしているときにはあります。それから人の話を聞いたり、何か面倒くさいことをやったりすると、小脳のほうに邪気が出てくることはよくあります。だけどそれは一過性のもので、まあ一晩寝たら消えてしまうようなものです。

それがたくさんある人は発達障害で、皆さんだって、発達障害の人から全然タフな前頭葉、小脳系の人までずうっとグラデーションですから、なかには疲れやすい人もいるし、すごい人もいるわけです。役に立つと思った方はなさってみてください。以上で終わりますから、質問があれば受けます。

神庭　神田橋先生、どうもありがとうございました。難治例の患者さんに潜む発達障害、その情報処理の統合の障害と、アウトプットとしての不器用さというものに、これからわたしたちも少し注意して診てまいりたいと思いました。

なかでも患者さんが、わたしたちの質問に「わからない」と答えることは確かにあると思うんですね。「どうしてそういうことになったの」と聞いたときに、あっさりと「わからない」と答える方がいらっしゃる。そういうときに発達障害を疑う。そして治療の中で「不器用」という言葉を使ってあげることがとても、ご本人も自分の悩みを理解するうえで大切だということを思いました。そして発達障害による不適応障害を常に抱えていて、それがさまざまな形の精神症状、疾患として現れてくるのではないかということでした。

その情報処理能力をさらに向上させるために、遊びを取り入れるとよい。SSTとして、昔からあった、五感を使って対人関係の中で情報処理能力を身につける、昔からあったジャンケンとか、ケン玉とかいった遊びを使って、それを治療に生かしたらどうだろうかというような、私たちがこれから実際に試してみたいと思うお話がたくさんございました。またOリングテストも、先生のお話を聞いていると、やってみようかなという気持ちになりましたが、会場の先生方はいかがだったでしょうか。

質疑応答

神庭　ここで少し質疑応答の時間を設けたいと思いますので、ご遠慮なくどうぞ。

質問者1　今日は父を連れてこようと思ったんですが、都合で来られませんでしたので、「神田橋先生にこれを聞いておいで」と言われて来ました。父が三内科で医員をしていたときに、学生だった先生がポリクリで回ってこられて、父からタバコを一本取り上げて、左の耳に煙がついたのを入れて、それを次の瞬間、右の耳から取った。神田橋先生はとても器用な方で、それをどうやってやったのかをいまだに疑問に思っているので、「まずそれを聞いてこい」と言われました。

娘の私も四年ぐらい前でしたか、神田橋先生と一緒に飲む機会に恵まれまして、そのときに人間超音波みたいなことをやっていただいて、「右の子宮に何かある。婦人科に行ったほうがいい」とおっしゃった。神田橋先生がおっしゃるのだから、と人間ドックに行ってみたら、「左にある」と言われて、「神田橋先生でも誤診するんだな」と思いました。わたしはその後、東京に行って、花クリニックで神田橋先生の勉強会に参加していたんですが、いつか「神田橋先生も誤診するんだ」と言ってやろうと思っていたんです。ところが

二、三年フォローしていたら、今度は右に行ったらしくて、神田橋先生はそれも奇術を使われたのかと、これは娘の私からの質問です。

三点目は、遺伝説を支持なさると聞いて、すごくうれしかったんですが、私も遺伝説の信奉者で、ずっと遺伝子を追いかけてきた人間です。でも、どうも遺伝子よりも、胎盤に行き着いてしまったんです。父親由来の遺伝子が母親の胎盤でどのように発現するか、それが子どもの脳の発達に影響を及ぼしているのではないかというところに行き着いてしまって、もう遺伝子では解けないんじゃないかと思って、途中で投げてしまったような感じなんです。

今日、先生の汚染とか栄養とかのお話を伺っていて、それは胎盤で説明できるんじゃないかと思ったのですが、発達障害が成長、発育のどの段階から、その起源と言いますか、出てきているのか。わたしの説だと胎盤がそうだとなってしまうんですが。もう一つは人類の歴史の中でどの辺に起源があるのかということを教えていただけたらと思います。

神田橋　僕は、大学時代は手品をしていて、ほとんど勉強をしませんでしたものねえ。それはね、僕は子ども時代、異常なくらい不器用だったんですが、手品をやりだしたら、普通の人の何倍も努力が必要なのですが、努力して、それができたときの喜びというのがすごく大きかったからなんです。つまりずうっと運動系が不器用であると諦めていたので、それができるようになって手品にはまってしまったということなんです。

そして今にしてみれば、ずっと手品ばっかりやっていたことが、すごくよかったと思うんです。不器用だったのが、少し器用な感じになったことがとても喜びになって、モチベーションがどんどん高まって、嗜癖になるんです、トレーニングのね。

だからそういうものを捜してあげるといいです。自閉症の子どもなんかが、木の端っこだけを見て、全部当てたりするように自分でトレーニングしていくでしょ。あれも、何にもできない人が一つできることがあったことで、そこに凝っていくんだと思うんですね。

今、僕が手品をやめちゃったのは、それよりは邪気が見えるとかいうほうがずっと楽しいから、そっちに手品から変わったの。

黒田君の論文にはいくつもすばらしいことが書いてありますが、その中に一つ、一卵性双生児と二卵性双生児の発病率で、一方が遺伝、一方が環境というような比較研究はすごく古い、素朴極まりない考え方で、二卵性の双生児は胎盤が二つあって、一卵性双生児は胎盤が一つだから、胎盤の影響によって一卵性双生児は同じ害を受けるというようなことを全然計算に入れないで、「こっちが九〇%、こっちが六〇%」とか言っているのはもはや発達学の世界では全然古いというようなことが書いてあります。あなたのご意見と同じでしょ？

それから血管脳関門の完成する前はあらゆる汚染物質がどんどん脳に入るということが書いてあったですね。そういうことも、あなたのお仕事とつながるんですか？

質問者1　はい。

神田橋　あなたも今、ウコンが合いますよ。それで、右に移ってどうなったの？

質問者1　まだフォロー中です。先生が移したのか、あるいは将来的に右にできることを予言されたのか。

神田橋　今、こっちから見ていると、左ですよ。あのときは酔っ払って、左と右を言い間違えたんだろう。今、左ですよ。それでいいですか？

質問者1　はい

神庭　ありがとうございました。他にはいかがでしょうか。

質問者2　子どもの発達のタイプには二通り、物語タイプと図鑑を好むタイプがあるという説があるんです。お母さんから絵本の物語を読んでもらうのを非常に好むタイプと、それよりも一人で図鑑と首っ引きで端から端までじーっと見ているタイプとがあって、明らかに育て方の問題以前に体質があるんだろうと言われているんですが、物語を好むタイプの人というのは基本的に、お母さんのすることをなぞったりして非常に情感も豊かです。ところが図鑑を好むタイプというのは自分一人で何かやるのが好きですから、なぞることも少ないですし、なんとなく情感の乏しい子どもに育っているという感じがあります。

臨床で診ていますと、学習障害や発達障害の人々は認知面や学習面に焦点が当たりますが、一方で、情感という面でもどうも何か、どこか欠けているなという印象がありますが、どうでしょうか。私はいつもそこが気になるんですけれども、発達障害の問題を抱えている方にいろいろな訓練をして認知力が高まっていけば、そういう情感の豊かさといったものも二次的に生まれてくるというふうに、先生はお考えでしょうか。

神田橋　これはバイパスを作るんだと黒田さんが言っていますが、そのとおりだと思うんです。代替えですから、ちょっとましになるだけです。長嶋さんがどんなにリハビリに頑張っても、昔のフィールディングができるようにはならないでしょ。バイパスを活用して、歩けるぐらいのものです。今、ポケットに手を入れておられますが、手を外に出せるようになるかどうか、それと同じだと思うんです、すべて。労多くして功少なしです、欠けているものを補充するのはね。

僕は家庭教師をやっているとき、すばらしい家庭教師だったんですが、できることしか勉強させんのです。できないことをすると苦しいから。

鶏は烏のようにならないし、烏は鶏のようにはならないから、それはもうしょうがないです。だけど、何かをやると少しはよくなるというようなことでしょうね。

質問者2　わかったときの喜びというのは、先生がおっしゃったように、顔色がぱっと変わる。それはいわゆる情感の豊かさといったニュアンスのものじゃなくて、単に困惑していた状態がすっと霧が晴れたという程度のものなんですね。

神田橋　はい、そうだと思います。

質問者2　わかりました。

神田橋　シナプスの発達についての研究から、発達障害は脳の局在のどの部分のシナプス結合の数が少ないかとかいうだけのことだというのが、黒田さんの論旨です。僕は、それはとっても納得できます。だから通常、個性と呼ばれるものには無限の変移性というか、グラデーションがあって、普通の人の個性の散らばりから発達障害までは連続したものだと考えたほうがいいと思っています。

神庭　ありがとうございました。他にはいかがでしょうか。

質問者３　今日の先生のお話をとっても興味深く伺わせていただきました。先生のお話を伺っていまして、どんな病態にも発達障害がある可能性があるという感じがしたのですが。

神田橋　はい、そう考えています。

質問者３　そうしますと、例えば境界例の人でもそういう方があるわけですから、境界例の人で、そういうものがある方とない方を比べると、ある方のほうが治りにくいということになりますね。

神田橋　そうですね。

質問者３　そうしますと、どんな病態でも発達障害があるということを想定して治療するとより治りやすくなる、あるいは改善度が増すということはあるんでしょうか。

神田橋　はい、僕はそう思います。

僕は伊敷病院に就職して二三年になりますが、「境界例」という添書を持ってきた人を、「境界例ではない」という見地で治療をして、大半は社会生活ができるようになっています。じゃあ、すっかり普通の人になったかと言うと、やっぱり変な人です。

だけど変人として認められて、薬は飲まずに、「あの人もずいぶんようなったわ」とか周りから言われて生活ができていますので、治療というのは何とか生活ができればいいんだということを、そして医者にできるだけかからんようになりゃいいんだということを目標にすれば、境界例という診断は不要かも知れないぐらいだと思っています。

なにか不潔恐怖みたいに、「ここがもうちょっとよくならんといかん」「ここが何か足りん」「ここが歪んどる」とかいうふうに完全主義で治療をしますと、境界例というのはたくさんいて、この辺にもいっぱいいるということになる（笑）。それを僕は「われわれはみな叩けば埃の出る体よ」と言っています。

質問者3　もう一つ質問したいんですが、中井久夫先生がずいぶん昔に、「境界例の中に前頭葉の障害がある人たちがいると思う」というお話をされていました。先生はどう思われますか。

神田橋　脳生理学がどう言っているか知りませんが、僕は小脳にパターンがストックされていて、それが事に応じて引っ張り出されて、前頭連合野で多少の修正が加えられて、使われて、有効であると、それがまた次のストックとして小脳に貯められていくということが行われて、複雑な学習が進んでいくのであろうと思います。本当かどうかは知りません。

その経過の中で、古い学習されたパターンを持ってきて、それを改変することがあんまり上手にいかなくて、そのままやると不器用で、ということは前頭葉の障害があると起こり得ますよね。

そうすると経験から学ばないということで、それは犯罪者になる人、アンチ・ソーシャルサイコパスと言われている人たちの一つの特徴でもありまして、それがプロファイリングの技術の根底にあるわけです。こういう経路で、二階の窓から入って、ここを足場にして帰ったのなら、やっぱりあいつの犯行だとわかるぐらいに同じ犯行の形態をするというのは、やっぱり前頭葉の障害を考えていいんじゃないかと思います。

質問者3　ありがとうございました。

神庭　他にはいかがでしょうか。

質問者4　神田橋先生はお変わりないですが、シナプスとか、軸索とか、前頭葉とか、小脳とか、ものすごく発想が変わられたと感じました。

そこで先生の言われているところをちょっとお聞きしたいと思うものですから、邪気があるとか、後光を放つとかいう話は、実は前頭葉の話なのか、後頭葉の話なのかはちょっとわからんのですけども、これは子どもが六、七、八カ月ぐらいの頃にお母さんのほうを見て笑って、「ああ」と言い始めると、お母さんが「ああ」と言う。そのあまりまだ意味がわからんときに、お母さんはわかるんですね。そこのところじゃなかろうかとも思ったりすると、そういうものを先生がつかんでおられて、患者さんの治療に応用するというふうに理解しましたけれども、どうでしょうか。

もちろんそこに行き着くまでは、軸索ができ、前頭葉ができてという脳の中の構造があろうと思いますが、やはり生理学と精神病理学との違いがあるだろうと思っております。

神田橋　そうですね。感知というものには意識で記述することが、あるいは意識すること自体ができない感知があると思います。それは例えばテープレコーダーに取ってみると同じ「ああ」という声であっても、現場では、それぞれ違う意味をお母さんが感じ取ったりすることがあるでしょうし、それは他のノンバーバルな要素を加味しているかも知れないし、あるいはそのときの気候条件とかそういったものを加味して、感知が起こっているのかも知れない。

そしてそういう感知は、発達障害を持つ母親には難しいでしょう。そうすると母親に発達障害があって、子どもに発達障害があるのは、必ずしも生物学的な体質の伝承だけではなくて、母親の感知力の悪さがインプットされることによって、子どもの脳の発達もそのレベルにしか発達する機会が与えられないという場合があるのではないか、という説は当然生きていると思います。

十一元三先生の論文の中にあるのじゃないかと思いますが、もしそういうものであれば、バイパスを作るという方法は非常に可能性が高いということになると思います。未学習によって作られた発達障害というものは、論の可能性としては残されてしかるべきだと思います。

神庭　ありがとうございました。他にはよろしいでしょうか。

質問者5　先生が今、紹介された『科学』は何号ですか？

神田橋　岩波の『科学』のね、わりに新しい号ですよ。僕がもらって、まだひと月にもなりませんから。

これだけ見れば臨床家は十分なぐらいの論文です。

もう少し詳しくこの領域を見たい方は、先ほど言いました十一元三先生のお仕事がいいようです。弘文堂から『精神医学対話』という厚い本が出ていまして、その中に十一先生がアスペルガー障害について書いておられます。それが役に立つと思います。あの本はすごくいいです。こんなに厚いけど、現在の精神医学の知識が一冊にまとめてあって、しかも、二つの立場、臨床的な立場と研究・実験的な立場の人が同じテーマでそれぞれに総説みたいなのを書いて、その二人が、お互いの論文を読んだ感想を書いています。まあなかなか面白いですが、幸い、じゃない不幸にも礼儀正しく当たり障りのないコメントが多くて、あまり喧嘩にはなっていませんが、じーっと見て、文章の行間を読むと、「ははあ、ここのところを批判したかったけれども、歯に衣着せたな」と勘ぐりながら読む楽しみもありますので、どうぞお読みになってください。近いうちに僕は書評を書きます。

神庭　ありがとうございました。他に？　はいどうぞ。

質問者6　私はこの仕事を始めて今年で三年目ですが、発達障害に関心がありまして、個人的にはずっと勉強してきたつもりでしたので、今日は参考になるお話を聞かせていただいてありがとうございました。診断がついても、いざ治療するときにどうするというところで、なかなかいいアイデアが思いつかなかったものですから、非常に参考になりました。

それで一つお伺いしたいんですけれども、例えば入院であったり外来であったり、日々フォローアップしていく中で、何か指標になるものと言いますか、症状でも本人の訴えでもいいんですけれども、このことをフォローアップしていくと、治療前と治療後の改善度が見られるとか、そういう適当な指標になるようなものがありましたら、お教えいただきたいのですが。

神田橋　発達は個性とつながっているということから言いますとね、これを共通の物差しで計るのは没個性的測定ですよね。没個性的測定はもういっぱいあるわけです。ＷＡＩＳとかＷＩＳＣとか他にもいろいろあります。

治療をやる人はその子のためのテーラー・メイドの指標をこしらえてほしいの。そしてそれは、こういうものであってほしいんです。治療者が測定するためのものではなくて、本人が自らを測定するためのレーティング・スケールであってほしい。

その一番簡単なのは、さっきお話ししました何メートルのところからダーツに当たるかというので、「五メートルのところから当たるようになった」というのは大した指標だと思います。そのようなものを、その人その人用にこしらえてください。いっぱいあります、ぜひそうしてあげてください。

質問者6　共通の話題にできるようなものを見つける手段みたいなのがあったらいいなと思ったもので。

神田橋　そうですね。しかし全体主義的にならないように(笑)、全体主義的になると研究者のほうに行きまして、個性的になると治療者のほうに行きます。そのようになるんです。

質問者6　ありがとうございました。

神庭　時間もだいぶ過ぎましたけれど、どうでしょうか、最後にお一人。どうぞ遠慮なく。

質問者7　一〇年くらい前に先生を佐賀から福岡まで車で送ったことを思い出しながら、そのときに「双極性障害は一〇〇%遺伝だ」と言われて、若輩でしたが、ものすごい衝撃を受けたことを覚えております。それ以来、そんな見方で診るようになってきているんですけれども、今日のお話の中で、僕は局在論的なほうの立場、研究者になりますので、全体主義と言われてもしょうがないのですが、小脳というのは最近の流行りで、アンドレアセンとかCCPCU回路とかいろんなことが言われていますけれど、なんとなく僕はピンとこないでいます。

だけど、臨床の現場で作業療法なんかを見ていると、カラオケとかお絵かきをするより、卓球がいいと最近とみに感じておりまして、その辺が今日のお話と一点に結びついて感動を覚えたところです。

ただ小脳をテーマに取り上げると、例えばOPCAとか、ACCAとかいうような小脳障害の患者さんを僕はよく診ていたもので、その人たちが発達障害ということになるのだろうかというようなことをちょっと思いまして、そこをお聞きしたいということが一つです。

それから局在の立場から言うと、学習に対して、脳を鍛えるというのは、最近、ハーバードの准教授の先生が書かれた『脳のはたらきのすべてが分かる本』（角川書店、二〇〇二）という大そうなタイトルの訳書が出たのですが、その先生は「脳を鍛える」と書いておられるわけです。今日のお話はそれとまさにぴったりだと思って、また感動がありましたが、その辺をお聞きしたいのが一点です。

もう一つは最近、僕も飲み会なんかに行くときに、ウコンが入ったドリンク剤なんかを飲んでいるんですけれど、気分がですね……。

神田橋　ウコンの入ったドリンク剤は発達障害には効きませんよ（笑）。あれはウコンをいじっていますから、効かなかったです。ウコンの入ったドリンク剤を飲んでいると言う発達障害の人がいたけど、だめでした。やっぱりピュアな春ウコンがいい。

一番いいのは栽培した生のウコンをサラダで食べるのなんですが、残念ながら、サラダで食べられるようなウコンが栽培できるのは鹿児島県と静岡県の伊豆半島、ああいう暖流がぶつかるあたりと、屋久島と沖縄だけです。屋久島か沖縄のピュアな春ウコンを買って飲んでください。先生、効くよ。

質問者7　ありがとうございます（笑）。

神田橋　不器用だから。

質問者7　あの、最初の話にもう一回、ちょっと戻って……。

神田橋　あ、最初の話について言いますと、僕の話をあまり真剣に聞くといかんです（笑）。いいですか、事実を申しますと、私は小脳のあるあたりに邪気があると言うんですね。大脳の、前頭葉の、眼窩のちょっと後ろのその辺に邪気があるんです。ウコンを飲ませたり、トレーニングをしたり、気功をやったりすると、その邪気が消えるんです。それは事実です。そして、それとしばしば並行して、生活能力の向上が随伴するということは事実です。でも、それが大脳の障害であるのか、小脳の障害であるのかはわからないんです。なぜかと言いますと、透析をしている人の腎からは邪気が出ません。だんだんオカルトの話になりますが、それに僕が気功をしてあげますと、邪気が出てきます。邪気がなかった腎から邪気が出てくるようになります。そうすると小便が出るようになります。どのぐらい出るようになるかと言うと、一日に三〇〇ccぐらい出るようになります。ところがその小便はおそらく、一日に五リットルから七リットルぐらい出ている原小便です。その中から三〇〇ccぐらいですから、全然大勢に影響はないです。だけど腎の中のわずかに生き残っている、おそらく糸状体のあたりだと思うんですが、それが動き出しているんだと思うんです。そこが動き出すと邪気が出る。

そから脳梗塞は、新しいうちは僕はだいたい場所がわかりますが、古くなるとわからないんです。CTを撮ってみるとぽこっと空いています。だけどわからないです。

だから生体がなにか闘っているというか、なんとかそこをマネージしようともがいているところから邪気が出るんだろうと思っています。

ですから小脳の障害であるかどうかはわかりません。小脳の辺りの細胞が何か必死に努力をしているというだけです。何の努力かもわからないけど。

質問者7　最近、モーターのタスクとかいろんなことをやって研究していて、中脳じゃないかと思っていたりもするんですが、その辺を先生はどのようにお考えになりますか。

神田橋　横から見ますと、中脳のところに邪気が出ません。横から見たり、縦から見たり、上から見たりするんですが。

質問者7　やっぱり後ろなんですか。

神田橋　はい、後ろなんです。

神庭　ありがとうございました。だいぶん時間が過ぎましたので、これで質問は終わりたいと思います。

神田橋先生の今日のお話で、児童をやっている先生も、統合失調症をやっている先生も、双極性障害をやっている先生も、パーソナリティを得意とされる先生もそれぞれに皆さん、大変に参考になる補助線というんでしょうか、珠玉のお言葉をいただき、見方を数多く教えていただいたように思います。

僕は中でも、患者さんがなかなかよくならないときに発達障害的な要素を疑ってみたらどうですかということ、これは大変に参考になりました。またそのときに、その人が不器用かどうかということ、それはモーター、コーディネーションもしかりですけれど、それを見ることで、その人の対人関係の不器用さ、情緒交流能力の不器用さというものも見られるんじゃないかと、そして、そのことをご本人にフィードバックしてあげるということは、「わからない」と言って不適応を起こしている患者さんにとって、とても優しい声かけだなというふうに思いました。

僕は神田橋先生の精神療法の基本中の基本というのは、患者さんを褒めることだと思っています。いいところを引き出して、さらにそれを伸ばしてあげることだと思っているんですが、そのときに「不器用」という言葉はすごくいい言葉だなと思って聞いていました。その方の本質をずばりと正しく突いているし、本人も割り切れる。そして不器用というのは、日本では決して悪い言葉ではないんですよね。むしろ愛嬌とか、その人の個性とか、そういったもので受け入れられる言葉なので、とても優しい、その人のいい面を引っ張り出してくれる声かけだなと思った次第です。

その他にも数多く、先生方それぞれの立場でとても貴重なお話を伺えたのではないかと思います。先生のご講演はいつも、その後にすごく考えさせられるところが多くて、これからさらに多くの質問が皆さんの頭の中で、それこそ前頭葉が疲れるくらいに湧き出てくることと思いますが、今回もまた刺激的なご講演をいただきまして、神田橋先生、ありがとうございました。

（二〇〇八年六月七日、九大精神科特別講演）

文献

(1) 神田橋條治「双極性障害の診断と治療——臨床医の質問に答える」臨床精神医学、第34巻4号、四七一～四八六、二〇〇五
(2) 神田橋條治「PTSDの治療」臨床精神医学、第36巻4号、四一七～四三二、二〇〇七
(3) 黒田洋一郎「発達障害の子どもの脳の違いとその原因——シナプス接続異常と遺伝・環境相互作用」科学、第78巻4号、四五一～四五七、二〇〇八
(4) 品川裕香『心からのごめんなさいへ——一人ひとりの個性に合わせた教育を導入した少年院の挑戦』中央法規出版、二〇〇五
(5) 小貫悟・名越斉子・三和彩『LD・ADHDへのソーシャルスキルトレーニング』日本文化科学社、二〇〇四
(6) 松下正明・加藤敏・神庭重信編『精神医学対話』弘文堂、二〇〇八

第六講演

子どものうつ病

村田豊久 Murata Toyohisa

神庭　村田豊久先生は、鹿児島県のご出身で、昭和三六年、九州大学医学部をご卒業後、インターンを経て、同神経精神医学教室に入局されました。同期には、神田橋條治先生、一年下には山上敏子先生、三山吉夫先生、内村英幸先生、さらにその一年下には牛島定信先生と、後に臨床家として活躍される錚々たる先生方が、当時、九大精神科には多数入局されておりました。

村田先生が精神科に入局されて間もなく、当時、九州大学教育学部に移っておられた池田數好先生の指導のもとに、九大精神科では児童精神科外来が発足し、その立ち上げから村田先生は関わっておられます。昭和四一年に大学院医学研究科博士課程を終了し、プラセボ反応に関する先駆的な研究で博士号を取得されると、パリ大学医学部医学心理学教室に留学されました。その後、福岡大学医学部助教授、九州大学教育学部教授、西南学院大学教授などを歴任され、我が国を代表する児童精神科医の一人として多くの業績を残されました。なかでも、小児のうつ病に関して、コヴァク（Maria Kovacs）のChild's Depression Inventory（CDI）を邦訳され、我が国のパイオニア的研究をなされました。とくに、我が国の思春期児童において欧米よりも抑うつ傾向が高く見出されるという所見は、村田先生の調査より二〇年以上を経た現在も追試され、同様の結果が確かめられています。

主な著書に『自閉症』（医歯薬出版、一九八〇）、『子どものこころの病理とその治療』（九州大学出版会、一九九九）、『子ども臨床へのまなざし』（日本評論社、二〇〇九）、『子どものこころの不思議――児童精神科の診療室から』（慶應義塾大学出版会、二〇〇九）、『子どものこころを見つめて――臨床の真髄を語る』（遠見書房、二〇一二）など。いずれも子どもに対する村田先生の真摯で温かな眼差しに深い感動を禁じ得ない内容であり、全国に数多くの村田ファンがいると聞いております。

村田　村田でございます。神庭先生の身に余るご紹介をいただきまして恐縮でございます。

若い医局員の方々が集まったちょっとした研究会で話をするのかと思って軽く引き受けましたら、こういう大変な研究会で、第一回は神田橋先生がなさったとか。神田橋先生は、私のような普通人では到底考え及ばないようなひらめきをなさる方ですので、これはしまったなあと思いまして、二回目に講演された山上先生にどうしようかと相談したら、「いいよ、いいよ。まあ、現実のまま、じいちゃんはこういうことをやっているということを、若い人に伝えればいいのじゃないの」とおっしゃったから、そういう気持ちになってやって来ました。

私は七〇歳になって、また子どもの臨床につかりたいと思いまして、子どもメンタルクリニックをやっているのですが、そこでの体験や、そして過去の子どもたちの経験を振り返りながら、いささかでもお役に立てばと思って、子どものうつ病を例にとりながら、子どもの臨床の話をさせていただきます。

子どもにもうつ病があるということは、今は皆さんご理解いただけると思いますけれども、「子どもにうつ病というのはない」という考え方がちょっと前まではあって、子どものうつ病なんてちゃんちゃらおかしいというふうに、私は発表するたびに叱られてきた思い出があります。子どものうつ病を認めるか認めないかというのは、私は、精神医学の基本問題とも関係することじゃないかと思っています。

うつ病というのは、これまでクレペリン以来の内因性精神医学の考え方が中心で、大人になって、大人としての判断力、自己意識ができて起こってくる。大人としての身体ができてはじめて発生する病気であって、子どもに起こるはずはない。大人になってから自然的に発生してくる内因的な病気なので、「子どもにうつ病がある」などと言うのはけしからん、という立場の方がとても多かったのです。

しかし戦後、ご存じのようにうつ病というのはぐっと増えまして、かつて言われた〇・五％の罹病率というようなものではなくどんどん増えてきました。そして「内因性」ということでは理解できなくなってきて、いわゆる「心因性のうつ病」「神経症性のうつ病」「内因性のうつ病」などの区別がつかなくなった。臨床的な症状から区別がつかないだけではなくて、生物学的指標を見ても、お互いに区別ができない。そういうことの中から、人間というものは、社会的な、心理的な、生物学的な存在で、その総合的な人間を見ていこう、その生きる人間の悩みとしてのうつ病ということを理解しなきゃならない、という立場が浮かび上がってきたわけです。こうした立場を認めるか認めないかということが、子どものうつ病があるのかないのかの分かれるところだろうと思います。

だんだん時代の趨勢とともに、子どもを総合的に見よう、子どもは大人と離れたものじゃなくて、大人は子どもが大きくなったもの、子どもが純粋さを失って悪知恵がついたのが大人だ、ということになってきました。そうとすると、子どもの病態を見ることの中から大人の病態もわかるんじゃないか、というような考え方も広がってきたのではないかと思います。

ＤＳＭというような疾病概念もそこから生まれてきたわけですし、ＤＳＭの診断基準の考え方を使いますと、当然、子どもということからうつ病というものを見つめざるを得ない、そういう背景も子どものうつ病を認めざるを得なかったもとにあるのでしょうか。どれぐらいの頻度で大人と子どものうつ病があるのかと言いますと、大人のうつ病がどんどん増えた推移につれて子どものうつ病も増えてきたと言えます。大人のうつ病が五％のときは二％、七％になると三％、大人の罹病率が一〇％になると五％、今はだいたい大人のそれが一二％とすると子どもには五〜六％あるんじゃないかと、いろいろな疫学調査の報告がなされるようになりました。これは外国の報告ですが、たぶん日本でもそういうことになっているのではないかと思います。

そして、子どものうつ病を理解していくということが必要なのは、私は大人のうつ病の理解にとても役立つのじゃないかと思うのです。大人は自分の心の内を話すことを恥じらって、なかなかその心理的特性が見えにくいけれども、子どもはいろいろと素直に苦しさを表現して、恨みつらみも述べますので、ああ、こういうことだったのかということがわかってきて、逆に、子どものうつ病から大人のうつ病がわかるのではないか。あとで述べますけれども、下田光造先生は、まさにその人じゃなかったかなと思っているのです。

それでは、子どものうつ病とはどういうものか、子どもの不安とうつ病とはどう違うのかを考えてみましょう。

不安というのが、自分の尊いもの、大事なものがなくなってしまうことに対する感情反応だとすると、悲しみというものは実際の喪失だけではなくて、子どもが心の中で大切にしていたものや、自分の大切な人からの愛情、期待が失われたと判断したとき、自分を支えた誇り、自信、自尊心が傷ついたときに喪失体験が起こり、そして、その悲しみを自分で償おうとする作業が起こる。それがなかなか達成できないとき、やはり「抑うつ」というような状態が起こるんじゃないかというふうに考えられてきたわけです。

そうなると、やっぱり子どもにも抑うつはあるのではないかと思っていましたところ、私は九州大学医学部精神科から西園昌久先生について福岡大学医学部精神科に移りました。その後、まもなく診ました症例が、「これが子どものうつ病ではないか」と教えられたケースでした。これはもう今から三十数年ほど前だと思います。こういう子どもがおりました。

しくしく泣いてばかりいて、しょんぼりして元気がない。そして自分は悪い子だと悔やんでばかりいる。家族構成はお父さん、お母さんに四歳年上のお姉ちゃん、そして本人の四人家族です。二歳のときに母が腎炎になって一年間大学病院に入院しなくてはならなくなりました。その間、姉と本人は、父方のおばのところや祖母のもとなどで転々と養育されて、母と別れて過ごしたという経験を持っています。その子どもが小学四年生になったとき、五月末、お母さんが重い気管支炎で寝込んで入院しなきゃならないというようなことが起こって、そのことでとても心配して過ごしていたんですけれども、それからまもなくの六月、学校の国語の時間に夕鶴の物語を聞いて、悲しい物語なもんですから、わーっと学校で泣き出したわけですね。そして学校から泣いて戻ってきたけれども、家に戻っても泣き続けるんですね。お母さんが、よしよしとなだめても、嗚咽がとまらなくなって泣き続ける。そしてお母さんに、「私は悪い子だった。お使いに行ってと言われても用事があるからと嘘をついて行かなかった。この障子はだれが破ったのと聞かれても、自分が破ったのに私じゃないと言った。あれは私だったの」と泣くわけですね。それから睡眠も浅くなって、食事の量も少なくなった。朝起きても生気がなくてぼーっとしている。見るからに元気がないわけです。それで、小児科に行った。小児科の先生が遠城寺宗徳先生の門下生であったせいか、私は初めて聞いた名前ですが、「キンダーディプレッション」という診断をされて、そういう紹介状を持って福大精神科に見えられました。見ると、うなだれていて、いかにもきつそうな様子で、しくしく泣きながらも必死で私の質問に答えようとするんですね。そこで、やはりこの小児科の先生の見立てどおりだと思いました。学校はしばらく休ませることにして心理療法をやっていったんですけれども、トリプタノール二〇ミリも一緒に投与したと思います。

その治療過程のエピソードで、このようなことがぱっと出てきたんですね。四つ上の、中学二年生のお姉ちゃんがいるので、私は、お姉ちゃんは今どうしてくれるのかと聞くつもりで、「お姉ちゃんはどうしてくれるの」と言ったんですが、「お姉ちゃんは幼稚園を休んで公園に連れていってくれた。そしてお弁当を半分ずつ食べた」と言うんですね。これは過去に、八年前に戻って、自分が二歳半で、お母さんが入院してつらかったときに、そのとき幼稚園児だったお姉ちゃんが幼稚園を休んで自分を公園で慰めてくれたという思い出を語ってくれているわけです。ああ、そのときの寂しさをこの子は今も引きずっているんだなと思ったんですけれども、お母さんにそのことを話したら、「ああ、私にはよくわかる」と言うんですね。あの子の悲しみがよくわかると。「私が入院していたときに、日曜日に父親と面会に来て、七時か六時か、『面会時間が終わりです』『帰らなきゃならない』と言うと、あの子はわーっと泣き出す。しかし、父親が連れて廊下に出る。廊下で大声であーんあーんと泣く声がだんだん小さくなって聞こえなくなったら、今度は私に悲しみがこみ上げてきて、あの子が面会に来た日曜日の晩は一晩中しくしく泣き続けました。あのとき、私が八年前病院で泣いた、あの泣き声とまったく同じ泣き方を今あの子はしている」と言うんですね。だから、私は、母も子も、そのときに離れ離れになった寂しさをまだ心に秘めたまま八年間過ごしてきたのだなと思いました。そのことがわかったものですから、同席面接を行いました。お互いが語らず、しかも胸に秘めた気持ちを語り合えるような同席面接をすることによって、そのことを少しずつ話し合えるようになり比較的短期間で治っていきました。

やはり子どものうつ病というのは幼少期の心理的な外傷的体験があって、そのためにおとなしく抑制的な性格になった。ところが年長になって再び心配な出来事が起きて、そしてその悲哀感もしっかりとわかる認知力が発達した年齢になったとき、悲哀を癒やしてくれる周りからの援助がないと、うつ病というのがまた再発する、出るんじゃないかなと思いました。

こういうものが子どものうつ病かと思ってみますと、その当時、福大精神科に来る子どもの中に、いかにも物悲しそうで、寂しそうで、表情がさえない、動作が鈍く、話し声もか細い、夜寝ない、寝ついてもすぐに目覚める、食欲がない、体重が減る、語れば悲哀感、不幸感、憂うつさを持っている、何か頭が働かないし学業成績もふるわず、そして「自分がだめだ、だめだ」と言う子どもたちが多いということに気づきました。こういう症例を六〇～七〇例集めて、いろいろな学会に行って発表したら、さっき言ったように、「ばかなことを言うな。子どもがうつ病のはずはない」と言ってたたかれたわけですね。

それで私は、これはいかんと思っていろいろ勉強しました。私たちの師の櫻井図南男先生のまた師である下田光造先生の『異常児論』という昭和四年に書かれた本を見ましたら、やはり下田先生は子どものうつ状態のことを書いておられるわけですね。異常児童の中には、内向的性格児といって、周りを非常に気にして、おどおどして、自己抑制的になる子どもがいて、何かの拍子に神経衰弱児という元気のなくなる子どもになる、という理論をつくっておられるんです。その「神経衰弱児」というのは、学術書に書かれた子どものうつ病の世界で最初の記述じゃないかと私は思います。

少し痩せてくる、何となく元気がなく陰気な顔をしている、感情が過敏となる、すぐに泣く、根気がなくなる、疲れて飽きてしまう、眠りが浅い、目を覚ましやすい、挙動が不活発になる、頭痛がすぐ出る。こういう症状で、今にいうDSM－Ⅳの大うつ病と、そっくりそのままと言ってもいいと思うんですけれども、それを一九二九年にとらえて、そして、そのような子どものうつ病と言える神経衰弱児の病前性格と発病状況を見て、子どものうつ病の性格、状況論をつくっておられます。その記載を紹介します。

こういう神経衰弱になる内向的性格児童というのは、叱られやしないか、大丈夫かどうかという危惧の念の感情が一挙一動に起こる。ついに内向的性格の根本症状たる劣等感が生まれる。これは、子どもが自己抑圧の必要なるゆえんを理解する能力を全然欠いている早い時期からしつけをするから、こういう子どもになるんだ、と。

そして、こういう内向的性格児童は、日本人には非常に多い。そしてその根本を成すのは、自己の能力をほかよりも劣等であり不完全であるとする感情、自己に対して自信のない不安の感情である。この不安の感情が存するために日常の行動が勇敢活発であることができず、内気で控え目で、躊躇、逡巡し、絶えず周囲に気兼ねして、何かおどおどする。学校でもわかっていてもなかなか手を挙げない。みんなが手を挙げたところを見計らってゆっくり手を挙げるような子どもになってくる、というようなことを言っておられるんです。

そういう子どもが、お父さんとお母さんがもめる、親が病気になる、試験のプレッシャーがかかる、家の職業上、睡眠時間が一定しない。今はパソコンをして睡眠時間が一定せぬことが多いんですけれども、こういうことがあると、さっき言ったような、今でいうＤＳＭ－Ⅳの大うつ病を満たすような神経衰弱状態になる、というようなことを言われているわけですね。

　こういったことで、内向的性格児童の神経衰弱、子どもの抑うつ状態について、一九二九年に言っておられるんですけれども、その一二年後、下田先生は、テレンバッハに先駆けること一三年前に、執着性格が神経衰弱、抑うつ状態をつくって躁うつ病になるという、うつ病の性格状況論をつくられます。下田先生はもちろん持続睡眠療法みたいな生物学的な療法もしておられますけれども、驚くことに、躁うつ病に関しては、「内因」という言葉は一度も使っておられない。やっぱり体質、気質、それなりには持って生まれたものがあるかも知れないけれども、とは言っておられますが。

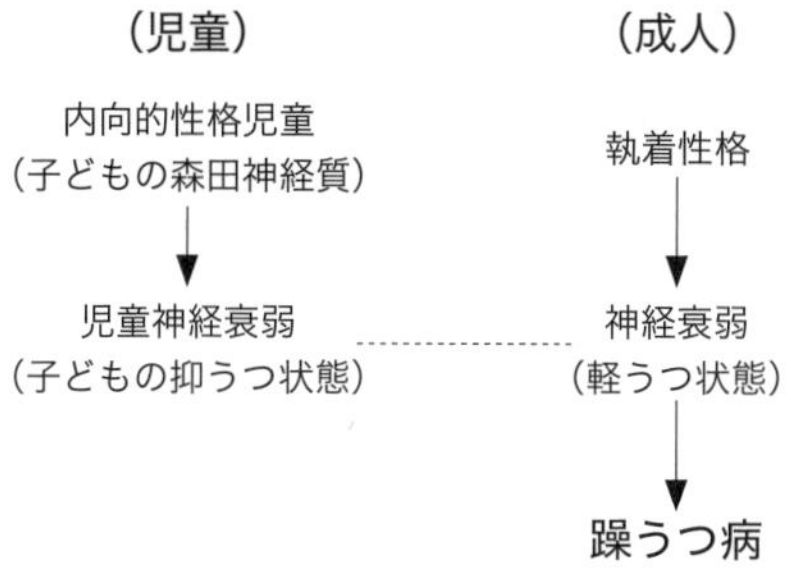

図１　下田の考え

　そして私は、下田先生の性格状況論は子どもの性格状況論から発展したものなのだなと、子どもを勉強されたから、あれが生まれたんだなと思っています。子どものうつ病から下田先生の大人のうつ病の性格状況論ができたというのは、次の文章を見ればわかると思います。「それは児童が神経衰弱にかかってもそれを自覚せぬために、保護者がこれを早く発見して休養させぬと倒れるまで進行する」。これは、児童の神経系統は成人の脳と違って、発育途中なので、この期に受けた故障は脳の円滑な発達を妨げるおそれがあるからです。「倒れるまでやる」というのは、熱中性の性格者がぶっ倒れるまでやるという説明にも援用されてきたのだと思います（図１）。

　あの下田先生が子どもにもうつはあるとおっしゃったんだからあるのだと、私は、また学会で一生懸命発表してまいりました。「うん、わかった」「いや、わかった」と言ってくださる先生が多かったんですけれども、私は子どものうつ病をわかってくださったのかと思ったら、「君がいかに下田先生を敬愛しているかがわかった」と言われてびっくりしました。そしてまだ私の説得能力が不充分だったなと痛感しました。

この頃は不登校の子どもが増えてきていて、子どもが不登校になるのは学校が悪い、教師が悪い、社会が悪いというような不登校原因論があったんですけれども、学校も悪い、社会も悪い、先生も悪いけれども、やはり子どもの中にある病理と言うんでしょうか、学校に行けない寂しさ、それを酌んでやらないとだめじゃないかということを私は感じました。悲しさ、寂しさを持っている子どもたちは多いということを、やはり子どものうつ病というのはあるということを示すにはどうすればいいかと、作戦を考えました。時あたかもＤＳＭ精神医学が日本にばーっと浸透してきて、みんなＤＳＭ、ＤＳＭで浮かれていた頃でしたから、「よし、これを利用しよう」と思ったわけですね。

その頃、私は北九州市で子どもメンタルクリニックを開業したのですが、その後も客員教授という形で週に一回福大精神科に出入りさせていただいて、いろいろな方たちと勉強会をしておりました。そこでまず、ＤＳＭ－Ⅲの、そしてＤＳＭ－Ⅲ－Ｒの子どものうつ病は、下田先生の異常児論の神経衰弱児と同じであることに気づきました。その頃アメリカのジャーナルには、子どものうつ病の話がいっぱい発表されていました。ジャーナルの四割近くが子どものうつ病の論文になってきて、いろいろな子どものうつ病のレーティングスケールもできてきたんですね。一番有名なのが、ポズナースキー（Poznaski, E.）のＣＤＲＳ－Ｒ（Children's Depression Rating Scale Revised）というものです。このポズナースキーという方を、新福尚隆さんが僕に紹介してくれまして、そのときに「これを訳して日本版をつくらせてくれないか」とお願いして、ＣＤＲＳの日本版をつくったんです。

これは、四〇分ぐらいかかる半構造的面接のやり方ですが、抑うつ気分に基づく身体症状、抑うつ的思考、自己評価、抑うつ的行動の四側面を評価します。満点は一一五点ですが、その中の五〇点をとればＤＳＭうつ病と言えるというのです。それを日本の元気のない子どもにやってみますと、だいたい六〇点以上をとるんですね。そして、チックとか夜尿症とか解離性障害の子どもたちを非抑うつ群として、抑うつ群との比較をすると、ＣＤＲＳの得点に差があるんです。非抑うつ群の平均得点は三五点ですが、抑うつ群は六一点だったのです。しかもアメリカのうつ病の子どもの平均得点は五一点だったのに、日本のうつ病の子どもの抑うつ得点が一〇点も高いのです。これは日本にも子どものうつ病はあり、アメリカより重度で、しかも多いのではということを示しているように思いました（表１）。

表１　臨床例でのCDRS-R平均点

	男児	女児	計
抑うつ群（N=30）	60.8±5.98	61.3±5.89	61.1±5.84
非抑うつ群（N=30）	33.7±5.30	35.7±6.17	34.7±5.74

　それから臨床の場に来る子どもにこんなに多いのなら、一般の児童の中にもかなり多いのではないかと考えました。それによいスクーリングテストはないかと検討して、ＣＤＩ（Children's Depression Inventry）に目星をつけました。このＣＤＩの原著者であるピッツバーグ大学のコヴァク博士（Kovacs, M.）と交渉して許可をもらい、一九九二年にその日本版をつくりました。自記式のテストで二七項目あって満点が五四点です。項目にはどういうものがあるかと申しますと、「私は毎日泣きたくなる」「悪いことが必ず起こりそうな気がする」「私はほんとうにはだれからも好かれていない」「私はほかの子どものようにどうしてもいい子になれない」「私は死にたいと思う」「私は眠れないでいつも困っている」「私はほとんど毎日食欲がなかった」「私はずっと悲しかった」「気分が浮かない」「私は楽しくない」といった内容で各項目で、気分の程度によって二、一、〇と三段階の評価になっています。

　そういう二七項目からなるレーティングスケールをつくって、日本各地、愛知県、長崎県、福岡市、北九州市、鹿児島県など、あちこちで手分けして調査をおこないました。五〇〇〇人ぐらいの方をやりましたですかね。

　このＣＤＩをつくるときには信頼性、妥当性の検討が非常にややこしくて苦労しました。カットオフポイントを見つける作業も、皆で苦労して作成までたどりつけました。アメリカの子どもはＣＤＩの得点が一一点だろうと言われているんですけれども、日本の子ども

表2　DSRS-C（Birleson's Scale）
満　点……36点
判別点……16点

小学生の平均得点	9.08
判別を越えた子ども	9.6%

の平均得点はもっと高いですね。一七〜一八点になります。アメリカではカットオフポイントが一五点だろうと言うけれども、それじゃ日本の子どもの平均点より低いことになる。平均点より高い二二点というところに、カットオフポイントを決定しました。いろいろな操作をくり返して検討して二二点にしてみました。そうしますと、日本の小学生は中心値は一七点ですけれども、カットオフポイントの二二点以上の子どもが小学生の一三・三％もいました。こういうスクーリングテストのカットオフポイントを越える子どもの五分の一は実際に診察してもその病気に該当するというのが疫学研究では明らかにされています。さっき述べたCDRSなどのレーティングスケールにも該当するのが、この五分の一にあたる二・五％近くが、小学生の子どものうつ病罹患率になるのではと考えたのです。ともかく、日本の子どもたちが非常にうつ病親和性が高くて、うつ状態に陥る子どもが多いことがわかりました。そのことを報告し出してから、徐々に、「おお、そうか、そうか」と言ってくださるようになってきました。あとで申しますように、爆発的に支持されるようになったのはパキシルが出てからですけれども、いろいろの機関で追試をしてくださり臨床例での平均得点は抑うつ群が二六・七点、非抑うつ群は一六点という報告がなされています。

そして、それからもう一つ、先ほど申しましたCDIというのを一生懸命になってつくったんですけれども、それを最初につくったコヴァクさんがカナダの心理テスト会社に版権を売りました。するとその心理テスト会社が日本版込みで版権を買ったから、お前は無断で使ってはいけない、無断で使ったら一〇万ドル罰金を課すと言ってきました。困ったなと思っていましたら、コヴァクさんと同じようにバールソン（Birleson, P.）という方がDSRS－C（Depression Self-Rating Scale for Children）というのをつくっておられることを知りました。そこでバールソン先生に、「日本版をつくらせてくれないか」と手紙を書いたら、どんどんつくれ、どんどん配れとおっしゃったもんですから、その日本版をつくりました。これは一八項目からなり、満点が三六点で日本の小学生の平均点は九・〇八点でした（表2）。また検討の末、判別点は一六点ということにしました。このバールソンのスケールがどういうぐあいか日本各地の先生方に広く受け入れられまして、これを利用して学校精神保健対策が進められています。今日、出がけに読売ウィークリーというのを見ましたら、これが紹介されていて、「これをお宅のお子さんがやってみて一八点あったら危ないぞ」というようなことが書かれていて、びっくりしたんですけれども。（なお、このDSRS－Cは原著者のバールソン博士が京都の三京房に版権を委ねられて、今は三京房から作成、出版されている。）

子どもにもうつ病がある、これは皆さんもわかってくれましたが、日本の子どものうつ病はどうしてアメリカより多いのか、日本のうつ病には特に日本的な特徴があるのではないか、そしてあるうつ病親和性が強いのではないか、私はそこまでだめを押そうと思いました。その頃、九大の教育学部教育心理系の教師になっていましたから、いろいろな発達心理学や社会心理学の教授と相談しましたら、スーザン・ハーター（Harter, S.）という認知論に立つ発達心理学者がいて、そのスケールを使えばいいデータが出るかも知れないと教えてもらいました。その人は自己価値（self worth）の発達過程を重要視している方で、子どもにどう自己価値ができてくるかを検討して、その様相で思考や行動が規定されると説いています。自己価値が高まると気分も安定するし、モチベーションも出る、やる気も出る。そして、この自己価値を高めていく教育が一番子どもの教育心理学で大事だという理論を唱えておられました。自己価値はどういうふうに高まるかと言うと、自分が大切に思っている人からの支持、賞賛があるということと、自分にとって重要な領域、勉強なら勉強、スポーツならスポ

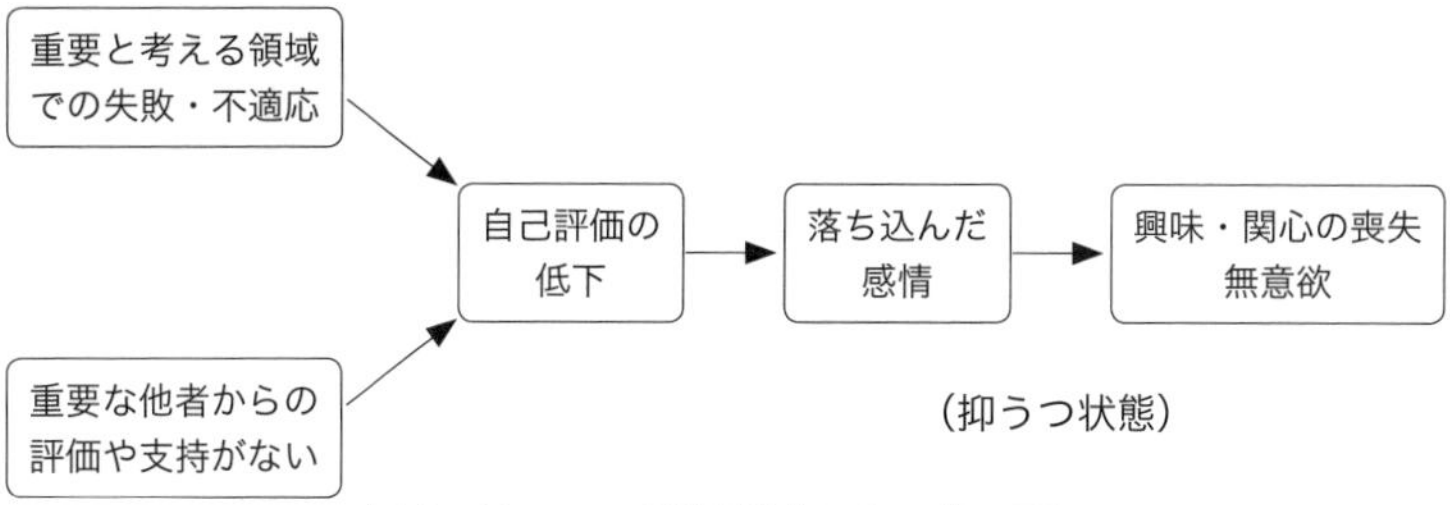

図2　Harterの児童思春期のうつ病モデル

ーツで成功感がある、達成感がある、そういうもので自己価値が高まっていく。逆の場合はうつ状態に陥るのですが、それは重要と考える領域での失敗や不適応がある、挫折感が続く、あるいは重要な他者からの評価や賞賛や支持がないと、自己価値が低下し、落ち込んだ感情になる。興味、関心を喪失して無気力になる。そして、うつ状態になるという理論ですね（図2）。

これは下田先生の内向的性格児童と神経衰弱児との関係と似ています。ハーターの自己価値のスケールは「これは下田の病前性格状況論のスケールだ」と思ったもんですから、また性懲りもなく幾らかお金を払って、ハーターさんに日本版作成の許可をもらいました。これを福大病院精神科児童研究班の皿田洋子さん、堤龍喜さん、中庭洋一さんや小児科の井上登生さん方と一緒に福大の研究室でつくったわけですね。これは、“What I am like” つまり「私はどんな子」というタイトルで、自己価値が高いか低いか、またその自己価値がそれぞれの学習能力、行動規範、容姿、運動機能、対人関係能力のどれと最も相関するかを見ていくものです。自記式質問テストです。ハーターの理論によると、自己価値得点が低下していくとうつ病の得点が高くなる。自己価値得点が高いと抑うつ得点は下がっていくということになります。ＣＤＩとか、バールソンスケールと、自己価値得点が逆相関するということです。そういうことが確かめられるかどうかを見たんです。すると、まず日本の子どもは自己価値得点が著しく低いことがわかりました。「人間として自分自身に満足している」といった質問に対して、アメリカの子どもは、“That's right” “All right” と言う人が多いんですけれども、日本の子どもは、「はい！」と言うのは恥じらうので、ちょっと遠慮して、「ちょっとだけ」とか、「いや、あんまり」となる。そのような自己価値得点が低い子どもはうつ病のスケール、ＣＤＩやバールソンスケールが高いのではないかと考えました。そしてこれと、この自己評価に学習と対人関係とスポーツと容姿と行動と、どれが相関しているかを見るわけです。ハーターさんの理論によれば、自己価値が下がるとうつ病得点が上がる、つまり逆相関するわけですけれども、ＣＤＩとマイナス〇・四の逆相関をするから自分の言う理論は正しいだろうとハーターさんは言われた。多くの理論で統計上、マイナス〇・四という相関係数が出るというのは、かなり相関があるんですけれども、日本の子どもたちの場合は、アメリカの子どもたちをはるかにしのいで、マイナス〇・六四という、これはもう統計学的には驚くほど高いものです。日本の子どもは自己価値を下げるとすぐうつ状態になるということでしょう。非常に高い逆相関があるということは、やはり自己価値が傷つくと、それがすぐうつ状態に結びつくんだなということがわかってきたんですね。これはみんなとの共同作業によってわかってきたことです（表3）。

表3　日米の比較――自己認識プロフィールとの相関係数

	村田ら（1991） 中学2年生 CDI	Harter（1988） 6〜8年生 CDI
学習能力	−.43	−.29
スポーツ	−.25	−.21
行動	−.59	−.33
全体的自己評価	−.64	−.40

そこで次は、アメリカと日本を比べてみました。アメリカは自己価値が何と相関するかと言うと、アメリカの子どもは、「格好がいい」「私はきれいだ」というようなことで自己価値が高まるんですね。次は「勉強ができる」ということですね。勉強ができて格好がよければもうオール・オーケーなんです。ですからアメリカのうつ病は治療がしやすいかも知れません。日本の子どもの自己価値のほうはかなり厄介でして、一番相関があるのは行動、集団的な価値行動基準ということです。どういう行動のモラルができるか、そして対人関係がうまくやれるかどうかということで自己価値が違うし、うつ病のかかり方が違うということがわかったわけです（図3）。

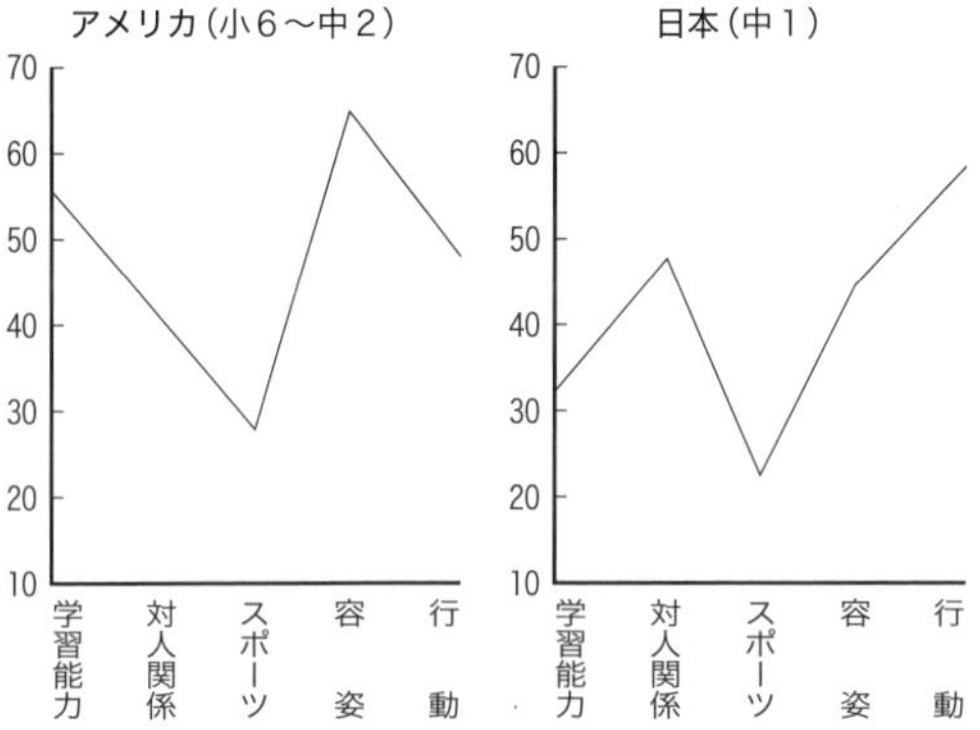

図3　全体的自己価値との相関

それは初めからそうなのか。そうではなくて、まだ小学校四年生は日米でほぼ同じです。特に女の子なんかはアメリカ的で、勉強ができてきれいだと思えば安定しているんですけれども、小学校六年生になると、もう日本的

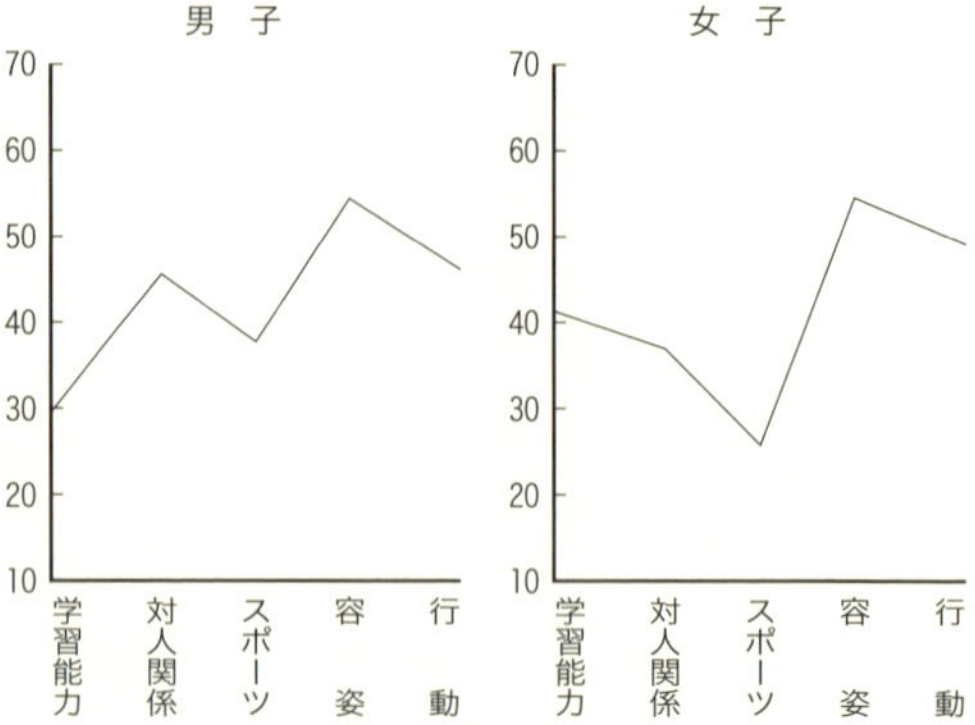

図４　global self-worth との相関（小学４年）

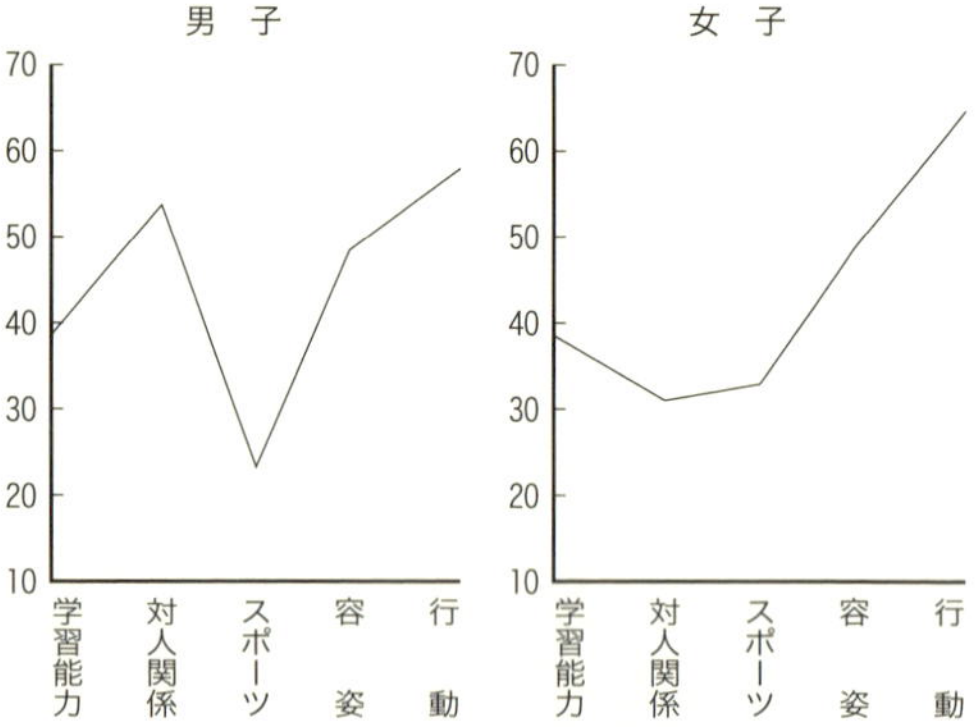

図５　global self-worth との相関（小学６年）

で、行動規範と対人関係みたいなものが優位になって、対人関係と行動規範で皆とうまくやれるかどうか、一二歳の段階でうまく集団適応できるか、はみ出さないでいられるかで自分を縛るようになってきている。そして、それが子どものうつ病、ひいては大人のうつ病と関係するんじゃないかと考えたのです。それは中学二年生になったらもっと顕著になって、行動規範という問題が大きくなってくるんですね。その「行動」という項目の質問内容だと、「自分の行動が気に入らないと思っている」「自分のなすべき行いをいつもしている」「自分の思いどおりに行動ができない」「自分のしたことでいつも困っている」「してはいけないとわかっていることをすぐしてしまう」「私は行儀がよくない」、こういうことを大事にしているんですね。四年生はともかく六年生になったら自分の行動を抑制するようになる。集団適応を大事にする、協調性ができるということはいい面もあるんでしょうけれども、それが過ぎるとあるひ弱さにもなるのです。これが日本のうつ病の背景です（図４、図５）。

　うつ病をこういうふうに理解してやってきたわけですけれども、私が福大時代に研究した頃からずいぶん時間がたちまして、日本の社会も、子どもたちも変わり、うつ病の病状がだんだん変わってきたんじゃないかなという気がしましたですね。まずは、いい薬物ができてきたことも関係するんじゃないかと思います。

次に、薬物療法、その働きをちょっとお話しさせていただきたいと思います。実際の臨床では、どうしても子どものうつ病にも抗うつ剤を使うんですけれども、どの薬物もかなり効果があるわけですね。そして、いろいろな努力をして、いろいろな会社が、子どものうつ病にも自社の薬こそ効果があるのではないかと、薬効検定をするんですが、ダブルブラインドのプラセボとの差がつかないわけですね。それはどういうことかと言うと、うつ病はだいたいプラセボ反応が高いと言われていますが、抗うつ剤が臨床治験を通るのが非常に難しいのは、プラセボをはるかに抜くということがどの薬でも難しいからだと言われています。子どもの場合は特に、薬物療法をするという時点で、「ねえ、君、悲しいね。つらかったね。薬を飲もうか」というように子どもと関係を持った時点で、もうそこで子どもはかなりよくなっているんですね。だから、自分が信頼するお医者さんがくれる薬だと、何であっても効くというようなところがあるのかも知れません。だから、これだけが子どもに効くうつ病の薬というのがなかったんです。

初めてプラセボとの差を出したのがSSRIのパロキセチン、この薬についての報告はグラクソ・スミスクライン社とケーラーさんというアメリカの子どもの薬物療法の大家がおこなった共同作業みたいな感じですけれども、一つの論文を二〇〇一年に書いたわけです。これが、ある意味では私は歴史的な論文だろうと思うんですけれども、二〇〇一年にJournal of the American Academy of Child and Adolescent Psychiatryに出された「思春期のメジャーディプレッションにおけるうつ病のパロキセチンの効果」という論文で、初めてプラセボとの優位差が出たということを発表したわけですね。これも簡単に出たわけじゃないんですよ。知恵に知恵を絞って出たんです。まず、この人たちの作戦は、症例をたくさん集めるということ。一〇〇例ぐらいずつ、実際はドロップアウトして八五例ずつになったんですけれども、そしてパロキセチンとプラセボだけじゃなくて、パロキセチンとイミプラミンとプラセボをやる。三群間比較をすると、t検定や加重平均でなくて、分散分析をやればいいですね。そうすると、統計的な優位差が出やすい。それと、いろいろの指標

表4　Paroxetineの薬効比較（Kellerら、2001）

		Paroxetine	Imipramine	Placebo
ハミルトン・スケールの抑うつ気分項目得点	投与前	2.99	2.79	2.86
	8W後	0.99	1.17	1.53
ハミルトン・スケールの全項目総得点	投与前	18.98	18.11	18.97
	8W後	8.24	9.20	9.88

を使っているんですけれども、一番有効だったのがハミルトンのディプレッションスケール。このハミルトンのディプレッションスケールというのは大人のうつ病の中でも最も使われている構造的な面接による評価表です。それを使ってやった。もう一つはケイザッツ、これはスピッツァーがつくったザッツの子ども版ですけれども、それを使って八週間やっているんですね。面接しながら二週、四週、六週、八週で見ていっています。このスケールに基づいての面接をするためには二時間近くかかるんじゃないかと思うんですけれども、そのぐらい念入りに見ていっています。ところが、これではどうしても差が出てこなかったのですね。ハミルトンのスケールにしても、そのうちの一つには差が出ても、トータルポイントでは出てこない。

ハミルトンのレーティングスケールは、たぶん慶應義塾大学の精神科と長崎大学の精神科が共同で日本語版をつくっておられます。二一項目あるんですけれども、その中のただ一つ、「抑うつムード」という項目は、四点、三点、二点、一点となっていて、四点が「極端にうつ状態だ」、三点の場合が「ものすごく泣いてばっかりいる」、二点が「時々泣く」、一点が「あまり泣かなくなっている」という項目なんですけれども、それが四点のうちの二・九点だったのが、八週間たつと〇・九九になる。それがプラセボだと二・八〇が一・五三にしかならない。そこで、これを見ると〇・〇〇一の差が出るわけですね。千分の一の危険率で、このハミルトンの抑うつムードの「泣く」という一項目だけは差が出た（表4）。

これはたかが一項目のちょっとの差です。イミプラミンとは差が出ていないわけですから、この差というのは、トリノ・オリンピックでのスピードスケート銅メダリスト岡崎さんの一〇〇分の二秒の差ぐらいの価値があるでしょうか。イミプラミンとは差が出ないけれども、プラセボとは少し差が出たということで、ここで初めて成功したのです。しかし、イミプラミンはいい薬だということを証するために、今度は副作用で見ていくわけですね。

副作用を見てくると、副作用が非常に少ない薬であろうということはわかるんですけれども、特に頻脈、不整脈など心臓血管系に及ぼすものが九三例中の二例しかない、イミプラミンは高いわけですね。ここは大事だろうと思います。頭痛という副作用はパロキセチンにも三二例、三四・四%あります。「頭痛という副作用はけっこうあるかも知れない」とおっしゃるかも知れませんけれども、頭痛の副作用は、じつはプラセボでも三九%、四割の人が出ているわけですね。皆さんはそんなばかなと思われるかも知れませんけれど、不思議なことにプラセボでも副作用はあるんですね。パロキセチンはイミプラミンと抗うつ効果は変わらないが、プラセボとは一項目で差が出た、しかもプラセボより副作用が少ない。プラセボより副作用が少ない薬というのは、これはいい薬じゃないかなということで、パロキセチンは子どものうつ病に効くということで、売り出されたんですね。そうしたらやっぱり、グラクソ・スミスクラインや同社と関係した先生方が総力を挙げて「子どものうつ病にも効きます」ということになって、日本でも小児科の先生、内科の先生方が、ぼんぼんと子どもにも投与することとなりました。こんなに子どものうつ病の知識が普及していったのは、まさにこの論文によるものでした。私が二〇年間いろいろ言って回って、怒られてばかりで全然普及しなかったのが、あのハミルトンの一項目の差で、ぱーっとこの五年間でこれだけ普及した。私は、「ほう、やっぱりグラクソ・スミスクラインはすごいな」と、皮肉じゃなくてびっくりしました。私のかつてつくった子どものうつ病のスケールまでとてももてはやされるようになって、何か変な感じもします。

そういうことで、子どものうつ病はＳＳＲＩを用いた治療によって臨床の場に登場するようになりました。こういう状況の中で、一方、攻撃衝動の処理に苦しむ症例というのが多いということも指摘されてきました。それは、最近いろいろの抗うつ剤が次々に出現して、抑うつ感、悲哀感は比較的速やかに軽減するけれど、内なる自己価値観は回復しない。パロキセチンを見ても、ハミルトンの中の抑うつ気分に関する一項目だけに効いてきて、そしてトータルスコアではあまり差がなかったということは、とにかく抑うつ感や、悲哀感だけはぱっと取る。取った時点で、その後の支援もしてやらないといけないのがうつ病の治療だと思うんですけれども、それがない。そうすると抑うつ感は取ってくれたけれども、悲しみは取ってくれたけれども、どう生きてよいのか、かえってわからなくなった、そしてもやもやしてイライラして破壊衝動が強くなって、家族に向けてくる、というようになるんですね。私は今、こうしたかんしゃくを母親、父親に対して出してくるケースが多くなっているような気がします。

それは時代の心理社会的背景の変化のせいかも知れませんが。高校一年生で福大に入院したある患者さんですが、内科の先生からうつ病と診断され、ＳＳＲＩを含む数々の抗うつ剤を併用でかわるがわる投与されたけれども、抑うつ感は強くなって、かんしゃくが強くなるんですね。それでお父さんに突っかかってくる、金属バットでたたこうとする。お父さんは優しいんですけれども、話している途中に「ばか！　おい、こら」と言ってたたいてくるそうです。お父さんがどんなに優しそうな顔をしていても、息子はやっぱりイライラしているということですね。それで金属バットを振るう。お父さんはふっとよけて、ぱっとそれを握って、「しちゃいかんよ」というようなことを言う。「お父さん、偉いですね」と言ったら、「いや、もう、常に内心ひやひやしてますよ。いつもいつ来るかわからないと思って、身構えていて、身構えながらいたわってやりますよ」と言うんですね。また、時には、「母ちゃん殺して、僕も死にたい」と言う。「父ちゃん殺して」まではわかるんですが、「母ちゃん殺して、僕は死にたい」というのはわからないですね。こういう言葉も出して、母ちゃんを殺したくなる自分の衝動に苦しむというようなことがあるんですね。ここで、また下田先生の言葉を借りますが、「父ちゃんは死ねばいい」などと言う子どもは昔からいたんですよね。「父ちゃんは叱らず、お母ちゃんは何でも好きなことをやらせる、それは子どもからは都合のいいことばかりである。こんなことを言う子どもでも、親はこれを慈しみ育てるのである」と。こういう生易しいもんじゃないかも知れませんけれども、この高校生の子のお父さんは非常に寛容だなあと、改めて思いました。

父親を殺したい願望を持つ中学三年生の女の子がおりましてね、小学校六年生のときにいじめに遭って不登校になった。ずっと落ち込んだ状態で自分でも情けないと言っているんですけれども、この子が入浴中に父がちょっとのぞき込んだんですね。「いやらしい目をしてのぞき込んだ」と言うんですけれども、それ以来、父を憎みまして、いつか殺したいという気持ちが消えないと言うんですよ。この子にTATをやってみたら、TATのある一つのカード（図6）を見て、ふつうは、「久しぶりに会えて、もう離れたくない」というようなことを言うんでしょうけれども、この子は、「この女の親が、自分のお母さんを殺した、その復讐をしたいと思って、この女を自分を好きになるようにさせた、そして好きになったところでこの女を殺した」というような話をするんですね。

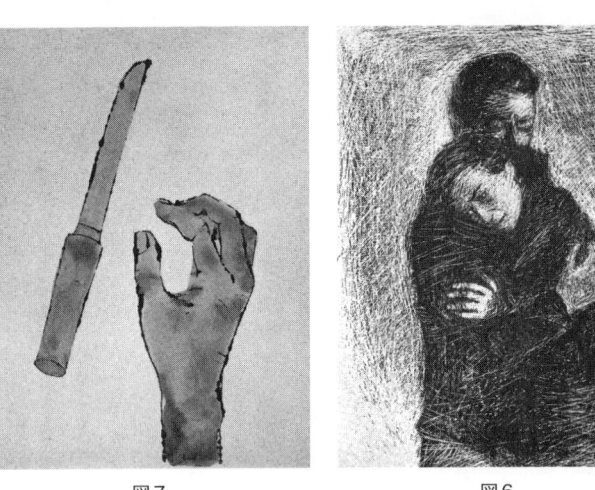

図6

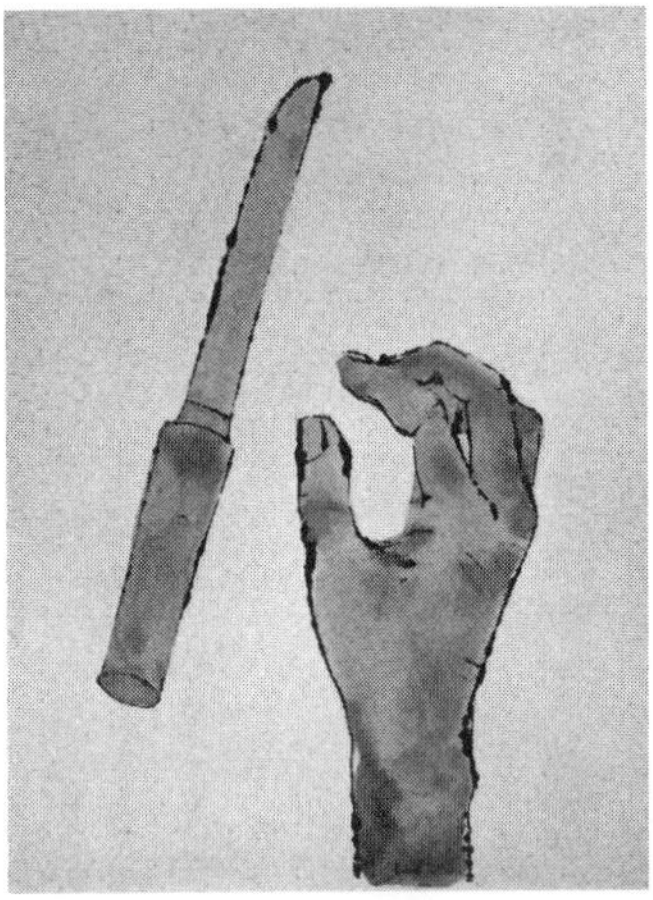

図7

こういうTATの図版（図7）もあります。これはたいてい「果物をむきたい」「鉛筆を削りたい」と言うんですけれど、「この人をぐさっと今からやるところや」というようなことを言うんですね。昔の子どもたちはたいてい「鉛筆を削りたい」とか、「果物をむきたい」というのが九割だったんでしょうけれども、今、半分は、これで「僕をいじめた子をぶすっとやりたい」というようなことを言いますね。これまで見られなかった強い攻撃衝動をうちに抱え込んでうつ状態になっている児童・思春期の症例が増えているように思われてなりません。内心の攻撃性を賦活する危険性を持つ薬物投与はきわめて慎重でなければならないと考えます。

ということで、子どもの場合はこれまで服用してきた抗うつ剤に代えて一時的にカルバマゼピンを投与しなくては危ないという症例も少なくないですね。兄弟げんかをして、包丁を振り回す女の子なんかもいて、私はどうしたらいいんだろうかと思ったら、お母さんは一一〇番に電話したそうですよ。そうしたら警官がすぐ来て、女の子が包丁を振り回したら、女性警官の一人が長い細い棒を持ってきて、わーっと取り押さえて、包丁を落として、「そんなことをするな」と説教して帰っていった。その子もそれで落ち着いたというのです。「そうか、そうすればいいのか」と思って、それを聞いてから同じようなことで困っている親御さんには、「包丁を振り回したら一一〇番」と私は教えるようになったわけです。

それから、もう一つ、最近の特徴として、強迫とのコモビリティー（併発）ということがあります。これは、西園昌久先生がいつもおつしゃっていたことですが、「抑うつ」と「強迫」とは自分の対象にしがみつきたい、離せない衝動というものが病前性格にあるのではないか、というようなことを思います。こんな子どもに最近出会いました。八歳の女の子どもで、強迫からうつ病かわからないんですけれども、私はこの子を見て、これはうつ病が先だろうと思いました。その前の九月、突然自分が大切にしたもの（人形の指輪、シール、自分が描いたイチゴの絵）がないと捜し出したり、しくしく泣きながら、「ない、ない」と言って、ごみ箱や排水溝に手を入れて捜し回るんですね。夜中も起き上がって泣きながらまた捜す、朝の六時に起きて捜す。そして、ママが捨てたに違いないと言って食ってかかってくるんですね。登校の途中も、自分の描いたリンゴの絵が落ちていないかどうか、道の隅まで捜して回るから、普通は二〇分で着く学校まで一時間かかった。それで、学校が、おかしいから迎えに来てくれというので、お母さんが学校に行くと、葬式から戻ってきたような表情で教室から出てきたというんですね。帰宅しても大声を上げて泣く。「私の大切なものをママが捨てた。返して、返して、捜し出して」と言って泣き続けるわけですね。それから自分の使ったものを捨てられなくなった。書いたメモ、鼻紙も、自分用のビニール袋に入れて母に触れさせない。食事の後も食器を洗わせない、米粒がついていたら舌でなめる、汚れていたら洋服の端でふく、洗ってはいけないと言う。たんも飲み込む、そしてトイレも流したがらない。とにかく自分の大切なものを捨てられなくなってしまったわけですね。

　そういうことで、五日たって私のところに来たんですけれども、「どうしたの」と言ったら、よくしゃべる。「ママが私の大切なものを捨てたの」と泣き出す。「わーっ」と大声を出して三〇分ぐらい泣き続けて、だっこして、「泣くな、泣くな」と言うと、泣き続けながら語り出すわけですね。過去の父への恨みつらみを思い出して泣く、泣いちゃ語る。そして語りながら絵を描いてもらうと、「これは先生にやれない」と言って、持って帰るわけですよ。「それはちょうだいよ」と言ったら、「コピーしなさい」とコピーをさせる。こんな子も初めてで当惑しました。マプロプチリン二〇ミリグラムの投与もして、しばらく学校を休ませることにしました。そうするとわがままになってきて、次々に要求してくるんですね。この子は非常におとなしくて控え目でいい子だったんですけれども、こういうことがあってからわがままになって、欲しいものを「買って、買って」と、次々に要求するようになった。

　そういうことになって、両親が気にしていたのは、三歳のときに妹が誕生して、妹をいじめるもんだから、「お前は要らん、よそにやる」と言ったら、ひっきりなしに手を洗うようになった、足も洗い出した。それが二カ月続いたというんです。それからもわがままを言うと、「お前は要らん、よそにやる」と脅かしていた、と。お父さんは、それが悪かったんだろうかというようなことを言うんですね。お父さんの中で何か感じるものがあったんじゃないかと思うんですけれども。治療に来たら、この子はよく語るんですよ。プレイセラピーをしようとか、箱庭をしようと思っても面接を希望するわけですね。面接室を私は三つ持っているんですけれども、大人用のほうの面接室で語りたいと言います。そして、父が約束を守らなかった、母が意地悪いことをしたと、過去の細々したことをしゃべるんですね。そして、絵を描きながら説明しますが、その絵は必ず持ち帰ります。サンタクロースに何が欲しいと手紙を書かせたら、いろいろうまいこと文章で書くんですけれども、最後に、「サンタのおじさん、この手紙も必ず返却してください」と書く。「それは無理じゃないか」と言っても、「いや、大丈夫」と言い張ります。トランプしてくれと言うので、ばば抜きをして、私は負けてやらないかんと思って負けてやったら喜ばんのですね。勝っても喜ばないのは、ばばが欲しいんじゃなかろうかと思って、この子に負けさせたんですね。そうしたら、ばばを見てにこっと笑ってうれしそうにしているわけですよ。ばば抜きしてもばばはやりたくない、とにかく徹底しているんです。

一二月頃になって少し好転して、ごみなんかは捨てられるようになりました。お父さんが「○○を買ってやるから鼻紙は捨てよう」とか、「ごみを捨てよう」とか言って、ごみの量は少なくなった。けれども、「薬を飲みたくない」と言い出しました。何で飲みたくないのかと聞くと、「薬を飲むと治りそうな気がする。病気は治らないほうがいいから」というようなことを言うんですね。父母には困ることを次々に要求して、過去に父がおいやめいにあげたお年玉を取り返してこいなどと言う。人にもらうのはいいけれど、自分のものは絶対に人にはやらない。妹が幼稚園に行くときは、ポケットの中身から全部身体検査をする。何も自分のものを持っていないかと、いちいち身体検査をするもんだから、妹はもう飽き飽きしたんでしょう、この子がいないときに五歳の妹が、「母ちゃん、姉ちゃん殺して」と言ったというんです。

しかし、私もこの頃になると、この子はやっぱり自分の描いたもの、お母さんに買ってもらった鉛筆とクレヨンで描いたリンゴの絵が自分そのもので、それをお母さんが捨てるのは、「お母さんが自分を捨てる」ということでしがみつくんだな、だからそれを捜すんじゃないかなということがわかってきました。

子ども同士ではいろいろな何とかカードというのがあって、それを交換して友達を増やしていくんですけれども、この子は「交換はしたいけれどもできない」と言うんですね。「どうして交換できないの」と言ったら、「ママがくれた大切なものだから」と言っているんですね。「どうしたら交換できるようになるの」と言ったら、「ママの記憶を頭から消せばいいと思う」と言ったんですね。八歳の子が、悪い母親像をいい母親像と置き換えたいということを言っているんでしょうけれども。「ママに捨てられそうになったことがあるの」と言ったら、「うん、小学校一年生のとき、ママが両手を持って、パパが両足を持って、私を外へ出した。もう帰ってこなくていいと言った」と言うんですね。こういうことを言い出してから、私もだいたいわかってきたんですけれども。わかったなと思ったら、一月になってどんどん元気になってきて、もういいと思ったものですから、「よし、もう治った。明日から学校に行こう。万歳！」と言ったら、この子が「万歳！」と言って、次におっかさんも入って三人で「万歳！」と言って、一応終結を見ました。

　まあ、こんなふうに日々楽しみながら、孫のような子どもたちに遊んでもらってお金をいただいて、まあまあ治療者冥利に尽きる生活をやっております。

　ご清聴ありがとうございました。

（二〇〇六年二月一六日、第三回福岡精神医学研究会）

文献

(1) Birleson P: The validity of depressive disorder in childhood and the development of a self-rating scale. *Journal of Child Psychology and Psychiatry*, 22:43-50, 1981

(2) Keller MB, Ryan ND, Strober M et al.: Efficacy of paroxetine in the treatment of adolescent depression: A randamsized, controlled trial. *Journal of the American Academy of Child & Adolescent Psychiatry*, 40: 762-772, 2001

(3) Harter S: Manual for the self-perception profile for children. Unpublished manuscript, Univ. Denver, 1985

(4) Kovacs M: Children's depression inventory. Unpublished manuscript, Univ. Pittsburg, School of Medicine, 1983

(5) 村田豊久「下田の性格状況論にもとづいての思春期の抑うつ状態の考察」思春期青年期精神医学、第41巻、一四二～一五一、一九九四

(6) 村田豊久「学校における子どものうつ病――Birleson の小児期うつ病スケールからの検討」最新精神医学、第一巻、一四二～一三八、一九九六

(7) 村田豊久「子どものうつ病——子どものうつ病が問いかけるもの」神庭重信・黒木俊秀編『現代うつ病の臨床——その多様な病態と自在な対処法』二一二〜二二八頁、創元社、二〇〇九

(8) 村田豊久『子どものこころの不思議——児童精神科の診療室から』慶應義塾大学出版会、二〇〇九

(9) Poznanski EO, Freeman L, Padian N et al.: Children's depression rating scale-revised. *Psychopharmacol Bull*, 21:979-989, 1985

(10) 下田光造『異常児論』大道学館出版部、一九二九(下田光造先生生誕百年記念事業会、一九八五年)

森田療法は今日の精神医療の中でどのように活かせるのか

Uchimura Hideyuki 内村英幸

森田療法は日本が世界に誇るべき独創性に富んだ精神療法である。欧米の著名な精神医学者と雑談をしていると、必ずと言ってよいほど森田療法に話がおよぶ。こちらがよく知っていないと恥ずかしい思いをすることになる。残念ながら、専門家が少なく、認知療法のようにマニュアル化されているわけではないので、誰もが熟達できる（あるいはすべき）治療法として位置づけられていない。しかし気になってしょうがない治療法の一つではある。がん治療で世界的に有名なスローンケタリングでは、患者さんの精神的ケアに森田療法が応用されていると聞く。森田療法の国際的な展開には同国人としても目が離せないではないか。

ちなみに内村英幸先生は、精神疾患の神経生化学的研究の泰斗として、あるいは元肥前療養所（現肥前精神医療センター）の所長として有名な方である。多くの読者にとり、内村先生と森田療法との出会いは意外であり謎であるに違いない。そこで、内村先生に師事し、その影響下において森田療法に強い関心を持った黒木俊秀先生（元肥前精神医療センター臨床研究部長、現九州大学大学院教授）に尋ねることにした。以下に、黒木による内村紹介文を掲載する。

（神庭重信）

内村英幸先生は一九六二年に九州大学医学部を卒業後、同精神科教室に入局されました。当時の教室は桜井図南男教授のもと精神療法に対する関心がとくに高く、下田光造教授以来の教室の伝統である森田療法に加えて、西園昌久先生、前田重治先生らが紹介した精神分析療法が本格的に実施されていました。こうした雰囲気の中で研鑽を積んだ内村先生は、一九六七年より勤務した国立肥前療養所において森田療法に独自の方法で取り組まれました。当初は伝統的な入院森田療法を試みましたが、今日の神経症には適応が困難な症例が少なくないことから、治療の場と構造に注目するようになりました。やがて現代的な核家族的治療構造（男性医師＝父親＝自立、受持ち看護師＝母親＝依存の役割分担）を設定することにより、絶対臥褥、作業、不問などの森田療法本来の技法が現代的な病態にも活かせることを示しました。こうしたアプローチは、肥前方式と呼ばれ、家族療法や行動療法、あるいは力動的精神療法の理論や技法ともクロスし、現代の森田療法の発展に寄与してきました。内村先生の森田療法の理論と実践は、肥前療養所のグループを中心とした共著『森田療法を超えて――神経質から境界例へ』（内村英幸編、金剛出版、一九九二）に集成されていますが、実存としての身体とその精神療法における意義と機能にまで踏み込んだ論考は大きな反響を呼びました。内村先生は、第一二回森田療法学会（佐賀、一九九四年）の学会長も務め、一九九七年、第七回森田正馬賞を受賞されています。肥前療養所所長を退官した現在も先生は福岡心身クリニック、雁ノ巣病院で森田療法をベースとした臨床の日々を送っておられます。

（黒木俊秀）

神庭　それでは、内村先生をご紹介させていただきたいと思います。

皆さんどなたもご存じの先生だと思います。また、多くの先生方が、内村先生を師と仰ぎ、数多くの貴重なことを教わったのではないかと思います。私が精神科医になった頃、内村先生はすでに日本の神経化学の世界ではリーダーでいらっしゃいまして、数多くの輝かしい成果を毎年のようにご報告されていたということで、深い印象を受けた覚えがございます。また、内村先生は肥前療養所に赴かれまして二〇年近く所長として勤められ、慢性の統合失調症の臨床をはじめとしまして数多くの臨床的な業績を打ち立てられた、そういうことでも、全国によく知れわたった先生でいらっしゃいます。

先生方も今日の講演を、大変、楽しみにされていらっしゃるかと思いますが、実は、先生は森田療法家としましても知る人ぞ知る存在でございまして、肥前を退官後の現在も、森田療法の今日的な病態への応用を工夫していらっしゃいます。

今日はそのことについてお話をいただくことになりました。

先生になんとかご了解いただけまして、今回、この講演会を迎えることができましたことを、大変うれしく、また、光栄に思っております。

恒例ですので、先生のご略歴をご紹介させていただきます。

一九六二年、九州大学医学部をご卒業されまして、翌年、神経精神医学教室に入局されました。そして、六七年、国立肥前療養所に厚生技官として赴かれて以来、肥前療養所にて長くご勤務されていらっしゃいます。この間（七二〜七四年）に米国のコネチカット大学の生物行動科学部門にご留学されていらっしゃいます。

八二年同センターの院長になられまして、二〇〇二年までお勤めになり、同センター名誉院長になられ、その後、雁ノ巣病院にご勤務の傍ら二〇〇三年からは福岡心身クリニックの院長をかねてご勤務され、二〇〇七年に名誉院長になられていらっしゃいます。

主な編著ですけれども、『情動と脳の精神疾患の物質的基盤』（金剛出版、一九八一）、『慢性分裂病の臨床』（金剛出版、一九八三）、『森田療法を超えて――神経質から境界例へ』（金剛出版、一九九二）、『精神分裂病ハンドブック――治療と看護の指針』（金剛出版、一九九七）、『看護とチーム医療――困難事例の援助と対応』（金剛出版、二〇〇二）でございます。

所属学会は、日本精神神経学会、日本神経化学学会、日本神経精神薬理学会、日本医用マススペクトル学会、日本森田療法学会、日本家族研究・家族療法学会です。

それでは、先生に「森田療法は今日の精神医療の中でどのように活かせるのか」と題しましてお話しいただきたいと思います。

どうぞ、よろしくお願い申し上げます。

内村　過分なご紹介をいただきまして、どうもありがとうございました。

神庭先生から、森田療法について今日の精神医療の中でどのように活かせるのか、今後どのように活かしていけるのかという内容で話をしてくださいということでしたので、そのまま演題にさせていただきました。そのほうが、流れなども合わせてお話しするのにいいだろうということで、そのようにさせていただきます。最初に森田療法の概要をお話しして、今までの臨床経験を話しながら標題の件でお話ししたいと思います。

森田先生が四五歳のとき、一九一九年ですから大正八年になりますが、神経質の療法を発表しています。今から九〇年ぐらい前になります。悪循環にとらわれた症状の打破のために基本的な技法があります。その一つは、「臥褥」ということで、刺激を遮断して苦悩を直視するということです。二つ目は「不問」です。症状を訴えれば訴えるほど、とらわれ（悪循環）は強くなるということで、不快感を放置させるということです。三つ目は「作業」です。これは行動によって意識を外に向ける。自己観察を忘れる。そして同時に自分の特定の刺激に、恐怖突入していく。これをいかに展開していくかという、すなわち不安を持ちながら必要な作業に手を出していくということを目標にしています。中尾弘之先生は、これをすべて行動理論で説明できるというふうに言っておられます。フラッディングとか反応妨害とか、シェーピングやモデリング、あるいはエクスポージャー、セルフモニタリングなどです。

たしかに、これはすべて行動理論で説明できるんですけれども、考え方は、不安の消去ではなく、不安はただ不安だと、それをあるがままに受け入れてよりよく生きていくということを目標にしている、ということです。これを森田先生は気分本位でなく目的本位の生の欲望に沿って生きてゆくことだと言いました。

重要なのは、感情、不快感の対処の仕方です。これは感情の法則と言われています。その一つ目は、感情はそのまま放置し、またその自然の発動に従えば、その経過は山形の曲線をなし、一登り一降りしてついに消えていくものである。二番目は、感情は、衝動を満足すれば、急に静まり消失するものである。三番目は、感情は同一の感覚に慣れるに従って鈍くなり不感となるものである。四番目は、感情はその刺激が持続しているときに、注意をこれに集中するとますます強くなる。五番目は、新しい経験によってこれを体得し、この反復によりますます養成される。

これは、行動療法の基本的な不安、恐怖への対処法と同じことで、九〇年前に森田先生がすでに述べておられるわけです。

入院森田療法

森田療法は、入院治療を基本とします。約四〇年前、国立肥前療養所（現肥前精神医療センター）で私が森田療法を試みてわかったことですが、症状を不問にして不安を持ちながら作業に向かわせると、追い込んでいくという側面があります。このために、耐えられずに挫折するという経験を何度もしてきました。資料をよく調べてみますと、森田先生は「家庭療法をすることによってうまくいくようになった」と述べていました。しかし当時、私が始めた頃は、技法のみが強調されて、治療の場についてはまったく論じられておりませんでした。

森田先生の家庭での治療は、まさに大家族的な治療の場であったと考えられます。資料を読んでみますと、森田先生は、あるがままの自分の態度を二四時間見せて、細やかな治療をしています。また、森田夫人は母親的な役割で治療を支えていたのが、記録を見るとよくわかります。それから、森田先生のお母さん、賄い婦さんもそれに参加しております。この家庭的で温かい雰囲気は安心感を与え、あるがままの自己肯定感をはぐくみ、症状を不問にして不安を抱えながら作業に打ち込むことが可能で、その場との一体感を体験させております。これが治癒機転に重要だったと思います。しかし、現代の一般病棟では、森田療法を行うには受容する側面が必要です。どうしても不問にすると追い込んでしまうからです。当時はチームナーシング制でしたので、受け持ち看護師制を導入することにしました。

受け持ち制を導入して治療したときの例です。この方は強迫神経症で入院時は髪は伸び放題、風呂にも入らず、それから着替えもしないために悪臭を放っていました。主訴は、人を殺して埋めたのではないかという観念が浮かぶと、それを打ち消すためにくり返し振り返る行為をする。そのため、風呂にも入れず髪も切れないという状態でした。それから、人の精子が食べ物に入って、食べ物から乗り移ってくる。それを打ち消すために食事ができない、食事をすると嘔吐する。まったく食べられない。そういう状態でした。主治医が田原先生で受け持ち看護師さんが横尾看護師さんでした。

彼は「今までいろいろな治療を受けてきたけれども、今までの治療では話をよく聞いてもらいました。話を聞いてください」と訴えるわけです。それでも今まで効果がなかったのだからと、森田療法について説明し、症状を不問に付して治療を進めることにします。このように、症状を訴えても、誰にもあることとして無視して、症状を持ちながら生活することが必要だと話します。内界をすべて言語化、意識化する必要はありません。生活、仕事ができるのが健康の目標なんです、ということで治療を進めていきます。

背景は依存の受容です。受け持ち看護師を導入して、受けとめてもらうということです。そのために、一週間、臥褥中、点滴する。食べられないならそれでよい、点滴をしてちゃんと生命を保証しますと、主治医は安全の保証を与えて、受け持ち看護師と排せつ、食事から洗面に至るまで全部一緒に介助する。一週間後に、不安を持ちながら一緒に行動する、徐々に身の回りのことからやっていくようにします。他方、表面的には、自立の方向で、症状はそのまま持ちながら、不安でも行動を広げていく、というふうに指導していきます。毎日、日誌指導を行います。

よくなって退院するときの感想では、「やはり心の拠り所は看護師さん。看護師さんが大きな支えになった。それから、主治医が症状を聞いてくれなかったので、〝治してもらえる〟というのではなく、〝治そう〟という意識が生まれてきた」と述べています。受け持ち看護師を導入することによって、森田療法を一般病棟でやれるようになったと思うようになりました。

森田先生が行った大家族的な治療の場を持つ森田療法に対して、主治医と受け持ち看護師を核にした核家族的な治療の場は、ネオ森田療法と言えるかも知れません。典型的な神経質の症状の人は、治療意欲もあって、そして自己完結的にどんどん自分でやっていきますので、それほど依存が表面化することもありません。そういう意味では、定型的な対人恐怖の人は、人の前では堂々としていないといけないという「社会規範的かくあるべし」との葛藤で「恥の心理」であり、要するに力動的には青年期の問題ではないかと思います。

しかし、今日では依存をより重視した治療関係をまず形成しないと、脱落してしまうケースが多くなってきたように思います。父親だけでなく母親も死にかけたと言われるように、いい子でなければ嫌われるとか見捨てられるとかいう「恐れの心理」が強く、力動的には母子関係の二者関係を引きずっているようです。そういうふうに未熟化してきているんじゃないかと思われます。基本的な信頼関係の希薄化、基本的な安心感の欠如とか、そういうのが大きいと思われるわけです。そう考えると、どうしても依存関係を充分受けとめながら自立する方向へ展開する必要があります。森田先生がよく「任せる」ということを言っておられましたが、その体験の原点は親に甘える、依存する体験です。これを基盤に作業を通して不安を抱える態度を身につけながら自立していくというものです。しかし、最近の若い人たちを見ると、日常生活技術や対人関係や問題解決などの技術が欠如しています。そういう意味で、ＳＳＴ的アプローチが必要になってきているのではないかと思います。

森田療法は、力動的に見れば、依存から自立へ、二者関係から三者関係へと発達の過程を促進していく、独特な家族的治療構造を持っているように思えます。

外来森田療法

今日では、精神科クリニックが非常に多くなってきて、時代の流れとともに外来的な森田療法というものが盛んに展開されてきております。入院でも外来でも自己完結型の人は、指導していくと、特に何の問題もなく乗り越えていかれます。しかし、一人で実践できない依存型と言いますか、巻き込み型と言いますか、そういう人たちにはどうしても家族療法的な視点が必要になってきます。九州大学の黒木俊秀先生が肥前におられたときに、メンタルヘルス岡本記念財団の研究費で、外来の森田療法への家族の導入について、いろいろな症例検討をしておられます。一九九〇年ぐらいの報告です。それが外来森田療法の先駆けだったのではないかと思います。今は学会でもクリニックを開設した先生方が外来森田療法の治療については非常に活躍しておられます。私もクリニックで仕事をして、少しずつ症例が集まってきておりまして、外来森田療法における依存的なタイプについて少しお話ししたいと思います。

二〇歳の醜形恐怖症の人です。自分の容姿が気になる。人の視線が自分に集中していて学校に行けないということでした。

お母さんが神経質で、小学五年生頃から自分の容姿がおかしいと漠然と思っていました。何か失敗すると自分の容姿が悪いためだと思い、自分の視線が人に不快を与えているような気がしていた。しかし、大きな問題はなく、気にしながらも高校を卒業して大学に進学しています。

性格は完全主義で、ゼロか一〇〇かの傾向があります。一緒にアルバイトをしていた男性Aさんとの恋愛問題で思い悩んで、自信をなくし、気まずくなってアルバイトをやめました。この頃から、どうも自分の容姿がひどく気になるようになります。次第に他人の視線が自分に集中しているようで外出が苦痛になった。気にすればするほどますます外出が苦痛だと。それで学校に行けなくなって、母親と一緒に受診してきました。

初診時ですが、「症状のために電車にも乗れない。自分の容姿が悪いためだ。人がせき払いをすると、自分が気持ち悪く不快を与えているんじゃないかと気になる。人間関係を考えると憂うつになって無気力になり、集中力がありません」と言います。

かなり確信的です。疎通性はよくて、不安、恐怖を軽減するためにクロミプラミンを併用して森田療法的に日記指導を行っていきました。

よく聞いてみますと、母親と一緒の外出のときは行動できて、視線もあまり気にならないということです。だから、お母さんに、母親の手伝いなど母親と一緒の行動を積極的に勧めていきます。母親との買い物、炊事の手伝い、気になりながら必要なことはやっていくように指導しました。そうすると、お母さんと一緒だと、気にしながらも徐々に生活が広がっていきます。

治療三カ月目ですが、自分のことを汚いものでも見るような人の視線を感じる。教科書とか森田療法の本などを集中してなかなか読めない。しかし、買い物とか料理とか洗濯、風呂の湯沸かしなどはするようになってきます。「必要なときには、嫌でも電車に乗ってみた。せき払いをされると、自分が不快を与えたんだと思ったけれども、降りるときには忘れていた」。不快感を流せるようになったことを評価してやります。いつまでもそれにこだわらないで、いかに流せるようになっていくかどうかが一つのポイントです。森田療法の本は読めなくていい、内容はどうでもいいから音読をしなさいと、声を出して一五分間音読させました。内容は関係ありませんというふうに勧めます。

治療五カ月目、もうこれぐらいになりますと電車に乗るのも耐えられるようになってきました。音読で本も読めるようになってきた。口渇などの副作用があったのでフルボキサミン一〇〇ミリグラムに徐々に変更していきます。

半年ぶりに学校に行って、不安で倒れそうだったけれど、教務課に行ってカリキュラムを取ってきました。

治療六カ月目、復学し、一番人の視線が気にならないのは後方の一番隅っこの席ですから、そこを取りなさいと勧め、早く行ってそこの席を取って、それで毎日出席するようになっていきます。そういうことを指導しながら、次第に学校に毎日登校できるようになっていきました。

この一年間は、毎日登校し安定した生活を送るようになっています。近くの町には外国人が多くて、すれ違いざまに自分のことを「醜い ugly」と言われたような気がします。見知らぬ人がすれ違ったときにせき込むと、臭いと思われたのではないかなど、時に気になるけれど長くとらわれることはなく、流せるようになっていきました。この「流せている」ということを評価していきます。その後も経過は順調です。

安定した生活を送れるようになったあとも、話しかけても母親が不機嫌で対応してくれないと、拒否され見捨てられたような感じになり、家に居場所がないと思い抑うつ的になり、症状が顕在化してきます。見捨てられているという抑うつ的心性を示したりします。やはり、母子の二者関係の問題を引きずっているような感じがいたします。しかし、治療三年目、大学を卒業しまして、フルボキサミンを中止しました。そして、就職活動をして今現在、元気に働いております。母親を補助治療者に導入して治療してゆくということが、こういうケースでは非常に重要だなというふうに感じております。

次に、大学を卒業した人、あるいは大学を中退した、高学歴の人たちの社会的な引きこもりの事例がいろいろありまして、ショートケア活動を月二回、土曜日、一日三時間、これを二年半続けてきております。今はショートケアですけれど、集団療法を続けてきた内容です。このグループの活動のお話はしないで、症例の部分の要点を話したいと思います。これは、作業療法士の松尾さんが中心になってショートケアをやっているものを、二〇〇六年に学会で発表したものです。その一例を紹介します。

二五歳の男性で、最初はおなら恐怖症、人の中に入っておならが出るんじゃないかというのが、臭いという自己臭に発展した自己臭恐怖症の事例です。

主訴はおならが出てみんなから臭いと言われる。予備校通学の際、女性が多くなっておならを気にするようになった。それでも気にしながら受験勉強をして、大学にも合格しますが、ますますおならのことが気になって、だんだん登校ができなくなってきます。それでいろいろ治療を受けますけれども、結局は治らずに五年間休学したため退学せざるを得なくなりました。退学になったあと、森田療法を希望して受診されました。

この人も一人ではなかなか人の中に入れないということで、家族と一緒に活動してもらうようにいたしました。人と一緒だと腹に力が入る、注意が集中するとますます力が入ってくる。こうなるとガスが自然に漏れてきたようで、人がせきをしたりくしゃみをしたりすると、それで自分が臭いということが確認できるんだと、非常に確信的です。

家族に食事のときに聞いてみると、「においはしないよ」と家族は言うんですけれども、適当なことを言っていると怒り、食事は一人で部屋で済ませます。家族と一緒に食事もできないという状態でした。しかし、よく聞いてみますと、お母さんとなら比較的動けると言いますので、このケースもお母さんに一緒に動いてもらうことにしました。森田療法の説明をして、お母さんを補助治療者にして、母親の手伝いなどを勧めていきます。庭の手入れとか風呂掃除、あるいは買い物の手伝いをだんだんやっていくようになります。それで、外来で岩井寛先生の森田療法の本を来院前にだいたい三〜五ページ読んできてもらって、その部分を私が読んで、解説をして指導していくという形をとっています。次第に母親は本人が好きな中華料理屋へ一緒に食べにいこうと誘うようになり、食事をするようになってゆきます。それにお父さんも参加してもらう。次第にお姉さんもお兄さんも参加していくようになります。家族全体で一緒に食事に行ったり、あるいは潮干狩りに行くというふうに協力してもらう。それで、「嫌でもしたいことを優先してやると達成感があることがわかってきた」と言うようになり、行動が少しずつ広がっていきました。

五年間で友達をほとんどなくしておりますので、友人も少ないし、外来での私とのマンツーマンの関係と家族だけでは広がりがあまりないので、治療九カ月目、集団療法的なグループをつくって導入しました。

「ここに来ると仲間として受け入れられる」とか、参加メンバーが少ないと「グループをつぶさないようにしてくださいよ」と言うようになってきます。「においは気になるけど、話していたら忘れるんです。みんなとボウリングに行こうと言って行くと、熱中していたら忘れていた」と述べ、バスにも乗ることができるようになりました。だんだんグループとしての動きができるようになり、今度はグループメンバーを自ら誘って遊びができるようになっていきました。どんどん行動が広がっていきました。

治療を始めて一年半目、グループ活動を続けて七、八カ月目に、彼は初めてアルバイトに挑戦していきます。宅配のアルバイトを一カ月間やって、それがよい経験になったと言い、その後、イベントの皿洗いとか、倉庫の仕分けとか、いろいろなアルバイトをこなしていくようになり、ほぼ社会生活ができるようになりました。本人は心理士を目指したいと、一年間はある程度単位があったので編入試験ができるところを一生懸命探して、大学に合格し、今チャレンジしています。

このケースではパロキセチンを以前からずっと服用していましたが、最終的には中止しています。問題はありません。

家族を補助治療者に導入するのは、このケースでは初期段階に生活を拡大する上で非常に有効であっただろうと思います。社会的な引きこもりが長いケースは、仲間関係を新しく形成し、社会性を向上していくためには、集団的治療をやる必要があるんじゃないかということです。安心して社会参加ができる、受け入れられるところがあるという、ホームグラウンド的な会になっています。お互いがメンバーを刺激し合って、お互いが一緒に社会参加をしていく、そういう形が広がっています。そういう意味ではショートケアは有効ではないかと思います。一般的には、プログラムが決まったようなデイケアではなくて、三時間程度ですから、神経症の人でもやっていけるのではないかと思います。それから、毎回活動メニューが変わっていきますので刺激になる。その三時間以外にも、会の外での活動をどんどん広げていくということを目的にしておりますので、そういう意味では神経症の人たちには非常に有用ではないかというふうに思われます。

森田療法の適用の拡大

森田療法の拡大ということですが、最近はうつ病に対して、慈恵医大の北西先生、中村先生たちが本（『森田療法で読むうつ――その理解と治し方』白揚社）を出版しておられます。「あるがまま」を基本にして、うつ病の森田療法的養生論というものを、そのステップ、ステップに合わせて書いておられます。これは使えるということで、私も使っています。うつ病に対して、森田の基本的な考え方をどう取り入れていくかということを中心にやられたようです。

もう一つは、慢性疼痛性障害です。これは、旭川医大の芹沢先生たちが前からやっておられて、もうすでに自助グループの「クロパンの会」ができています。皆さん、クリニックで経験しておられると思いますけれども、SSRI、SNRIがある程度効果はありますけれども、それと同時に森田療法的にアプローチしていくと、より治療効果が上がるわけです。痛みを抱えながら生活を広げていくというやり方で、これは北海道のほうがかなり進んでいるんじゃないかと思います。

それから、統合失調症に関しては田代先生がやっておられますが、仕事をしておられて神経症のレベルの症状に対して、森田療法を希望されて来られる方に、外来でやってみて、それなりにいいなという感触を持っています。

それからもう一つ有名なのは、森田療法の生の欲望と死の恐怖という考え方がありますが、これはがんの場合も同じではないかということで応用されたのが、がんの生きがい療法です。倉敷の伊丹先生がもう二五年ぐらい前からやっておられます。自助グループの実績もあります。これはアメリカやヨーロッパでも取り入れられて、がんに対する不安、死の恐怖への対処法実践がなされています。

慢性湿疹とかアトピーの難治性の湿疹とかでは、注意がそっちに向いて、そしてかゆいという感覚を起こす、という悪循環を起こしている。これを打破するのにいいということで、森田療法的アプローチを併用しながら実践されている皮膚科の先生がおられます。あとはスクール・カウンセラーです。また、口腔外科でのかみ合わせの問題でも森田療法が取り入れられて、学会で発表されております。そういった形で広がってきています。

神経症性うつ病に対して森田療法が適応対象として治療されております。慢性的な睡眠障害と抑うつ気分の増悪のあるケースをご紹介します。この人は、少し対人緊張があって、他人の視線などが気になる、あるいは顔色が悪いとか、そういう対人恐怖症的傾向がもともとある人でした。非常に神経質で完全欲の強い方です。

誘因は、上司との人事異動のことでのトラブルでした。人が信じられないと人間不信に陥り、この頃から抑うつ気分、それから集中力の低下、意欲の低下、不眠が出現して、クリニックでうつ病だと診断されております。四カ月間休職して、症状が充分改善せずに復職したのですが、仕事についていけないし、同僚が昇給していくのを見て落ち込む。充分回復しないまま仕事を続けていたということです。

自己評価を書かされ、そのストレスでめまいとか手指の震えなどが出て、また抑うつ気分が非常に強くなった。それで三カ月間休職という形で自宅静養になりました。抑うつ気分と睡眠障害が慢性的に続くため、カウンセリングを希望して来られました。

初診時には、睡眠は四、五時間で、疲れた感じで目が覚める、すっきりしない。やる気が起きない。パソコン・ディスプレーで目が疲れしょぼしょぼして耐えられない。新聞やテレビも見る気がしないしおもしろくない、集中力がないと言います。憂うつ気分がずっと続いているということでした。

頑固な不眠ということで、アモキサピン、ロラゼパム、ペゲタミン、トリアゾラム、フルニトラゼパム、パロキセチンと、かなり薬を飲んでおられました。朝、意識が何となく朦朧とするような感じがすると言われるので、ペゲタミンを中止して、トリアゾラムを一錠に減量して、そしてパロキセチンも減量しました。

そして、「休職期間中だから、眠れないなら眠らなくていいんじゃないですか。夜は横になって休養するように」と言いました。それで、二週間経って、気分が非常に落ちついてきたと言われました。

その後、知人から朝の手伝いを頼まれます。近くにおられる方です。どうせ朝の四時頃に目が覚めるなら、五時頃から三時間ですが、手伝いに出かけると言います。これを聞いたときには、あまりに回復が早いので退却うつ病かなと思ったんです。しかし、会社のことになると、自分だけ同期の仲間から取り残されたという焦りが強く、抑うつ気分に陥って、不安になってしまう。それで、一カ月間の手伝い終了後、出勤のリズムに戻していって、日課として、森田療法的に家事の手伝い、小さな子どもの子守とか、図書館に行くとか、気分転換に掃除とか散歩とかを少しずつするように言いました。

職場の問題は、仲間と比較せずに自分のペースでやるということ、一年間はリハビリのつもりでやりましょう、と。「ついていけないと焦る」ということに関しては、知識が足りないと感じるのなら図書館で勉強しましょう、というようなことを話しました。

森田療法的に日誌をつけてもらい指導してゆきます。

「復職すれば人の目が気になる。使いものにならないと言われているのではないかという気分を抱えてしまう」と言いますので、気分は横に置いて、必要なことは手を出してやる。気分は放置しておけば消える。相手にすれば増悪する。くよくよはストップして行動を変えましょう、と伝えます。それで風呂掃除とか散歩とかそういうふうなことをしていかれます。毎日図書館に行って勉強する。本人は一年間留年したつもりでやりたいというふうに言っています。

前のことを反省してみると、すぐこだわる、知識不足。「知識不足は勉強して準備することですね」と言って、一応の心の整理もついたため五カ月間休職して復職しました。

徐々に職場に慣れてきまして、復職一カ月目にはある程度安定してきまして、抗うつ剤もあまり必要ないようだと、だんだん少量にして、どうしても必要な睡眠薬だけは服用しています。復職六カ月目、雑用しかやっていないのに、成果のレポート提出をと言われてストレスになり、下肢のしびれ、下痢などが出現。グループ六人で自分だけが低い等級で恥ずかしかった、昇給が遅れている、仲間から遅れているということを非常に気にしています。それで、「昇給時期になるといつも落ち込むんですよ」と奥さんが言われます。「考え込むと、外出や散歩をして気分を切り替え、忘れることができるようになった」と乗り越えていきます。行動を変えることで気分転換が得られる、という体験を森田療法では非常に評価していきます。これが非常に重要な点です。今まではこれで落ち込んだりして、そしてなかなか動けないということが起こっていたわけです。不安を抱え行動することができてきますから、それを評価していきます。

治療一二カ月目、「仕事がさばけないので課長に相談して楽になった」と、相談することもできるようになっていきます。「発表会があったので逃げようと思っていたが、開き直ってやった。すると達成感があり、すっきりした。困ったことは相談する、必要なことは嫌でも逃げずに行動すると達成感がある」と。「これは非常に貴重な体験です」ということで、また評価しています。

要するに、気分に支配されず、必要なことは手を出してやるということです。そうすると案外達成感があるということを体験していきます。そういうことで不安を抱えながら徐々にできていくようになります。

治療一四カ月目、ボーナスが少ないことを考えますが、切り替えができた。若い子たちが順調に昇給して、自分は置いていかれるんじゃないかなと落ち込みますが、落ち込んでも仕事をやっているほうが気分転換ができると思えるようになった。今度は、仕事をやって気分転換ができるというふうになっていきました。不安を抱え込みながら仕事ができるようになっていく、これができればもう治療も峠を越えていったと言えるかも知れません。

復職をしてから一年半頃になりますと、人と比較してそっちにいろいろパワーを使って、くよくよ考えるよりも、他にすることはないかと思うようになりました。スポーツなどをやるようになり生活も広がっていきます。それで、辞めたいとか転職を考えるとかいろいろ言っておりましたけれども、転職も考えなくなった。忙しい。なるようになると自然に任せられるようになってきた。もうこの頃にはすっかり安定してきました。それで、抗うつ剤もまったく必要がありませんし、眠剤だけで安定しております。復職三年が経ちますけれども、安定して今仕事をしておられます。

このように、神経症性の抑うつは森田療法の対象です。さっきも言いましたように、うつ病への森田療法は、今いろいろ模索され展開されております。

地域森田療法

次は地域の森田療法について話したいと思います。生活の発見会、これは有名な自助グループです。その他に、がんの生きがい療法実践会、これも有名です。それから、慢性疼痛のクロパンの会があります。また、援護寮などで治療していこうという動きも黒木先生が報告されています。私が一番関心を持っているのは、在宅森田療法という考え方です。これは、高口先生が実践をしておられましたけれども、在宅森田療法はクリニックにも来られないような引きこもりの神経症の人たちへの治療の提供です。だから、出前みたいなものです。精神科訪問看護の一つとして実践できないかというふうに思っています。こういうのが少しできてくると、外来で待つだけではなくて、少し地域の中に入っていって、そういう治療ができていくんじゃないかなというふうに思っています。

急ぎ足でしたけれど、入院、外来、地域という方向についてお話ししました。最後に、認知行動療法と森田療法についてお話ししたいと思います。

重症のパニック障害とか、あるいは激しい強迫行為を伴っている強迫性障害には、外来森田療法に認知行動療法の併用をしております。入院治療では、森田療法は臥褥期から軽作業期、重作業期、それから社会復帰期と、不安刺激を段階的に増やしながら指導していくという治療構造があるわけですけれども、外来になりますと、それが難しくなります。そういう意味では、認知行動療法の不安階層表、セルフモニタリング等を用いて、課題を明確にしていったほうがはるかにやりやすいです。それで、当然さっきも話したように、強迫行為の激しい人とかあるいはパニックの人あたりは、最初から一緒についてやる人がいると非常にやりやすくなりますので、主に母親を補助治療者として導入していきます。

認知行動療法は、不安、恐怖を消去しようとするんですけれども、不安はそのままにしてできることを評価していきます。制御より受容、消去よりも生活・行動、目的本位の生活の重視へと方向を転換していくわけです。これによって、不安を抱える力が徐々についてくると、森田療法の本来の目的本位で、例えば、美容院に行きたいのならば、不安を持ちながらも行ってみましょう、と。アルバイトをしたいというなら、不安でもまず手を出してやってみましょうというふうに、より豊かな生活へと広げていくわけです。

そういう形でかなり重症の人も家族の協力があれば、外来で展開をしていけるという実感を持っております。

さらに未熟で、境界例に近いような症例では、問題解決能力を育てながら不安を抱える力を育てる必要があります。例えば、アルバイトで契約をうまくとれるとすぐ万能感が出てきて、「店を出す」と舞い上がってしまう。そして、それはだめだ、非現実だとわかると、すぐに「自分はだめ人間だ」となる。すべてが不安になって、アルバイトを放棄して退却していく。それで、「殺すぞ」など自生観念が出たり、あるいは大量服薬したり、あるいはチック症状が激しく出てとらわれると、現実の不安は何だったのかというのも、症状にとらわれて見失ってしまう例があります。このような症例では、何でそうなったのかという、不安はどこから来たのか、アルバイト中のこの一週間の生活、仕事の状況など、一緒に細かく具体的に分析すると、不安を与えた要因に本人が気づいていくようになります。

そうすると、この不安を解決する行動を一緒に話し合って、具体的に「今月は一〇件増やせばいい」とか、少し枠をはめてやることが必要になります。こういう具体的に決める共同作業を、そういうプロセスをずっとやっていく。これをくり返していると、次第に不安の原因、困った問題に気づいて、みずから相談して情報を収集して、そして分析選択して、そして行動する能力が高まっていきます。時間を置くとか、待てるようになる。この「待つ」ということが非常に大切になってきます。これは結局は不安を抱える力が少しずつついていくということになると思うんです。森田療法の前段階としてこのステップが不可欠です。このステップが可能になると、不安を抱えながら必要な行動をするということによって、不安を抱える力がさらに促進されていきます。それを森田療法の、気分本位から目的本位、よりよく生きる方向に展開していくということです。

森田療法では、生の欲望、よりよく生きることを強調します。生の欲望が強いから不安、恐怖も強いんだということを説明します。よりよく生きることは不安、恐怖を伴うものである。この矛盾した自分を統合止揚して、よりよく生きることによって、不安、恐怖がただ流れていくものだと体得してゆきます。不安、恐怖ばかりに治療の焦点を合わせようとするのではなくて、よりよく生きる方向にすれば不安、恐怖というのは消えていくという考え方です。だから森田療法は、あとで述べる弁証法的な精神療法そのものだと考えることができるわけです。基本的には不安を抱える力をどれだけつけていけるかということだと思います。

一緒にクリニックで仕事をしている竹田先生は、思春期、青年期が専門ですけれども、摂食障害とか境界人格障害の人に、認知行動療法から森田療法のほうへ治療を展開しておられます。

例えば、人間関係で白か黒かを決めつけて、べったりするか喧嘩するかというようなことに対して、このときに状況を一緒に細かく分析していく。そして、「人間にはいろいろな要素があるんですよ。時間とか相手とか場所によって、その人の表面に出てくる要素が違うんです」と、何遍もくり返して伝えるうちに、だんだんそれに気づくようになります。そうすると、「そのとき私（または相手）は○○の要素が表に出ていた」というふうに、外在化、あるいは脱中心化して、嫌なメールを受けても、受け入れて、しばらく放置しておくことが可能になっていきます。すなわち「待つ」ということ、それが可能になっていくわけです。

即座に送信内容をつくってみる。それで、しばらく時間を置いてみる。そしてもう一回送信内容をつくってみる。両方を比較して、今度は逆の立場になって自分が受信しても大丈夫かということを確認する。そういうプロセスをとると、「一呼吸置く」「そのままでしばらく待つ」ということの大切さに気づいていくようになります。

このことは、自分と他人というものの関係性を、部分と全体、それから、演じる者と観察する者、あるいは刺激する者と反応する者、こういう双方の立場で体験していくことになります。これは、人間が矛盾した双方の立場を勘案しながら、対人関係をつくっていくわけで、人間を後で述べる弁証法の中心に置くということにもなるわけです。このようにチェックして発信しても、これでいいのかと不安になることもあります。不安はそのまま放置しておけば流れて消えてゆくので、次の行動に移っていくことを促してゆきます。

最初にお話ししたように、不安を抱える力がついてくると、森田療法の基本の目的本位の生活が促進されていきます。それで、その人の能力を高めて、よりよく生きる方向に、前向きな生き方に転換していくということです。認知行動療法と森田療法を統合しながらやっていくことは可能ではないかというふうに思います。

最近、新しい行動療法として、仏教の思想を取り入れながらマインドフルネス・アクセプタンスという考え方が出されてきております。これは、二〇〇五年にブレーン出版より訳本（『マインドフルネス&アクセプタンス——認知行動療法の新次元』）が出ています。その内容を読んでみますと、この考え方はまさしく森田療法の考え方です。

マインドフルネスは、今この一瞬の自己を観察し、記述し、価値判断をせず自己を感知する。感情、思考、身体感覚への気づきを高める。過去、未来を心配したり、問題解決をしようとしたり、あるいは状況の不快な側面を回避したりしない。認知行動療法の制御しよう、あるいは変えようという doing から being、「そのまま、あること」への転換です。これがマインドフル体験と言われています。これは瞑想実践でやっているのです。

マインドフルネス―瞑想、そしてアクセプタンス―受容するということ。現在の瞬間の現実をあるがままに見て、価値を判断せずに受け入れること。これは森田先生のいう、感情や気分は自然現象であって意のままにならない。だから、価値判断をするとか是非、善悪の判断をとらずにそのままを感情の事実として受け入れるということです。同じことを言っているわけです。

アクセプタンスと変化は、弁証法的に進む。変化は希望である。変えようとするのは希望である。希望を持って何か実践しようとすると、常に不安になる。希望と不安という図と地、白と黒の反転をもたらす。これはゲシュタルト心理学的な考え方です。「生の欲望と死の恐怖、これは表裏の問題で、生の欲望が強いから死の恐怖も強いんですよ。よりよく生きたいから不安、恐怖も強いんですよ」ということを説明していく。「だから、よりよく生きるために不安を抱える力をつけていきましょう」ということです。

人生は強い意味を持つとともに、苦痛なほど無意味である。人間というのは、根本的にそういう矛盾を抱えているんだと。この肯定と否定という矛盾、この全プロセスの両方の新しい包括的なディンテージ――矛盾のまま統合止揚すること――の形成で、より高次元のレベルが見いだされていくんだという考えです。西田哲学での自己矛盾の自己同一の世界です。矛盾しながらそのまま抱えて、よりよい方向に生きていく。不安即安心、煩悩即菩提、そういう「即」の理論です。矛盾をそのまま受け入れていくという考え方です。このことはここでも述べられております。

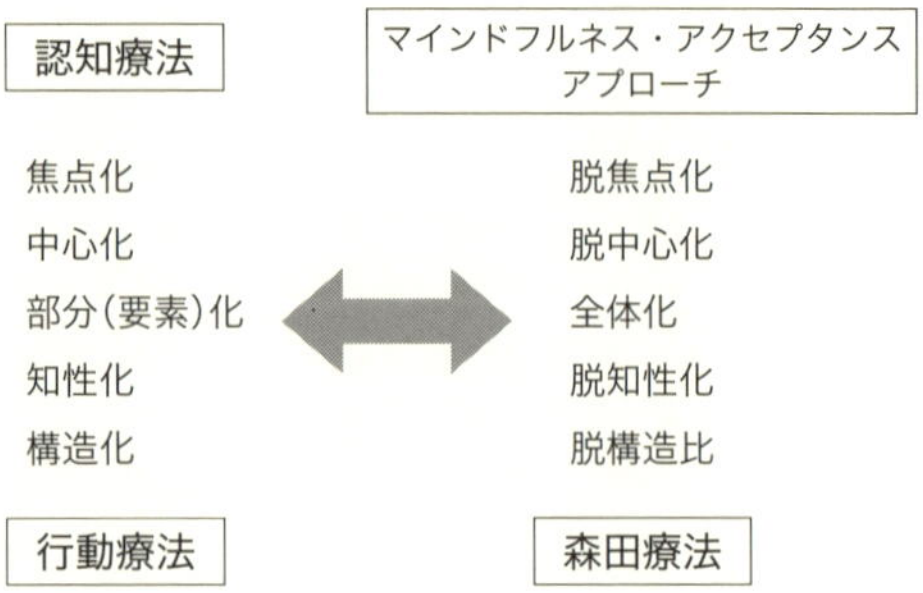

図1

行動療法の目的は恐怖の消去であり、特定の刺激や反応に注意を集中し、焦点化してそれを消去していくということです。ところが、アクセプタンス・アプローチの目標は、接近行動は生活の質の向上に直結している。回避しないことに重点が置かれて、内的反応の消去が目標ではない。結果的には消えていくんです。森田療法では、結果的には消えていくけれども、回避しない、要するにそれを持ちながら、よりよき目的のために生きていきましょう、と。これは同じことを言っているわけです。不安、恐怖を回避せずに生活に必要なことをやっていくこと、まず手を出して行動していくことを促していくという森田療法の考えと同じです。

内的体験は一過性の出来事であり、個人に脅威を与えることはない、避ける必要もないということを理解する。これはさっきのメールの話じゃないですけれども、外在化して脱中心化しましょうということ。そうすると言葉を文字どおり受けとめないようになります。ボーダーライン的な人は、特定の刺激にぱっと自動的に反応しますから、その反応を減少させるということと、否定的な感情、思考への忍耐、耐性の増強を目的としているということです。これは森田先生がよく言っておられる「心は万境に従って転ず……」に通じます。心は次から次に移っていくものなんだ、一つに固定するものではないから一過性のものですよということで、森田先生はよく好んで使われています。これと似たような考えです。

図1は、私が一つにまとめてみたものですけれども、認知療法とか行動療法というのは、要素化して焦点化して知性化するという、知によってそれを制御しようとか変えようとかいう、知性化していく方向です。それによって、思考とか行動を修正する。要するにdoingモードです。マインドフルネスとか森田療法というのは、脱焦点化、脱中心化、そして全体化、脱知性化です。認知行動療法によって少しずつ部分的に構造

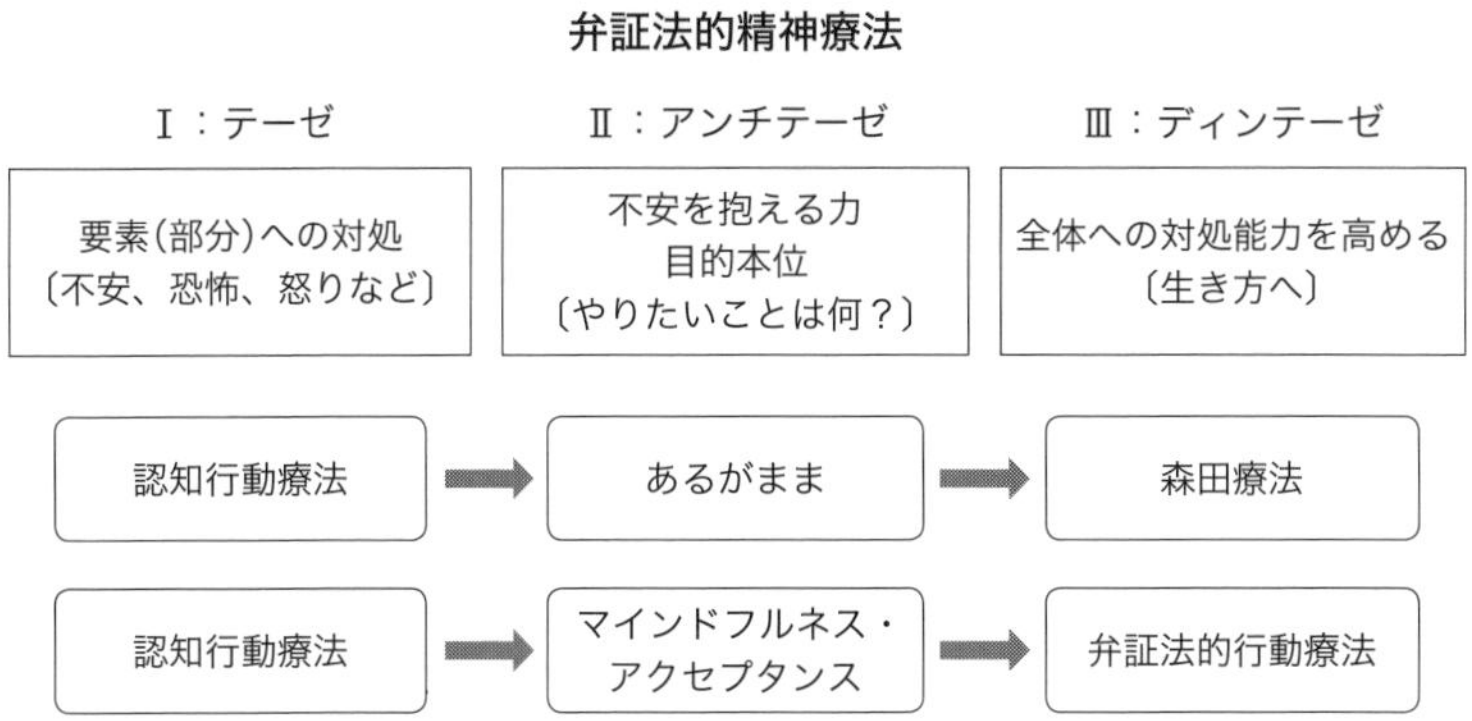

図2

化していったら、今度は構造を壊す、脱構造化する必要があります。ここに柔軟性が生じます。

たしかに森田療法の技法としては、認知行動療法と同じように要素化された技法があります。そういう構造化している側面があるわけですけれど、その両方を統合止揚しながら人間は成長していくと言えます。だから、どっちがどっちだと言うわけではなくて、認知療法、行動療法の考え方とマインドフルネス・アクセプタンス、森田療法の考え方は統合止揚しながら展開してゆくものと考えられます。心は常に変化し流動しているという、一種の運動観、活動観です。心は常に流転している、動いているんだ、と。運動には常に相対立した矛盾が生じる。これを統合止揚しながら進むというのが弁証法の考え方です。まさに森田療法の考え方がここに出ております。マインドフルネス・アクセプタンスには、この弁証法の運動観というのがやはり書かれています。

図2は、弁証法的精神療法のテーゼ、アンチテーゼ、ディンテーゼを示したものです。要するに、要素（部分）への対処、不安とか恐怖などに対して、今まで述べてきた事例のように認知行動療法的アプローチで不安を抱える力を増やしていくと、不安をあるがままに受けとめて、目的本位に希望と不安という矛盾したものを統合止揚しながら、よりよく生きる方向へ進んでいくことになります。これはディンテーゼしていくことだと思います。

最近、私はまだ詳しくはわかりませんけれども、認知行動療法、それからマインドフルネス・アクセプタンスを一緒に併用しながら、弁証法的な行動療法というのが日本に紹介されてきております。森田療法でも、瞑想や座禅を取り入れている施設の話を聞きますけれども、そういう瞑想体験は日本文化にはもともとあるものですので、そういうふうなものも少し受け入れていくと、さらに展開しやすいのか、その辺は今後の実証研究が必要だと思います。

今後、森田療法は認知行動療法の要素的な技法を取り入れながら、不安を抱える力を補強していく必要がありますか。そして、弁証法的な精神療法として発展させていければ、もっと対象は広がっていくのではないかと思います。これは若い世代の先生たちに期待したいと思います。

時間になりましたので終わります、ご清聴ありがとうございました。

神庭　古典的な森田療法、入院森田療法から外来森田療法、そして地域の森田療法へと、森田療法が広がりを見せてきた流れをお話しいただきました。また、神経症性うつ状態に有効であろうというお話をいただきました。後半では、認知行動療法、マインドフルネス・アクセプタンスと森田療法との関係をわかりやすくご説明いただきまして、最後には、今後の森田療法のさらなる発展は、認知行動療法的な doing の考え方と、森田療法の being の考え方を統合していくという方向ではないかというお話がありました。私は表面的にしか理解できていないのだと思いますが、それでも、森田療法には改めて魅せられましたし、今後の臨床に大いに活かしていただきたいなという気持ちになりました。どうもありがとうございました。

質疑応答

神庭　残された時間はそう多くはございませんけれども、こういう非常に貴重な機会でございますので、遠慮なくご質問、ご意見等をお伺いしたいと思います。どうぞお願いします。

質問者１　森田療法は、一つは、死の恐怖、本当は死なないのに死の恐怖を抱くような人を対象にしています。先ほどのお話を聞いておりまして、がんの人に対する森田療法、絶体絶命のがんの人にもそれを使うこともあるんでしょうか。

内村　伊丹先生が考えられたのは、生の欲望と死の恐怖は、神経症ばかりじゃなくてがんの人も同じじゃないかということです。それで、末期の人は別として、がんで非常に不安になってじっとしておられないという人たちがかなり多いので、それで森田療法を導入していかれたわけです。先のことばっかり心配しないで、今まだ生活できるなら、それなりにちゃんと自分の毎日の生活がある。人間というのは今一瞬しか生きていないわけで、明日はどうなるかわからない。明日のことを考えるよりも、今日一日一日を生きていきましょう、というのがまさに森田療法の考え方です。

これは禅の「一瞬一瞬全生全滅」「今この一瞬に生き切る」思想で、基本的にはそういうことなんでしょうね。だから、アメリカやヨーロッパでこの考え方が受け入れられたのは、やはり死の不安というのをdoingモードで知的にそれをなくそうとしたってそれは無理なんだと、やはりそれは人間の根源的な不安だから、森田療法的な、不安を受け入れながらも今日一日をちゃんと生きていくということ、それにアメリカとかヨーロッパの考え方に限界を感じた人たちが共感して、ヨーロッパなどでやっておられるんです。

神庭　よろしいでしょうか。

内村　笑うと免疫力がつく、だから笑いを入れるとか、そういういろいろな工夫はしてあるようです。

神庭　他にはいかがでしょうか。

それでは先生、慢性の神経症性のうつ病のお話が出ましたのでお伺いしたいんですけれども、神経症レベルにまで至っていない二者関係のできていないような未熟な方、特に他罰的な方がいらっしゃるんです。親も治療に引っ張り込めない、親に対しても他罰的であるというような方に、先生でしたらどういうふうにアプローチされるんでしょうか。

内村 具体的な症例イメージがわかず、ちょっと明確には答えられませんけれども、外来で治療するというのはなかなか難しいんじゃないかという感じがします。スタッフを依存対象に導入するとか。家族関係がものすごく悪ければ、しばらく入院治療にしてスタッフの関係を介して家族治療をはかってゆくとか、少し家族から離して生活させるとか、いろいろなケースが出てくると思います。内観治療がいいと言う方もおられますね。しかし、抑うつ的な人には怖いので私は経験がありません。

神庭 ありがとうございました。他にいかがでしょうか。よろしいでしょうか。ちょっとこの場では、ご質問しづらいかと思いますので、このあとに用意されています情報交換会のほうで、どうぞ遠慮なく聞いていただきたいと思います。

それでは内村先生、ほんとうにありがとうございました。もう一度拍手をお願いいたします。

（二〇〇七年二月一五日、第四回福岡精神医学研究会）

付記

クリニックにおける弁証法的行動療法と森田療法との併用、統合の試みについては、以下の報告を参照していただければ幸いです。

(1) 内村英幸「森田療法における病態と介入のポイント――特に「純な心」について」精神療法、第37巻、二八七～二九二、二〇一一

(2) 内村英幸「弁証法としての森田療法」精神療法、第39巻、四〇九～四一六、二〇一三

(3) 竹田康彦「認知行動療法と森田療法の統合の試み」原田誠一編『メンタルクリニックで拓く新しい臨床の形』中山書店、印刷中

高齢者の認知症とうつ病

Mitsuyama Yoshio　三山吉夫

神庭　それでは、特別講演に移りたいと思います。本日は、大悟病院老年期精神疾患センター長でいらっしゃいます三山吉夫先生をお招きし、「高齢者の認知症とうつ病」と題してお話をいただきます。

三山先生がわが国を代表する老年精神医学の大家でいらっしゃることは、もう皆さんよくご存じのことと思います。また、神経学にお詳しい先生は「三山病」として知られる、運動ニューロン障害を伴う認知症の第一報告者であるということもよくご存じのことと思います。

三山先生には、近年問題になっていますす高齢者のうつ病と認知症について、両者の鑑別や関係を学びたいと思います。近年ではうつ病が認知症のリスク・ファクターだというようなことも言われておりまして、新たな知見が急速に集積されている領域でもございます。

恒例ですので、三山先生のご略歴をご紹介いたします。

先生は、山口県にお生まれになりまして、一九六二年に山口医科大学をご卒業され、九州大学医学系大学院に進まれました。

大学院修了後は大牟田労災病院神経科副部長を経て、九州大学医学部の助手、講師を経られまして、国立小倉病院精神神経科医長になられ、一九七七年、宮崎医科大学精神医学講座助教授、その後シカゴ大学神経病理学部門に准教授としてご留学の後、一九九三年、当大学の教授にご就任されました。また宮崎医科大学保健管理センター長を併任されました。また文部省（現文部科学省）在外研究員としてシカゴ大学神経病理学部門に留学をされ、二〇〇二年、宮崎医科大学の副学長を経られまして、二〇〇三年から現職につかれていらっしゃいます。また、二〇〇三年には宮崎医科大学の名誉教授でいらっしゃいます。

数多くの所属団体あるいは社会的活動で要職につかれていらっしゃいますが、時間の関係で割愛させていただきます。

二〇〇三年には、第二九回宮崎日日新聞賞科学賞を受賞されていること、および数多くの精神鑑定をまとめていらっしゃるということをつけ加えさせていただきます。

また、論文も原著約二五〇編、総説一六二編、著書約二〇冊と、大変なご業績をお持ちの先生でございます。

それでは、早速先生のお話を伺いたいと思います。どうぞよろしくお願いいたします。

三山　皆さん、こんばんは。神庭先生、過分なご紹介ありがとうございました。

古希を過ぎた私がこのような立派な会でお話しさせていただくこと、大変光栄に存じております。お世話くださった神庭教授並びに世話人の先生方に厚く御礼申し上げます。

私の現状は先ほど紹介していただきましたが、都城《みやこのじょう》の近くの老年期の精神疾患センターで、高齢者の精神疾患は何でも引き受けるという施設をつくってもらいました。これは一法人がつくってくれたものですが──、そこで主として認知症の診療にあたっております。

認知症の患者さんがいつも二四〇〜二五〇人くらい入院していますが、診断から看取りまでをしております。病棟は診断部門と行動障害の非薬物的対応を専門とする病棟、それから終末期の病棟となっております。

おります。

私はどちらかと言うと、私の近い将来のことを考えて、見送るにはどうしたらいいか、ということを考えております。

「尊厳死」とか「安楽死」とかいう言葉がありますけれども、私の病棟では「納得死」を実現するにはどうしたらよいかを課題にしております。それは医師だけではできませんで、ナースやケースワーカーに協力してもらい、亡くなったあと、家族の方に私たちの対応を評価してもらいながら、高齢者の最期の対応に現在、興味を持っております。

私のところには神経病理に関心のある病理の専門医がいるものですから、解剖をさせていただける症例については解剖をしております。月に一、二回、所見会をしておりますが、それには宮崎大学や鹿児島大学からも参加してこられて、夜遅くまで意見の交換をしています。大学を終えた私は楽しみながらですけれど、若い人は皆さん一生懸命にするもんですから、できるだけ参加しやすいような施設にしていくことをモットーにしております。

ご存じのように、主たる高齢者の精神障害に３Ｄという言葉があります。dementia／depression／deliriumですけれども、今日はdementiaとdepressionについて、私が日頃考えていることをお話しして、責任を果たしたいと思っております。

まず、症例をご紹介します。どこにでもある症例で、先生方も経験するような症例です。七七歳の女性がパーキンソン病で、神経内科で加療を受けていた症例です。パーキンソン病はdepressionを伴うことが少なくありません。経過中に抑うつ状態になることがあるわけです。

市内の精神科病院でうつ病と診断され、抗パ剤（抗パーキンソン剤）と抗うつ剤で加療を受けていました。ご存じのようにパーキンソン病はdeliriumを伴うことも珍しくありません。最近は、レビー小体病がよく知られてきましたので、幻覚が出るとレビー小体病の可能性も考えておかなければいけないということであります。

せん妄が激しくなって施設では対応できないということで、私どもの病院に転院してきました。入院したときには元気がなくて、動作も思考も緩慢でしたので、抑うつ状態であるという診断は正しいだろうと。そして、四肢の動きも悪いし硬い。この状態も神経内科でパーキンソン病として、長年、抗パ剤を使っていたことを受け入れまして、パーキンソン病であろうと考えました。

私どものところに入院してきたときは、腸閉塞の状態で、食事があまり入らず、Vomiting（嘔吐）をくり返す状態でした。日中もうとうとの状態で、介助すればどうにか食べていたんですけれども、その後もVomitingをくり返すといった状態でした。よくあることですが、高齢者が嘔吐しますと、だいたい誤嚥性肺炎を多くの頻度で起こしました。肺炎を併発して、入院後五四日目ぐらいに亡くなりました。あまり詳細な検査はできなかったんです。解剖させてくれました。

私どもの病院の本院にＰＥＴがありますので、パーキンソン病とアルツハイマー型認知症ということで、ＰＥＴ（Positron emission tomography ポジトロン断層法）を行いました。もちろん、ＭＲＩもありますが、ＰＥＴで側頭・頭頂葉に糖代謝の低下がみられましたので、アルツハイマー型認知症のパターンとしました。また、前頭葉にもこういうふうに糖代謝の低下がみられました。これはアルツハイマー型認知症がAdvanced stageになりますと、このようなパターンも呈しますが、一方、depressionでもこういうパターンを呈しますので、臨床診断はアルツハイマー病とうつ病でよかろうということでした。脳をみますと前頭葉が少し萎縮しています。ここでの軟膜が少し混濁していますが、小さな慢性硬膜下血腫がありました。肉眼的には、運動領野やこのあとに出てきますが、脳幹は非常にしっかりしているのが特徴であります。割面ですけれども、側頭葉の内側面の萎縮が目立つこと。側脳室の下角の拡大があり、肉眼的にはアルツハイマー型認知症でもいいんじゃないかと診断されるわけです。中脳をみますと、黒質の色が少し薄いんですけれども、パーキンソン病が高度に進展した状態ではないことはわかります。それから、青斑核も黒色が残っている。この時点で本当にパーキンソン病だったかな、どうかなということになるわけです。

それで、中脳をみますと、神経細胞はわりと保たれていまして、色素脱落もちょっと、チョロチョロとあるみたいなんですね。中脳のメラニン含有細胞はよく保たれている。もう、この時点で典型的なパーキンソン病ではないという診断が下されるのであります。

一方、アルツハイマー型認知症としての病変ですが、海馬の病変ですけれども、タングルがたくさんあって老人斑もみえるので、アルツハイマー型認知症の診断は正しいとされます。

免疫染色で tau を染めますと、アルツハイマー型認知症としての病変がみられます。tau pathology がみられることで、この症例がアルツハイマー型であることは診断できるのであります。前頭葉でも、たくさんの老人斑とタングルがみられる。このような症例は、どこにでもある症例です。脳をみると必ずしも臨床診断と一致しないというのも、しばしば経験するところであります。

この症例は、神経内科の専門医がパーキンソン病と診断していましたので、われわれもパーキンソン病だったら dementia を伴うこともあるだろうし、抑うつ状態にもなるだろうということで、臨床診断は解決されたと思っていた症例でしたが、組織をみるとパーキンソン病ではなくて、アルツハイマー型認知症で、抑うつ状態にもアルツハイマー病のプロセスが関与していたと考えるのが正しいということを教えてくれた症例であります。

認知症とうつ病が高齢者に多いことはご存じのとおりです。その背景には脳の加齢がまずあります。それは年齢相応であっても認知機能に変化が起きてくるし、人格の緩みが起こってくるのであります。感情ホルモンにも病的な変化が起こってきます。しかし、それだけでは認知症やうつ病の症状は必ずしも出てこないんです。そこで、高齢者を診るときには社会的な環境、それからその人の心理的な変化も合わせてみていかないといけないということであります。

脳の加齢は脳のいろいろなところに生じるわけですけれど、前頭葉、帯状回、扁桃核といったところの病変が、より感情障害に関係してくるのであります。

改めて、高齢者の認知症の病態を考えると、認知症イコール脳の病気である、脳に病変があれば認知症が起こることになりますけれども、必ずしも脳の病変だけでわれわれの目の前にあるいろんな症候が出てくるのではなくて、agingという生物学的なプロセスに、社会的、心理的なプロセスが関わって、認知症という状態、症候群がわれわれの目の前にみられるという理解をしないと、対応する場合、ただ認知症を遅らせる薬、治療をする薬に期待をするだけとなります。そうなると一般の人は、やっぱりうまくいきませんということになってしまうわけです。これは、当たり前のことなんですけれども、福祉施設や介護施設などでは、その辺の理解が充分にできていないと感じるのであります。

認知症に伴ううつ状態に対して、これまでに用いられてきた言葉には、Organic depressionとVascular depressionという言葉があります。Organic depressionの典型的なケースは、subcortical dementiaにみられる抑うつ状態です。subcortical dementiaの病変としては前頭葉の皮質下白質です。前頭葉連合領野の機能障害がdepressionを起こしやすいと言われています。皮質下性認知症の代表的なものとして、パーキンソン病、PSP、CBDやHuntington's Diseaseがあることはご存じのとおりです。これらの疾患がうつ病、あるいはうつ状態を呈しやすいということであります。

このような症例にみられるdepressionをdementiaと切り離して考えるのは、私は正しくないと考えます。皮質下認知症の症候の特徴としては、メンタルワークに時間がかかることです。ですから、時間を必要とするスケールでは低得点が出てきます。そして、時間に余裕があると言いますか、時間が評価の指標にならないようなテストですと結構いいスコアが出るのです。テストをするときにもそういった配慮が必要なわけであります。段取りや要領の悪さは頭頂葉機能の低下に由来すると考えております。

それから、パーキンソン病はsubcortical dementiaを起こす代表的なもので、またパーキンソン病では四〇%にうつ状態がみられると言われています。

他の身体疾患にうつ病が伴う頻度については、高血圧は三人に一人、糖尿病の人には四人に一人がうつ状態を呈するという報告もされており、これはかかりつけ医がもう少し病気だけでなく人を診てほしいと社会から要請されている背景にもあるんですね。高齢者のかかりつけ医の問題が、今話題となっておりますけれども、医療のあるべき姿ということでもあります。

古い資料ですけれども、かつて私が調査して論文にした症例で、アルツハイマー型認知症よりも血管型認知症のほうがdepressionの頻度が高く、抑うつ状態を呈する頻度が高いという結果が出ています。その他の感情障害は、不安、焦燥感といった状態なんです。どちらかと言うと、Vascular dementiaの場合に感情障害の頻度が高いということであります。

そんなに新しい資料ではありませんが、海外の報告でもVascular dementiaのほうが抑うつ状態を呈する頻度が高いとの報告があります。

Vascular dementiaでは、たしかに高血圧の場合には、basal gangliaにlacunaなどの小梗塞をみることが多いですけれども、精神科を受診するときには、たいてい白質に不全梗塞と言うんですか、さらには多発小梗塞をみることがあります。脳の中で白質は前頭葉が一番多いところです。白質に障害がありますと感情障害が起こりやすいということであります。

脳血管障害の慢性期では、精神科で私どもが診療する場合には、急性期を終わって半年ぐらいリハビリをしてもあまり効果が上がらない、意欲も低下しているし、脳の機能も落ちているというような状態で付き合うことが多くなるわけです。そういった状態に対してＤＳＭ－Ⅲでは器質性感情障害、ＩＣＤ－10では、抑うつ気分を伴う認知症という記載があります。

このような症例では、たしかに脳に障害のあることがベースにあるんですけれども、先ほどお話ししましたように、症候として私たちの目の前に現れるときは、chronic psycho-organic syndromeと考えるのがよいと思っております。そして、この考えをベースにして対応することが必要であろうと思うのであります。

古い資料で申し訳ありませんけれど、幻覚、あるいは感情障害、病態無関心、人格変化などがはっきりしている症例で、大脳半球の主病変を画像でチェックしたことがあります。

そうしますと、私のデータでは右半球に血管障害がある場合が抑うつ状態をはじめとする感情障害の頻度が高かったですけれども、その後の報告では左半球という報告がかなり出まして、まだ最終的な結論は出ていないと思っております。これも今後、確かめなければいけないと思っています。剖検した段階で脳と臨床との関係を検討してもあまり意味がないんですね。さんざん脳が傷んでいる状態から、過去に遡っての臨床症状とを結びつけることは難しいのです。特定の臨床症候だけで経過していればいいんですけれど、血管型にしろアルツハイマー型にしろ、経過を全うしますと最重度の全般性認知症の状態になりますので、症候と脳の病変部位との関係を確かめるのは難しいところがあります。

Dementia は脳の器質性病変によることが、一番の原因なんですが、何回もお話ししますが、それだけでは認知症の症候や抑うつ状態――depression という状態、Aイコール B みたいにはならないということであります。これは高齢者ゆえの特徴だろうと考えるのであります。

認知症の高危険因子としていろいろなファクターが挙げられます。このファクターをまとめますと、共通する social factors が高齢者のうつ病でも考えられるのであります。

私が大学にいたときには、超高齢者を診ることは少なかったんですけれども、超高齢化時代になって、九〇歳を超して認知症だ、なんとなく元気がない、聞きわけがないと言われて、一〇人中九人は認知症ということで紹介されてくるんです。九〇歳までは自立と言いますか、自分のことは自分でできて、そんなに手がかからなかった人が、九〇歳を超して本当に認知症になるのかということを考えさせられます。

あるレポートによりますと、九〇歳を超すと五〇%以上は認知症だという報告がありますけれど、本当にそうなのかということに納得のいく報告はないんですね。九〇歳までは家族と一緒に生活していて、ほとんどが低下している超高齢者を診る機会が増えてきました。九〇歳以上の人にMMSEをしますと、記憶力は低下している超高齢者を診る機会が増えてきました。九〇歳以上の人にMMSEをしますと、ほとんどが二〇点以下です。どんなに、家では何も心配ありません、生活障害もありませんという人でも二〇点以下です。テストの成績でいきますと認知症のレベルということになるんですけれど、認知症ではないわけですね。九〇歳を過ぎて精神科を受診する場合は、しばしば閉じこもりとか、元気がなくなってきた、食事をしなくなった、がよくみられます。超高齢者で積極的に行動できる人は少ないわけです。それから、新しい状況への適応に自信があるわけでもありません。

そういった状態から引きこもりがちになって、周りからも困った困ったと言われると、本人も気にして、もう自分は邪魔者にされ、見捨てられたと感じて、食事もしない、夜中にゴソゴソする状況がみられると、認知症と言われることが少なくないのです。

ＭＭＳＥや長谷川式スケールは一般によく使われておりますけれども、このようなテストで九点だからもう認知症ですと紹介されてくるんです。そういった方が入院していただくと、だいたい一週間ぐらいですうっとよくなるんですね。家族も、いつものレベルに戻りましたと言われる方が少なくないんです。このような高齢者を認知症にしてしまうと、九〇歳以上は五〇％も認知症の可能性があるというようなレポートになるんではないかと考えるのです。

この問題は、医療面の問題よりも福祉あるいは保健の問題であるということを、私は機会のあるごとに言っているわけです。地域包括支援センターというのが国の制度によってできています。福岡県はどうか知りませんが、宮崎県では地域包括支援センターというのは、準公務員的な機関ですね。ですから、役所の人事で回ってきて、まったく勉強していない人がセンターに勤めていて、家族が困ったと言うとそのまま病院に連れてくるという状況があります。

施設やそういうセンターなどが力をつけることで、長生きをしても認知症というレッテルを貼られずに人生を終えることができるようにしなければいけないと思います。

どうぞ九〇歳以上になって初めて認知症という診断をつけるときには、注意していただければと思います。うつ病の治療は、若い人も高齢者も変わりません。休養が第一です。だいたい高齢者は、ほとんどの人が働いていませんからゆっくりすることはできます。次に、薬物療法です。抗うつ薬のＳＳＲＩは、使いやすいということで内科医などからも処方されています。残念なことに、ただ薬を与えて、これを飲んでいたらいいということで、ゆっくりと話を聞いてあげない場面が私たちの周りではみられます。

大層に精神療法と言いましても、特別なものではありません。とにかく時間をかけて話を聞くということが治療効果につながります。デイケアやデイサービスで何がよかったかと言うと、同じような年寄りがいて、そこで話をするのが楽しい。家族もあそこに行くのを楽しみにしていますと言われるんですね。保険施設の効果がこんなところにあると思うんです。病院では高齢者におそらくしていないんじゃないかと思うんです。ボケている、話を聞いても同じことをくり返し言うということで、診察に時間をかけようとしないところがあるように思います。

私はどうしているかと言うと、新患は一時間、そして再来は三〇分という予約制で診療しています。そうすると、病院側から収益につながらないということも言われているのですけれど、しばらくそのようにさせてくれとお願いしております。家族は喜んでおられます。病院の経済が気にならないわけではないんですけれども、この方針でやってみようということで、私どものところに来ている若い医師にも、このようにお願いしているところです。

それと、もう一つは環境の調整です。これがなかなか医師は苦手です。ですからケースワーカーに知識を持ってもらって、お願いしているということです。当然のことながら、調和のとれた対応がうつ病の治療に効果的であります。これができないと、薬を飲んでだらだらと、長期化します。治りが悪く、そのままにしておくと認知症に進展したりします。うつ病は認知症のリスク・ファクターであるということになるわけであります。

薬物治療については、先ほどもお話ししましたように、やはりＳＳＲＩのほうが副作用が少ないということで、重宝しております。外国の報告でもそうであります。

しかし、高齢者のうつ病は治りが悪いです。だいたい半年以上は付き合わなければいけません。文献からの報告でも、完全に治る割合は低く、治りが悪い傾向にあります。

ベースに aging があるわけですから、どこまで治ったかという判定は難しいわけです。それと、生活環境の調整がうまくいっていないと、私たちの手から離れるとすぐぶり返してくるという傾向もあります。

ここで強調したいのは、とにかく話を聞いてあげることです。高齢者の精神医療をすると、決心をしたら、時間がかかるということを覚悟しなければいけないと思います。

それから、認知症が発症する過程はシャープにはわからないんですけれども、その経過をみながら、どういう経過をとって認知症になっていくかということをみることです。典型的なアルツハイマー型認知症は、やはり物忘れ、記憶障害、健忘症候群から経過中にコルサコフ症候群を呈して、全般認知症に進展します。

末期になって血管型かアルツハイマー型かというのを考える場合も、それまでの病歴なり経過なりを知らないと難しいわけです。アルツハイマー型認知症は、認知症の五〇～六〇%と言われているんですけれども、これぞまさしくアルツハイマー型認知症というのは、その半分あるかないかなんですね。しっかりでき上がった状態では、vascular ではないので、アルツハイマー型あたりにしなきゃやむを得ないというようなところもあるようです。これぞまさしくどこからみてもアルツハイマー型というのは、言われているほど多くないと思います。

他のものはどうなのかと言いますと、抑うつ状態、あるいは初期にはうつ病、老年期妄想症と診断されていたケースが、だんだん記憶障害がはっきりしてきて、末期には認知症になる症例があります。

錯乱状態、せん妄状態から認知症に移行するのは、そんなに頻度は高くないんですが、抑うつ状態、幻覚妄想状態から認知症になるのは少なくありません。

それから、最初はうつ病と診断されていて、抗うつ剤で二、三年治療を受けていたけれど、やっぱり認知症になってしまったというケースも少なくありません。これはもともとアルツハイマー型認知症になるケースがうつ状態を最初に呈していた場合と、うつ病であったけれど、そのうつ病の対応がよくなかったかも知れない場合とが考えられるのであります。これはもう結果論ですからわかりませんが、結果として認知症になってしまったという、どちらもあると考えます。

老年期のうつ状態というのは、生物学的、それから社会・心理学的に検討して、どこに大きな問題があるかということを考えながら付き合わないと、うつ病と思っていたら認知症になってしまったということになってしまうわけです。歳をとるという生物学的な背景が一番のバックグラウンドにあるわけです。最初はpsycho-organicと思われたものが、あとにはorganicな状態になってしまうのであります。

最近は、認知症がＮＨＫのテレビなどで取り上げられることもありまして、わりと早期から相談に来られます。高齢者の適応障害、抑うつ状態を伴う適応障害もあります。それも認知症ではないかということで相談に来られたりします。そういう点でも、高齢者では人間全体をみることが大切であります。生物学的個人差の幅が広いわけですから、一つの尺度で病気、病気でないという判断も難しいのであります。

今日のテーマにさせていただきましたうつ病と認知症について日本神経精神医学会を立ち上げたときに、第一回が横浜であったんですけれども、教室員に報告してもらったことがあります。そのとき、認知症の始まりにうつ状態を呈する器質性うつ病と前駆症状としての内因性うつ状態をどう区別するかということを考えてみたんです。症例を数例まとめて報告したときに、当時の精神科の多くの教授からは、それは最初はうつ病だったんだと。それで、うつ病をちゃんと治療しなくてはいけない、あるいはうつ病がアルツハイマー型認知症を誘発したんだというコメントが多かったんです。ですが、私は別々の病気が一人にたまたま発症すると言うよりも、一連の流れとして考えたほうがいいと考えたい、と報告したのです。その後、ときどきディベートに参加したりしました。高齢者のうつ病と認知症が並存するパターンの鑑別には、こういった考えでいます。

うつ病の仮性認知症ということは、昔から言われていることですね。これはうつ病の治療で認知症が治る状態であるとされます。ですから、うつ病のうつ状態と認知症のうつ状態を見極めるということが要求されるわけです。

そのほか、うつ病にも認知症症候群があります。うつ病の状態像は認知症の状態像と重なっています。教科書的には深刻感とか、それから意欲減退について、私もそのことについて報告してきました。認知症の抑うつ状態には、抗うつ剤を使ってもあまり効果がみられないことも報告したことがあります。うつ病のほうからみるうつ状態と、認知症がうつ状態を呈する仮性うつ病、仮性うつ病をうつ状態だからと言って、いつまでも抗うつ剤を投与すると、認知症が増悪する可能性を考えておかなければいけません。

それから、認知症にうつ状態が重なると、認知症なのか、うつ病なのかに迷うケースがあります。うつ病の治療中に、認知症ではないでしょうか、認知症と思います、ということで紹介されてくるケースが多いですけれど、そのような症例は、認知症のケースが多いです。うつ病として治療していたけれど、生活障害が目立ってきましたということから認知症を疑われることが多いのです。そういった症例には二、三年間うつ病として治療している期間に、認知症になるかも知れないから、リハビリなりを家族と一緒に考えていくとか、福祉施設やＯＴなどに日常生活を指導してもらうことで、最終評価が変わってくるのではないかと考えています。

少し早口で時間がたくさん余ってしまいましたけれども、最後に、これは常に私が言っていることなんですけれども、認知症に伴ううつ状態、うつ病というのは、連続する状態であって、決してうつ病プラス認知症ではないということであります。

うつ病であることもあります。しかし、純粋なうつ病に dementia 様の症状がみられた場合、それは dementia ではないということを知っておく必要があります。それから、単にうつ病と認知症の合併ではなく、常に chronic psycho-organic syndrome であるということからも、当たり前のことなんです。私は脳をみていますが、脳の病変だけで説明できれば本当はスカッとするんですけれど、八五歳を過ぎた方の臨床をみて、それから脳をみても、クリアにはいかないというのが私の現在の考えであります。

六月に福岡で老年期認知症研究会があるんです。そこで東京の村山繁雄先生が、超高齢者の認知症の臨床と病理ということでお話ししてくださるということで、楽しみにしています。九〇歳に達した人で、九〇歳までは生活障害がなくて、九〇歳を超して初めて生活障害を起こしてきた人に、認知症という診断がどれくらいの確率でできるのかということを教えていただけるのではと。私はそのことに関心を持っているところです。

九〇歳以後に初めて生活障害をきたした人の多くは薬も使わない、そして、病院でしばらく休んでもらうと元気になられるんですね。「ここはいいですわ。話をする人がいて」とか言ってニコニコされるんですね。九三歳にもなって病院がいいというのは、やはり social な問題、psychological な問題が大きいと私は判断しているんです。超高齢社会を迎えるわが国では、そういったことをみんなで考えていかなければと思います。精神科医だけの役割ではありません。精神科医がそういう発信をしていく必要があるのではないかと、普段の診療で感じているのが現状であります。

以上で、私の話は終わらせていただきます。余談ですけれども、都城というのは茶どころでもありまして、私の施設は茶畑の丘の上に建っております。霧島連山を眺めながら診療できるということで、私は幸せを感じております。どうぞ近くにおいでになりましたら、お立ち寄りくださることをお待ちしております。

どうもありがとうございました。

神庭　三山先生、ほんとうにありがとうございました。

高齢者のうつ病と認知症、そしてその関係について、先生がご提唱されている分類もあわせてご紹介いただきました。どちらにしても psycho-organic syndrome であるという見方は改めて勉強になりました。認知症での環境調整や精神療法の重要性を軽視してはいけないという貴重なメッセージをいただいたと思います。

質疑応答

神庭　ここで、まだ時間も残っておりますので、フロアからご質問を受けたいと思いますが、いかがでしょうか。はい、どうぞ。

質問者1　先生の経験に基づいた話、もう、いつも感心して伺っております。どうもありがとうございます。

質問は二つあるんですけれども、一つは、先生が再来三〇分、新患一時間ということで、かなり長い時間をかけておられる。私も認知症の患者さんを診ておるんですけれども、実はあまりそんなに話すこともなくて。きれいなお嫁さんとかついてくると三〇分ぐらい話すときもあるんですけれども、ちょっとおばちゃんだと、もう二、三分で終わってしまう。

先生、そういう高齢の患者さんにどのような話題のアプローチをしておられるのか教えていただきたい。

もう一つは、やはり高齢者の depression の方が私のところによくお見えになるんですけれども、うつ病と言っても、いわゆる悲哀感とか抑うつ気分というのがあまりなくて、どちらかと言うと、apathy に近いような感じです。果たしてこういう方に抗うつ薬というのが効くのかということをいつも疑問に思いながら診療をしておって、スルピリドでもちょっと使ったりとか、シンメトレルみたいなのを使ったりとかしておるんですけども、そういう薬物療法について先生のご経験をちょっとお話ししていただければと思います。

三山　ありがとうございます。

実際に三〇分ないしは一時間かけていると、私には時間が足りないことが多いんですね。それは家族の方も、話を聞いてほしがっているということもあります。本人にとにかく話したいだけ話をしてもらいますと、昔話が出てきたりするし、その間にオリエンテーションや判断力とか、あるいは構成機能とかのテストを間に挟みながらしていますと、もう三〇分じゃ足りません。

一つは、家族にしっかり話をしてもらうということは、家族に認知症高齢者を支える力がどのくらいあるのか、どういうふうにみているのかということの評価にもつながって、入院までしなくていいように指導してあげると言いますか、支えてあげるということに非常に役に立つんですね。

それから、新患は一時間では本当に足りないので、ケースワーカーに前もって予診みたいなもので情報をとってもらっている状況です。抑うつ状態の方は、最初は何にもしゃべらなくて、黙って、家族がついていると家族に気兼ねするような方が、やがては、もうここに来て話をすると二週間持ちますわというような感じになったりします。

もういいでしょうと言っても、いや、来させてくださいというような方が続くものですから、再来の予約がだんだん長引くというような傾向もあるんです。

予約が多いのでもう少し診療時間を短くしてくれませんかと病院側が言うんですけれど、今のところその要望には応じていないんですね。ですから、外来がほかの患者さんで込み合うということもありませんし、時間前に来て、それでだいたい時間内に帰られるということです。経済は成り立ちません。外来は赤字だということです。私、経営者でないものですから、好きなようにさせてもらっているんです。

それから抗うつ剤ですけれども、パキシルを使っても二〇ミリぐらいまでですね。それ以上は使いませんし、それから、夜がどうもゴソゴソしてというときには、夕方と就寝前に使うということで、私は薬物のウエイトは三分の一ぐらいにして、本人からとにかく話を聞く、そして家族から話を聞くことにしています。家族にストレスがあると即本人のストレスになります。家族のストレス具合を評価するということは、本人にもどれくらい負荷がかかっているかなということの評価になります。それをみながら対応していく、それが一つの環境調整にもつながっていくということです。今のところ、それが一番かなという感触を持っているということでございます。

ありがとうございました。

質問者1　どうもありがとうございます。

神庭　はい。ほかにはいかがでしょうか。どうぞ。

質問者2　楽しい解説をありがとうございました。一つ教えてほしいんですが、たしかにアルツハイマー病のリスク・ファクターにうつ病というのがよく言われていまして、その一つの根拠となり得る部分をご紹介しますと、例えば、いわゆる病理所見。アルツハイマーの方であとから振り返ってみますと、生前にうつを発症していた場合と発症していなかった場合で、うつを発症している方の方が、より病理変化が強かったとか、あるいは生前の進行が早かったという印象が、そういうような所見論があります。先生はいろんな病理所見をみられていると思いますが、そういったことは現実的に実感しているでしょうか。

三山　私、剖検して、そういう老人性変化ですが、だいたい病理での病変は advanced のステージですし、それからプラック等のステージにしても、アルツハイマー型認知症と診断できる状態でしています。さっきのスライドでは、加齢で侵されやすい、黄色い文字で強調したところが感情障害に関係があるところです。そこには強い病変があります。私は病変の程度と生前に感情障害があったかなかったかという点については検討しておりません。非常に興味のあるテーマですので、また機会がありましたら検討してみます。

標本はありますし、データもありますので、整理しようと思ったらできると思います。ありがとうございます。

神庭　ほかにはいかがでしょうか。はい、どうぞ。

質問者3　貴重なデータをお示しいただきましてありがとうございました。ちょっと細かいことで恐れ入りますけれども、最初のPETをおみせいただいた症例は、後頭葉についてだと思うんですね。それだけれども、レビー小体型認知症ではないというのを証明されたというのは非常にすばらしいと思うんですが、最近、後頭葉がちょっとでも落ちていると、「これはレビーの疑いがあります」と言う人が多いんですが、実際問題として、そういう症例はどのくらい疑わしいと先生は思っていらっしゃいますか。

三山　アルツハイマー型認知症で、これは経過が長くて、亡くなる直前の五四日ぐらいしか入院していなくて、そのときに撮ったPETです。アルツハイマー型認知症でも、頭頂葉から後ろのほうに進行するという可能性があります。初期のPETですと、レビー小体をより考えたかも知れませんけれども、このPETに関しては、むしろはっきりと出ているのは、側頭・頭頂葉がはっきり低下しているという意味づけしかしませんでした。前頭葉は advanced stage では、精神機能が落ちているということ、意欲も低下し、apathy となっていることと関連しているだろうと考えました。

レビー小体病も何例か経験しております。それも初期の段階で幻覚が日中もはっきりしている段階で、後頭葉にとり込みの低下がみられています。さらに心筋シンチでも、確かめられた症例に対してレビー小体病という診断をしているのが私の考え方です。

神庭　ありがとうございました。ほかにはいかがでしょうか。

それでは先生、私のほうからお聞きしたい点が二つございまして、一つは Vascular depression ということが近年言われるようになっています。五〇代、六〇代前半のうつ病という診断で来られる患者さんで、脳画像を撮りますと深部白質に梗塞と思えるようなスポットが散在しているときに、それを Vascular depression と診断することに関して、先生が今どうお考えなのかということ。もう一つは、高齢者の方への精神療法に先生が常々心がけている、大切にされているポイントなどがありましたら、ご指示いただきたいと思います。

三山　ありがとうございます。

Vascular depression というのは、もともとはニューロージストが提唱したと言いますか記述したもので、Vascular accident があって一カ月以内に depression の状態、ご存じのようにICD－10によりますと、抑うつ状態、抑うつ感情に身体障害、症状が伴って二週間以上続くと、depression という診断をしてもよいということになるわけです。

精神科で診るいわゆる Vascular depression というのは、神庭先生がおっしゃったように、急性期を過ぎて慢性期になってもなかなか元気が出ないし意欲が出ない。そして悲観的なことを口走るというような状態に対して使っている人もいます。

それがほんとうにVascular depressionとしていいのかどうかというのは迷うところです。外国の報告では、多くはそれをdepressionと言っているんですね。で、まあ、抑うつ状態に身体症状も伴っている状態が続いて、そして抗うつ剤が反応して、本来のレベルに回復したという症例であれば、それはVascular depressionにしていいだろうと思うんです。高齢者ではそういうのは少ないんですね。Vascular depressionという用語を用いられるときには、そういうことも考えておく必要があります。

それから、精神療法についてのポイントですが、私、狭い意味の精神療法家ではありません。ただ話を聞いて、そして本人に少しは前向きに、そして生きる意味を考えてもらえるような方向づけができればということを心がけてしております。

面白いこともない、つらいこともない、ただ仕方がなく生きている、早く死んでもいいけどそういうわけにはいかんという高齢者の声を聞きます。せっかく生きているんだから、私も含めて自分に言い聞かせるようにお年寄りに話しかけたりしているというのが私のコツじゃありませんけど、そういうことをしているということです。

やっぱり高齢者の生きる意味をどういうふうに……。ですから、私は、一つの病棟に静かな病棟をつくって、超高齢者、高齢者に、これからどういう生き方をしていきたいのか、どういう死に方をしたいのかということを、サイコロジストを入れて話をしてもらっています。そうすると、わりと生き生きと話をするんですね。家でそんな話はしなかったとか言われるんですけど。そういうことも一つの集団療法かなということで、トライしているというのが現状です。

神庭　ありがとうございました。あと、よろしいでしょうか。

今日は三山先生から大変貴重な示唆に富んだお話をいただきまして、ありがとうございました。

日本はこれから急速に高齢社会になってくることは、もうご承知のとおりでございまして、geriatric psychologyが、今後もますます重要になってくると思われます。ぜひ若い先生方に、特に三山先生のようなgeriatric psychiatristを目指してほしいと思いますし、また本日はあまりお伺いすることができませんでしたが、先生からは、神経病理診断、あるいは画像診断であるとか、神経心理学的な評価であるとか、たくさん学べることがあると思いますので、福岡からぜひ先生のところに弟子入りしたいという人が大勢現れることを願って、講演会を終わりたいと思います。

本日はまことにありがとうございました。

（二〇〇八年三月六日、第五回福岡精神医学研究会）

第九講演

わたくしの治療のしかた

山上敏子
Yamagami Toshiko

神庭　それでは、今日の特別講演に入りたいと思います。演者は、元久留米大学文学部心理学科の教授でいらっしゃいます山上敏子先生です。

今日は、山上先生をお迎えして、このようにご紹介できることを光栄に存じます。先生は大変ご高名な方ですので紹介は不要かと思いますが、ご存じのように、行動療法の日本のパイオニアでいらっしゃる。また、先生は臨床医学全般にわたりまして、精神医学の至高に達せられた数少ない精神科医のお一人ではないかと思います。山上先生が九州大学に講師としていらした頃、第一回の本研究会でお招きしました神田橋先生が同じく講師として教室にいらしたということで、当時の症例検討会は大変盛り上がり、実りの多いものだったとお聞きしています。その頃の症例研究会に参加できた先生方を大変羨ましく思います。恒例でございますので、略歴を簡単にご紹介いたします。

先生は一九六二年に九州大学医学部をご卒業されまして、翌年、同医学部神経精神医学教室の副手となられました。一九六九年から一九七〇年、米国テンプル大学ＥＰＰＩにご留学されました。ここで行動療法を学ばれたのだろうと思います。七一年から九州大学に助手としてお戻りになられまして、七四年、同大学の講師としてお勤めになられ、一九八五年には国立肥前療養所臨床研究部長になられました。二〇〇一年から二〇〇七年までは久留米大学教授を務めていらっしゃいます。

先生のご業績ですが、『行動医学の実際』(岩崎学術出版社、一九八七)、そして『行動療法』(岩崎学術出版社、一九九〇)、この本はわたくしも読ませていただきました。行動療法につきまして、大変緻密に、かつ解りやすくロジカルに書かれていらっしゃいます。また、先生の臨床技能が滲み出てくる大変な名著です。他にも『行動療法2』(岩崎学術出版社、一九九七)、『お母さんの学習室――発達障害児を育てる人のための親訓練プログラム』(二瓶社、一九九八)、『行動療法3』(岩崎学術出版社、二〇〇三)、『方法としての行動療法』(金剛出版、二〇〇七)、『山上敏子の行動療法講義 with 東大・下山研究室』(金剛出版、二〇一〇)などのご著書がございます。

それでは、先生には、今日は「わたくしの治療のしかた」と題して、お話をいただきます。どうぞよろしくお願いします。

山上　ご紹介ありがとうございました。「わたくしの治療のしかた」という非常におこがましいテーマを出させていただきましたが、他によいテーマが浮かばなかったので、こういう厚かましいテーマでごめんなさい。

わたくしは、今ご紹介いただきましたように、長いこと――三五、六年になりますが、行動療法という方法を主な手段として臨床を行ってまいりました。行動療法を長くやっているので、臨床の行い方が自然にそういうようになっていますので、こういうテーマにしました。「自然にそのようになる」というのは、やはりこの方法、行動療法は、評論とか、総論的な意見とか、そういうことに関してはほとんど不格好で役に立ちませんが、実際に臨床を行うということに関してはとても役に立つので、長くそうやって、そうなってきたのだろうと思います。

現在、行動療法は、認知行動療法という用語のほうがポピュラーになっていますが、わたくしは「行動療法」という名前が好きなので、ちょっと頑固に使っています。この治療法は、いろいろな疾患にエビデンスを持って効果がある治療法であると、最近の教科書には書かれています。それはそれとして、よいことではあるのですが、わたくしが行動療法という方法を持っていてよかったと思っているのは、そのことよりも、行動療法の考え方とか、問題の解き方とか、その方法や技術とか、そういうものが日常診療の端々で役に立つ。そういうところで、この治療法を持っていて臨床医として得をしたと思っているわけです。

治療は、ごく些細なことの連続で成っています。治療を進める些細な場面において、治療そのものの他にも例えば薬を飲むとか、通院するとか、あるいは他の患者さんとのトラブルとか、家の中のいろいろなことか、検査を受けるとか、病院の中の規則に従うとか、いろいろなことがらに対しても、その些細なことが治療にとってとても大切なことになります。そんな臨床の細部において、問題を理解して、どうしたらよいのかと考えて、そうできるようにして、というようなことを行うときに、行動療法は生き生きと役に立ちます。そういうことで、よい方法を持っていてよかったと思っております。

早速、わたくしの治療のしかたを示す例として、症例を述べさせていただきます。この症例については、その一部はすでに報告しておりますが、その後、さらに治療を追加していますので発表させていただきます。今、気にかかっている患者さんの一人です。

この人は、三二歳の女性です。Aさんとしましょうね。治療半ばですが主訴は過食嘔吐です。発症が一三歳で、発症後ずっと治療を受け続けてこられた方です。今わたくしは大学の文学部に勤めておりますので、わたくしがこの患者さんを診ている臨床の場は、大学の外の中規模の内科病院の週一回の精神科外来です。診療室がごく普通の内科外来の中にある忙しい精神科外来ですが、Aさんはその外来診療の流れの中で診療している患者さんの一人です。

Aさんは、この二〇年近くをほとんどずっと摂食障害——過食、嘔吐、食べ吐きで悩んでいるというか、食べ吐きをしている女性です。わたくしが治療を始めて現在まで二年弱経っていますが、わたくしの治療の前も、発症からずっと一七年間治療を受けてきております。

最初の一〇年間は連続してくり返しの入院治療と外来治療を受けたようで、その後の七年間は、病院の治療は嫌だというこの人の意思で、心理士によるカウンセリングを受けております。患者さんはその心理士の紹介で遠方にいるわたくしを受診されました。

病歴を簡単に述べます。Aさんは人の出入りがとても多い、親類中が教師であるような教師家族の長女で、妹が三人います。この人は小さいときから曲がったことが大嫌いでまじめで、少し緊張しやすいこともあるけれども、活発で、両親や家族のことを気にするようなしっかりとしたと言うか、ちょっと気にかけすぎると言うか、そんな頭のよい子どものようでした。

中学に進学して、クラブ活動で学校の代表に選ばれたそうです。Aさんから聞いた話ですが、Aさんは成績もよくてかわいい子であったようで友達から嫉妬されやすかったらしくて、かなりのいじめに遭ったと言います。この頃のいじめの様子などを聞くと、よくそんないじめをするものだなと思うようないじめで、例えばトイレに入っていると、上から水が入ったバケツが落ちてくるとか、そういうことがしょっちゅうあったと言います。いろいろあって、友達が怖くなって、落ち着かなくなって、学校に行き渋るようになったということでした。

この頃、同居していたおじいちゃん、おばあちゃんが病気をしたり、よく話を聞いてくれるおばさんが病気になったり、というようなことがあったそうです。転校したり、無理に学校に連れて行かれたりとか、そういうこともあったと言います。本人からだけの情報ですが。

そんなあるとき、お腹をこわして食事を抜いたことがあったそうで、そのとき、Aさんは食事を抜くと体が軽くて調子がとてもよく感じられて、それにご飯を食べないと時間ができるからよいと思ったり、また、食事をしなかったら学校でもトイレに行かないでいい、トイレに行くことを友達に気兼ねしなくてよいと思ったそうで、その頃から意図して食事をとらなくなったと言います。腹痛とか、便秘とか、下痢がくり返しあるようになって、体重が減少してきて、間もなく無月経になって、中学二年生になってからは学校にはまったく行かなくなり、入院治療を受け始めたようです。最初の一〇年間の治療は同じ病院で、ここは摂食障害をよく診ている病院のようでしたが、そこでの入退院をくり返しています。

入院中には、拒食だけでなくて過食もあったようです。Aさんは、他の患者との関係を、現在振り返って、すべてに意地悪をされたというように被害的に言っています。そして、うまくいかなくて、誰もわかってくれないという気持ちがますます強くなったそうです。家でもそんな気持ちが強かったようです。また、過食もときどきはあるけれども、拒食がひどくて、何度も低K血症で痙攣発作を起こしたりなどして、決して順調な治療経過ではなかったようです。

そこでの一〇年間の治療の後、Aさんは病院での治療を拒否するようになっています。主治医からの紹介で心理士のところでカウンセリングを受けるようになり、その後、七年間カウンセリングを受けております。カウンセリングでは、主に自己認識と言いますか、そういうものを求める、促す、そういう方向とともに、大検を受けたりとか、非常につらい思いをしながらだったそうですが、自動車学校に行って運転免許を取ったりしました。自動車学校の頃のことを聞くと、あんな嫌なことをなぜ自分がしたのかと怒ります。そうはいうものの、大検に合格し、運転免許も取って、そんな社会生活がしやすくなるような方向をもってカウンセリングが進められたようです。

このカウンセリングを受けた間は、その前の病院の一〇年間の治療を受けたときよりも、ごくわずかにですが落ち着いた気持ちにはなったようです。しかし、食べ吐きに関してはまったく変化がなかったと言います。

このような治療を受けた一七年の間に、食べ吐きがなかったのは二〜三週間の数回ぐらいだったようです。そのときは、どうして食べ吐きをしなかったのかと聞きますと、例えば自分が食べ吐きするから家人の仲が

このときは食べないで吐かないようにしたそうです。

悪くなっていると思ったので食べ吐きを我慢したなど、人のために食べ吐きを止めようとしたようですが、

二年近く前にわたくしのところに初めて来たときのAさんの主訴は、毎日七〜八時間から一〇時間に及ぶ食べ吐きです。その他にも、一つは、抑うつ感、今までの生活への後悔、自分は生きる資格がないという無価値観とか、二つは、死んだほうがましで死ねるものなら死にたいというような希死念慮、三つには、薬はずっと服用しているのだけれども、イライラと不眠、四つ目には人が自分に「ばか」「くさい」と言っているように聞こえるという幻聴と被害念慮と、その他に、いつもそわそわしている落ち着きのなさ、他にもまだ幾つかありますが。主に訴えられていたのはこういうことでした。非常な苦痛の状態が続いているのだということが、つくづくとわかりました。

初診時のAさんは、今までの、聞くだけでも大変な、苦しかったであろういろいろな経過を、ただ一本調子で淡々と述べていました。顔立ちが端正な女性ですが、固まったような笑顔を浮かべたまま、ほとんど表情も体も動かさないで、「食べ吐きをしていることが惨めである、それがよくなりたい。今まで長いあいだ治療を受けたけれども変わらなかった。吐かないようになりたいが、よくならないと思う。薬を飲んでも眠れないし、気分が落ち込む。眠れる薬はないだろうか」というように、当然だとは思うのですが、初めに会うわたくしの前で、治療へのとても消極的な期待と言いますか、否定感みたいなものを述べられました。

初診では、このような話を聞いたあとに、希望どおりに薬の——これは抗うつ剤と睡眠薬です——かなりの量を処方して、毎日決まって飲むことがよいと思うと説明しました。そして、食べ吐きについても、食べ吐きは治療できる、少なくとも今より少しは軽くなる程度には治療できるだろう。食べ吐きが軽くなると、他の苦痛も少しは軽くなるのではないだろうか。そういうようにわたくしは楽観的な意見を述べました。

わたくしは、この症例に限らず、治療を始めるときには少しだけ楽観的な見通しを告げます。そうしないと、やはり患者さんは治療を受けてくれないと思うので、少しは何とかなるだろうという方向で意見を述べ

ますが、Ａさんにもそうしました。Ａさんは少し考えていましたが、食べ吐きの治療をもう一度受けてみたいと希望されました。そこで、ひとまず食べ吐きを対象にして通院治療を行うことにしました。そして、Ａさんの申し出どおりに一週間後の再来を約束しました。

そして、わたくしはＡさんに一週間の間、食べ吐きについて、その始まる時間と終わる時間、そして食べ吐きする前に、食べ吐きのことが頭を占め始めてくる時間、とをメモしてくれるように頼みました。

このようにして治療を始めたのですが、Ａさんはとても遠方の人で、飛行機での通院なので、この後の通院には二〜三週間から一カ月に一度程度の間隔で通院することになりまして、現在まで三六回の通院を行っております。今週の火曜日に最後に診ております。

治療の概略を述べたいと思います。

Ａさんは、初診の一週間後に受診されました。初診時にわたくしが頼んでいた食べ吐きのメモ、これは今もそうしていますが、Ａさんのメモはハガキの半分ぐらいの小さな紙にきれいな几帳面な小さな字で書かれていましたが、何日、何曜日、頭に占める時間は何時から何時まで、食べ吐きは何時から何時までというように書いてきておりましたので、わたくしはそのメモを確かめるようにしながら、食べ吐きの実際の様子を聞きました。

とても悲惨な様子でした。週に二日か三日くらいは、昼間から夜中まで食べ吐きが続いて、他の日は夕方から夜中までの食べ吐きでした。夕方からの食べ吐きのときでも、昼食を少量食べて、その後は気を許すと食べることが頭を占めてくるので、気を許さないために、掃除したり、ピアノを弾いたり必死になって動き回っていました。ただただ必死になって体を動かしているということのようでした。

そんなにしていても夕方の四時くらいになると、他のことに気持ちを集中させる気力が切れてしまって、食べることだけが頭を占めて落ち着かなくなって、六時近くになるとやっと食べられると思って、慌てて食事を勢い込んで食べ始めて、しかし、すぐに嫌な気持ちになって吐き始めて、それからは食べて吐いてを続けるということのようでした。

どうも、Aさんは食べ吐きを一〇回以上、夜中まで続けているようなのですが、そんな話を聞いていて、彼女にとっては食事は吐くために食べているのかと思ったものです。夜中ぐらいになると、やっと食べ吐きが止まって、その後は二時間ぐらいかけて入浴して、強い疲労と自己嫌悪に苛まれて明け方まで眠れなくて、少し眠ってうんざりした気持ちで目が覚めて、また同じ一日が始まる、そういう日々のようでした。聞いていて、本当に苦しいだろう、大変だろうなと思いました。

わたくしはいつもそうなのですが、この状態をどこからどうしたらいいのだろうかとまず考えました。この人の一週間の様子から、Aさんはいつも食べ吐きのことが脳裏を離れない、すごく緊迫した状態にあると思いました。それに、食べ吐きのくり返しでくたびれ果てている。またそうしていることが嫌でしょうがない。それだけでも大変だろう。そこのところをまず少し楽にできないだろうかと考えました。そんなことを彼女と話しながら方法を考えました。そして、考えつきました。それは、一つは彼女が今食べ吐きしている時間を、これは八時間近くに及ぶのですが、それを予め、「食べ吐きをしてもよい時間」「食べ吐きをする時間」と納得して決めておき、食べ吐きをしないと思わないようにすると、午後からの緊迫感が少し軽くなるのではないだろうかと考えました。

そこで、食べ吐きが始まっているだいたいの時間が六時でしたので、「六時に目覚まし時計をセットして、その六時を食べ吐き開始時間にしよう」と勧めました。そして、「ベルが鳴ったら、焦らないで、してよいこととして、ゆっくり食べ吐きをしよう」と指示しました。そのときに、もし少し余裕があれば、食事を少しでも落ち着いて取ることができるように、立ったままでなくて食卓でテーブル・セッティングをしてゆっくりと始めるとよい、ということも勧めました。

もう一つ指示したのは、「吐きたくなったら吐けばよいと思って、慌てないで吐く」ように勧めました。食べ吐きが終わって後悔が押し寄せてきたら、「今はこれでいいの」と、自分に言い聞かせるようにと、直接的に不安で仕方がないことへの対処の方法を指示しました。

また、「吐いたあとはゆっくりと入浴して、後悔ではなくてゆっくりと美容に時間を使うこと」と、この人は顔立ちが綺麗な人ですから、このように直接的な指示をしました。このような対処行動の直接的な指示を行動療法では「教示」と言うのですが、こういう教示をした意図は、一つは、食べ吐きしてよい時間をベルで知ることでその前の緊迫感を軽くする。すなわち食べ吐きをしていい時とそうでない時との区別をベルの音でつけることで、食べて吐くのではあるのですが、そうでない時の緊張が軽くなるのではないかという予測と、テーブル・セッティングを自分でするということで、食べるということの緊張を少し少なくできるのではないか、ということと、こうすることで食べ吐きの中にも食事を取るという意味が意識化されるのではないか、と考えたからです。もう一つは、食べ吐きからの後悔とか、自己卑下をできるだけ少なくすることと。仕方がないことですから後悔を少なくすることで後悔による疲れを少なくすること。あと一つは、顔の手入れをすることで健康な行為、食べ吐きのあと、お風呂の中で嘆くだけではなくて、顔を洗っているわけですから顔の手入れという健康な行為ができていることを自覚できるようにすること。そんなことを意図して、このような直接的教示を行ったわけです。彼女はちょっと考えていましたが、うなずいてくれて、そうしてみることにしました。

それから二週間後に来院しましたが、指示したことはだいたいできて、役に立ったようでした。Aさんの感想では、時間ばかりが気になって焦っていたのが少し楽になった。犬と遊んでいて、六時のベルが鳴って初めて時間が経っているのに気がついて、もう少し遊んでいようと食事を始めるのを伸ばしたことがあると述べて、食べることの緊迫感が少しだけ軽くなったようでした。また、ときには少し落ち着いて食事を始めることができるようになって、家族と話しながら食事をしたことがあるという報告もするようになりました。そして、少し眠れるようになっていました。もちろん睡眠薬はたくさん出しましたが。

治療開始から二カ月目頃には、一週間に一度くらいに、お昼からの食べ吐きがある以外は、だいたい六時頃からの夕食の食べ吐きだけになってきました。そして、夕食の食べ吐きも、のべつ幕なしに食べ吐きをするのではなくて、いったん普通の夕食をして、そのあとから六～七回の食べ吐きを始めるというように、普通の食事と食べ吐きとを区別するように変化してきました。

また、Aさんは、このとき夕食と食べ吐き用の食べものを異なるものにしていて、食べ吐き用の食べものは粗末なものにしていることがわかりましたので、さらにそこも介入の対象に付け加えました。「自分の体に入るのだから、吐くことになっても美味しいものを食べよう」と勧めました。

なぜかと言うと、どうしようもないと感じている食べ吐きの中にも、自分のこととして対処できるところがあるということがわかるように、こういうようなことをしたのです。

そして、食べ吐きのメモを、これまでの始まる時間と終わる時間、六時から始まって一二時とか、三時から始まって一二時とかのメモに少し加えて、普通の食事の始まりと終わり、食べ吐きの始まりと終わりというように区別して書いてもらうようにしました。それに普通の食事の内容も書いてもらうことにしました。普通の食事の開始と終わる時間、内容、食べ吐きの始まりと終わりの時間というように分けて記録してもらうようにしました。

こうして、Aさんの悲痛な食べ吐きから、罪悪感を少なくするように、緊張を軽くするようにし、さらに食べ吐きの部分に意図的な部分を加えて、自分でコントロールできる部分をつくるようにしました。このようにしてみましたら、食べ吐きの時間がだいたい二時間以内ぐらいで終わるようになりました。

治療を始めて二カ月過ぎた頃から、それまで吐かないことは治療のテーマにはなかったのですが、Aさんは、食事をしても吐かないようになりたい、吐かない日を一週間の内に一日くらいはつくりたい、と自分から希望するようになりました。そこで、吐かない日を一日つくるということが可能であるかどうかということについて話し合いました。

Aさんは体重が増えることをとても恐れていました。この頃のAさんは、身長が一六五センチメートルで体重が四三キロでした。ＢＭＩが一六ぐらいでしたが。食べて吐かなくなったら、食べた分だけ体重が増え体重増加が必然的に起こります。そこで、Ａさんと、体重の増加をどのくらいまでだったら我慢できるのかと許容範囲について話し合いました。結果として、三キロまで増えるのは我慢するということになりました。そこで、体重を三キロ以上増やさないで、食べて吐かない、ということを、次の治療課題にするための準備を始めました。

どういう準備をしたかを述べます。まず一つは、ここから診療の度に体重測定をして、治療の中で体重を管理すること。二つには栄養の管理も同じように治療の中ですることにしました。Ａさんが取る一日の食事の内容と量を、食事毎に毎日記録してもらって、診察日にカロリーを計算することにしました。最初は栄養士にカロリー計算をしてもらいましたが、二回目からは彼女も自分でカロリー計算をして、それを栄養士の結果と照合して、彼女のカロリー計算が正しくできるようにしました。とても頭がいい人のようで、すぐにそれもできるようになりました。その後、彼女のカロリー計算付きの食事記録、だいたい九〇〇～一二〇〇キロカロリーぐらいが維持できていました。そのチェックと体重の測定を診療日毎に行うことにしました。

そして、治療開始から丸三カ月が過ぎた四カ月目から、Ａさんの希望どおりに食べて吐かない日をつくるという治療目標をたてました。最初の吐かない日は、診察日の前夜に行うことに決めました。これは二人で決めたのですが、不安が強くても、診察の前日であれば少しは我慢がしやすいだろうということを考えたからです。最初に食べて吐かなかった状態を、Ａさんは、「体中の皮膚の下に物がパンパンに詰まって体中がポンプのように膨らんでいる、ポンプ人間になった」と非常に苦しそうでした。やはりそんなにも苦しいことなんだと、本当につくづく思いまして、わたくしは弱気になって、計画を少し延ばしてみよう、もう少しあとからにしようか、と彼女に気の弱い提案をしました。ところが、Ａさんは、パンパン張った苦痛よりも、普通に食べて吐かなかったことはこの二〇年の間に初めてのこと、そんな一度もなかったことができたということ、その事実がとてもうれしかったようでした。そして計画どおりにやってみたいと主張しました。

そこで、食べて吐かない日を週のうちに一日つくる、ということを治療の次のテーマにしました。「診療の前日は吐かない」。この人は三週間とか四週間に一度とか、決まった間隔で通院していませんので、「診察の前日は吐かない。他の日は無理をしない」ということを教示しまして、それを具体的に次の治療目標にしました。Aさんは非常に几帳面に食事の記録をとって、カロリー計算を続けました。現在も、これは続いております。

そうこうしているうちに、診察前日以外にも、時々自発的に吐かない日が出てきました。彼女は、自分で吐かないで済んだ日はよほどうれしかったようで、日にちの記載の上に旗印をつけるようになりました。治療を開始して五カ月ぐらい経った頃には、吐かない日が週に平均二回ぐらいになりました。六カ月か七カ月後には三回ぐらい吐かないで済む日が出てきました。その後、一年後ぐらいまでは、週に四回ぐらい、この人は非常に律儀な人で、計画的にやっていると思うのですが、一年後からは五回ぐらいになりました。現在は週に五〜六回ぐらいになっています。ときどき一〜二カ月の落ち込みがありますが、落ち込みがないときは、だいたい普通に食べて吐かないで済ませることができるようになっています。

現在、Aさんの体重は、約束の限度内にありますが、三キロ増加して四六キロになりました。そのことがやはり嫌だろうと思いまして、「体重が増えることが不安ではないか」とわたくしが心配な質問をしますと、Aさんは、「太るのは嫌だけれど、前ほどには体重のことが気にならなくなった。それよりも普通に食べて吐かないで済んでいるということが自分にはうれしい。メモの旗印が増えることがとてもうれしい」と述べるようになっております。

こんな経過で、ときどきの落ち込みはあるものの、主訴である過食嘔吐はゆっくりではありますが、軽快してきております。最近では、動揺することがあっても昼からの食べ吐きがなくなり、夕食の食べ吐きも時間が短くなっています。そして、吐くのは、自分の今までのみじめな過去、人から嫌なことをされたという被害的な過去の記憶が蘇ってたまらなくなって吐いてしまう、と把握しているようです。

初めに述べましたように、Ａさんは食べ吐きの他にいくつもの苦痛を持っています。例えば抑うつとか、自分の過去の体験をくり返し思い出して悲観したりとか、あるいは被害念慮とか幻聴体験の悩みを持っていました。Ａさんは人の悪口が聞こえるということのために、自分の部屋の窓を、この人は広いお屋敷に住んでいるようで、外の人の声は部屋までは届かないらしいのですが、自分の部屋の窓を防音ガラスにしてしまっているということでした。こういう苦痛も、食べ吐きが改善されるにつれて、少しずつは軽くなってきておりますが、それも治療の対象にしてきております。

例えば、現在も続いていますが、過去がくり返し思い出されて、苦しくなり惨めになって、憂うつになるという苦痛に関しては、試行錯誤でいくつか対応してきました。まずこういうことをしてみました。

過去がくり返し思い出され、後悔して悔しくて、哀れになるということが、例えば今日の献立を考えるとか、今日の洋服を考えるとか、そういうことと同じように自分が積極的に考えていることなのだろうかというテーマで、「考える」ということの体験の違いを探したりしました。くり返し突発的に思い出す過去についての惨めな考えは、考えたくないと自分が思っているにもかかわらず、自分の意思と関係なく考えてしまっている、というところに少し気づくことができていたので、そこをまず話し合いました。そして今日の献立を考えるなどの積極的な考える体験とは違う体験をしていることを自覚できるようになりました。

それは自分が考えようと思って考えていない、むしろ侵入してくる考えであるところに注目して、他のことをしてそれを考えないようにする、この人が考えついたのは、例えば、化粧水のスプレーを顔にかける、そうするとパッと考えが止まる。そういうことも工夫をしたりして、考えを飛ばすことができて少し気分がよくなっているということを見つけたりしています。そして、少しコントロールしやすくなったあとに、時間を決めて時間内で考える、一つのテーマだけを考える、道筋を追って考える、という考え方の練習なども追加しておりますが、現在のところまだそれほど上手にはなっていません。

またＡさんには、人が「ばか」「くさい」と言う幻聴、被害念慮もあります。これも食べ吐きが少し改善した治療開始半年後くらいから少しずつ治療の対象にしてきました。

この頃は、それまで声が聞こえるので開けることのできなかった部屋の厚いカーテンをときどきは少し開けることができるくらいにはなっていましたが、人の中はやはり怖くてしかたがない状態が続いておりました。それも治療の対象にしました。例えばAさんは数年前から食べ吐き用の買い物のために、一人で車で遠方のマーケットに行っていました。顔が見えないように帽子を目深に被って、足早に歩いて、目的だけの買い物をしてすぐに帰ってくるということでした。

そこでマーケットで声が気になったら、その声をよく聞いて、その内容を記録してくるように、と宿題を出しました。ところがAさんは、記録するために声に注意してみたら内容はよく聞き取りにくかったり、自分のことではないかも知れないと考えていいような声もあったりとか、などが少しわかったようでした。この経験から、人にビクビクして過敏になってしまって、人の話し声を自分に結び付けて考えてしまっていることもあるということが、少し本人に理解できたようでした。そこで「ぼんやりした人の声に慣れることも必要かも知れない」ということになって、それを目標にして、庭の花の世話をするということを彼女の日課に取り入れることになりました。これは、最初は人通りがまったくない夜、彼女は人通りがあっても人の声はあまり聞こえないような屋敷にいるようなのですが、夜にしかこれができなかったのですが、そのうちに昼間も、緊張は少しありながらですが、花の世話ができるようになりました。そして、診察のときにはその花のことが話題になったりしました。

そのうち部屋の厚手のカーテンを開けていることがときどき見られるようになりました。少しだけですが、人の声が気にならないで済むようになりました。最初のうちは人の声が耳に刺さるように聞こえ、自分にあてつけられているように感じたりして怖かったようですが、治療での指示を思い出して声の内容に注意を向けると、あまり聞き取れない声であったり、それは自分に結びつける必要がないと思えるような内容もあることがわかって、そのうちに疲れてきて凌げた、ということも経験するようになりました。

その過程の治療的な意味を説明して、恐れずに人の声を聞いてみようとすすめたりもしました。明らかに幻覚のような、例えば子どもが自分に「くさい」と言った、などに対して、それを診察の中で取り上げて、少し理詰めに他の可能性を探したりなど、状況の読み方の練習などもしております。

他にもいろいろな、つらい体験をしたことをあれこれ取り上げて、生活しやすいような対処ができるような方向で話し合ったりしています。

まだまだ動揺がありますし、ときには少し長い落ち込みがあって、そのときは、食べ吐きも悪化して週に二〜三回ぐらいになることもあります。ただ、悪くなっても昼間からの食べ吐きはなく、夕食のときだけで二時間ぐらいで終わっています。初めの頃の非常に固かった表情とか、体の動きは現在はかなり自然に、優しくなってきておりますし、診察のときに、声をあげて笑われるようにもなっております。まだまだ治療は続くでしょうが、この程度までは軽快しております。わたくしの治療のしかたを示す例の一つとして述べさせていただきました。（守秘の配慮をしております。）

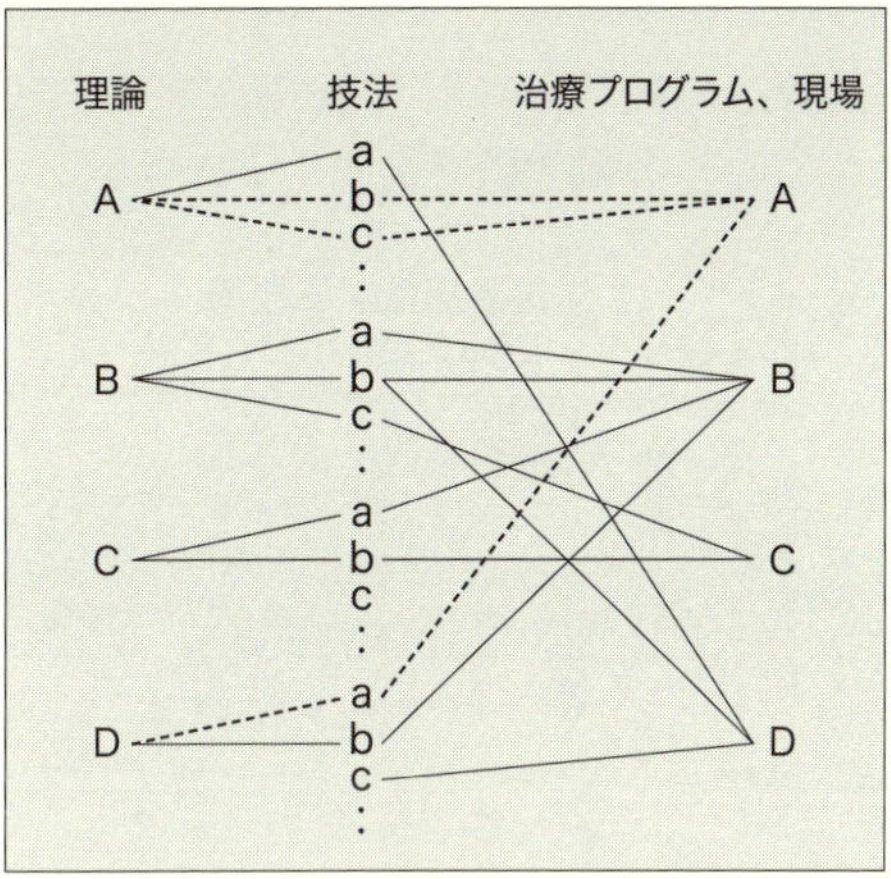

図1

少し整理してみたいと思います（図1）。

わたくしは行動療法を主な手段にして臨床を行っているのですが、行動療法がわたくしにとってなぜよいのかと言うと、行動療法には大きな人間理論がないというところでしょうか。わたくしは行動療法の技術を使って臨床に対しているのですが、それに従わなければならない大理論がないから、いろいろな方法を臨床の目的に自由に応用できるという利点があります。行動療法を少し整理してみますと、このように四つの理論系があります。それぞれの理論には技法が幾つもありま

表1

行動療法を構成する技術

対象を認識する技術
（どのようにみる）

対象を変容する技術
（どのようにする）

認識技術と変容技術を
臨床に適用する技術

す。基礎技法ですね。治療の実際では、技法はどのように用いられているかと言うと、一つの治療の中で、背景の理論の異なる幾つもの技法が使われます。最近は、いろいろな技法が集められて、ある臨床単位毎に治療プログラムがつくられていますが、そんな治療プログラムにしても実際の臨床現場にしても技法を自由に使っています。そういうところが行動療法の理論とか、技法の用い方の特徴であろうかと思いますが、目的に向けて理論の枠をはずして必要な技法をいくつも合わせ、使っているというのがわたくしの行動療法の実際です。理論自体はいろいろあっても対立するというほどのものではなくて、守備範囲が少しずつ違うというところだと思います。

〔表1〕 そこで、治療の実際というところから、行動療法の技法をみますと、このスライドに示したように、結局はどのように対象を認識把握するかという対象認識技術、「すなわちどのようにみる」のかという見方の技術が一つあります。これは、問題を具体的なところで捉えて、どのようになっているのかを機能的に認識把握する技術です。いわゆる、刺激—反応分析の技術です。

そしてもう一つは、変容技術、これがいわゆる技法、「どのようにする」か、という技術ですね。行動療法は、この二つの技術から成っていると考えています。そして、この二つの技術を臨床でその要請に応え、自由自在に使って治療をします。これが、行動療法の実際であると考えております。

臨床の実際では、こういう基礎技術を臨床に役に立つように用いなければいけません。そのためにはその臨床にこれらの技術を使うための技術がまた要ります。行動療法の技術はこのように構成されていると考えてきました。行動療法の対象を認識・把握する技術と変容する技術は、精神療法でなくても、健康増進などにも使えるし、狭い臨床でなくてもいろいろなところで使えるわけですから、認識技術と変容技術を臨床に適用する技術というのは、例えば精神療法が必要な領域で行動療法の技術を使うとき、その必要性に合わせるような使い方をする技術ということになります。

わたくしはよく行動療法を、治療する前は単なる方法の集まりにすぎない、治療して役に立って初めて治療法になっていくのだと主張してきました。精神療法の要請があるところでその要請に応じた行動療法の技法の使い方をして治療すると、行動療法という精神療法になっていく。また、健康行動とか、リハビリテーションでそれを使うと、同じような技法を使っても、その使い方がおのおのに応じるので、健康増進法とか、リハビリテーション法とか、そういう方法になる、そういう言い方をして説明してきました。精神療法が必要なところでは、やはり非常に丁寧にと言いますか、その患者さんごとと言いますか、そういうような技法の使い方をしているのですね。

表2

行動療法
―方法の体系―

臨床に挙げられている**問題は何か**
それが問題でなくなるには
誰の**何を対象**にして
どのような目標に向けて
どのような方法を用いて
治療するとよいか
それが**どうしたら可能**であるか

〔表2〕 行動療法の技術をもって、その臨床に対する。そして、その臨床に臨機応変に対応する、そういうようにわたくしは行動療法を行っていると思います。もうちょっと理詰めに表現すると、行動療法はそれだけでは方法のシステムに過ぎないものである、というように考えているということでしょうか。行動療法臨床では問題はどういうことなのか、その問題の、どこを、何を対象にして、どういう目標に向けて、どんな方法を用いて治療するとよいか、それがどのようにしたら可能であるのか、こういうことを、対象認識技術、変容技術を用いながら、仮説し、行ってみて、検証して、をくり返します。行動療法のいろいろな技術は、その臨床のその目標に向けて自由自在に使うのだけれども、例えば精神療法が要請されているところでは、これらの技術を精神療法として構成するようにして用いる。それを意識化して技術化する

表3

治療をすすめる技術
治療を組み立てる技術
治療をすすめる技術

表4

治療をすすめる技術
苦痛の体験を把握し
そこに治療を焦点づける

ことが、精神科の日常臨床の中で自由自在に行動療法を使えることになるのではないだろうかと考えてきました。行動療法のいろいろな技術を精神療法の場で用いて行動療法という精神療法にしていく、すなわち、臨床に適用する技術が必要になります。そういう技術について次に、述べたいと思います。

〔表3〕 ちょっと話がややこしくなりました。簡単に言うと、精神療法として行動療法の技術を用いるときには精神療法として用いるということであります。わたくしは、行動療法のいろいろなばらばらな技法を、精神療法として構成するときに、その技術を便宜的に「治療を組み立てる技術」と「治療をすすめる技術」と、この二つに分けて考えております。

すでに述べたように、行動療法には治療法として当然あるはずの大きな病理理論がありません。行動変容に関するいくつもの理論といろいろな技法や治療法があるのですが、大きい人間理論とか、他の精神療法のように大病理理論を持っているわけではないので、総論的に、概念的に問題を把握するということは行動療法では難しいわけです。

〔表4〕 問題の把握は、とにかくその臨床で、よく聞いて、よく観察して、よく考えて、よく分析しなければ、わからないのです。その場その場でわかっていくしかありません。これは治療者だけではわからないので、患者さんとの協働があってすすめられるものです。そのためには、やはり治療者の、わからないのでわかろうとする、そういう言動とか態度は、こういう治療をするときには欠かせないと思います。

行動療法は、問題を具体的な精神活動でとるのですが、問題を、患者さんがどのように体験しているのか、どのように苦痛なのか、どのようにままならないのかということ、すなわち、苦痛の体験をされているところそのものに焦点を当てて、問題をとらえるということが必要です。言い換えると、患者の体験―行動としてとるというのは体験をとるということであると思うのですが、もっと言うと、体験を内側からとるような、そういう感覚で体験をとる。そして、治療をそこに焦点づけるということが必要です。

〔表5〕行動療法では、問題を全体からとり出すことをします。方法でありますので、ここを治療するというように問題を全体からとり出していかなければ治療できません。臨床の場面というのはほとんど混沌とした場面ですので、その中のどこかに焦点を当て問題としてとり出して、ここを治療するという格好にしていきます。

表5

治療を組み立てる技術
その人から問題をとり出し
治療の対象化をする

そうすることで、結局は、混乱を少なくすることができます。全部が悪いのだというのではなくて、「ここのところを治療したらよい」とすることは、混乱を少なくして、患者さんの力を出しやすいと考えています。このことは、わたくしが行動療法をよいと考えている理由の一つなのですが、これは治療のどの段階でも行うわけで、そのとき患者さんにとって一番治療可能なところをとり出して、そしてそれを治療したらよいという図式を、そのつどつくります。治療が重くならないですみますね。

この症例でも、最初は食べ吐きの緊迫感を絶望の彼女からとり出して、それを治療の対象にしましたし、その次は体重増加の恐怖と

表6

治療を組み立てる技術
治療を希望につなげる

表7

治療のすすめ方
すでにできているところ できそうなところを見つけて できるように状況を整えながら 治療をすすめる

か被害的な対人緊張とかを、一つずつとり出して治療しています。このように治療をすすめると、混乱を少なくできて、患者さんにも自分ができるところがわかりやすいので、治療を安定の方向に向けることができると思います。支持的な方向を持っているのですね。

〔表6〕　こんなことも治療法としては当然のことですが、行動療法は大きな病理理論を持ってはいないので、病的だからそこを治すという筋立ては、行動療法の中にはありません。そうすると、病的だからということではなくて、こんなふうになりたい、こうしたいという希望と言いますか、そういうところに向けて治療を組み立てるしか治療の組み立て方がないわけです。大きな病理理論に基づいて必然的に治療がすすむというものではなく、技術でもって臨床に奉仕するわけですから、こうしたい、ああしたい、こうなりたいという患者さんの希望のところに治療を組み立てるような治療法なのです。わたくしはそのように考えてきました。

こうすると、患者さんの持っている力を大切にすることができると思います。治療の場に幾ばくかの明るさとか、希望とか、そういうものを持ち込みやすくさせるように思います。こうしたいからそうできるようにしようという方向は、治療をすすめやすくします。この症例も、少しずつそうしてきていることが、わかっていただけただろうと思います。

〔表7〕　次は治療をすすめる技術、治療のすすめ方ですが、前と

表8

治療のすすめ方
技法は見方にもなる 理論的に適用できる技法を “その人用”にして用いる

同じことにはなるのですが一応分けております。できているところとか、少しはちょっと動いているところとか、ちょっと変化の兆しがあるところからとか、そのようなできそうなところをどこか見つけて、それが少しできるようにします。そのために環境や状況を整えて、そして、治療をすすめるということが、行動療法を用いて治療するときには必要であると思います。

〔表8〕行動療法には技法がたくさんあります。それらはそれだけでは単に変容技法に過ぎません。それをその臨床に応じさせて治療法にしていくわけです。また、技法は、変容の方法であると同時に見方にもなります。例えば、わたくしが食べ吐きの時間を設定したのは、「構造化」という方法ですが、そういう方法を知っていると、その方法が役に立つかも知れないというように、技法から問題を見ることもできます。これも、とても役に立つところです。技法はたくさんありますが、技法は、学習が基本になっているものですから、考えるとわかる日常的なことで成り立っています。技法は、その問題に理論的に合うものを、その人用に細部を工夫して用いるということも、やはり必要なことです。

この症例でも、いろいろな技法を、単独で使ったり、同時に使ったりしていますが、わたくしの治療の中で使った技法の二、三を挙げると、まず「教示」があります。これは行うことを行えるように言葉で示す方法です。それから「構造化」。この技法はこの症例では食べ吐きをする時間を設定することで、吐かない時間と吐く時間とを認定することで時間を構造化しています。それから、「セルフモニタリング」とか、「思考中断法」「エキスポージャー」「主張訓練」「社会技術訓練」「認知再構成法」、そういう技法もそれぞれ用いております。

表9

治療のすすめ方

対象、方法、結果を
そのつど明らかにさせて
治療をすすめる

表10

治療のすすめ方

治療をすると言うよりも
生活をしやすくするという
方向と雰囲気

しかし、治療の実際での技法は、彼女用につくられた技法になっていきます。技法は、いつでも、その人用のオリジナルな技法にしつらえているわけです。そして、技法は実際ではその臨床の場でその人に合うようにして使うしかないものです。

〔表9〕　何を治療しているのか、どういう方法を用いるのか、その結果はどうなったのかということを、いつも患者と共に、そのつど明らかにして治療をすすめていることも、おわかりいただけたのではないかと思います。患者さんの生活の中で、自発的に行われていることを治療の方法として取り上げて、それを、治療法として構成します。そしてそれを示して、やってみて、その結果を見ています。

その過程では、治療者と患者はいつも共働の関係にあるということでしょうか。対象としている問題からいつも二人が等間隔のところにいて、一緒に治療をすすめている、そういうことでしょうか。このような治療のすすめ方は、たぶん、結果として患者さんの自己制御力と言いますか、セルフコントロールの力を高めて、そういうことで患者さんの治療意欲、もう少しは元気になりたいというような意欲をとり出して、それらを強化して、患者さんに自信を少し自覚してもらって、自己制御力を引き出していく。そうすると、治療もすすみやすくなります。これもわたくしが治療をすすめるときに留意しているところですが、行動療法の治療のすすめ方の特徴と言えるかも知れません。

こういうように、具体的に何を治療しているのか、どういうように治療しているのか、結果はどうなっているのか、ということをいつも患者と共に確かめながら治療をすすめるということは、これは、治療者が治療を迂闊にしないということにもなると思うのです。丁寧に大切にすすめるということでもあると思います。〔表10〕行動療法は学習ということが基本になっているから当然のことですが、行動療法には大きい病理理論がありません。方法があるだけですので、理論的に悪いところを治すという理屈を持っていません。だから、少しでも苦痛が軽く、生きやすい生活、そういう方向に向けて生活する技術を強める、そのように治療のすすめ方をしているように思います。Ａさんの治療でも、過食嘔吐の治療をしていますが、過食嘔吐の病理を治すと言うよりも、苦痛でない食べ方が少しでもできるようになるという方向で治療をすすめております。

病気だから、それを治療すると言うよりも、苦痛が少ない生活のしかたを学習するという治療のすすめ方ですね。日常的で実用的だし、あまり悲観的にはならない、そういう治療の方向も持っているのではないかと思います。

これでだいたい終わりです。

神庭　先生、どうもありがとうございました。山上先生のお話は大変魅力的で、さらに行動療法について学んでみたいと思えるようなお話でした。個別具体的な行動療法を超えて、行動療法を背景とした精神療法を行っていく、その技法についてお話しいただいたと思います。また、症例を提示しながら具体的にお話しいただきまして、「ああそうか」と思えることがたくさんございましたが、それを実際わたくしたちが臨床の現場で、先生と同じような技法をすぐに考えつくだろうかと思うと、やはりこれは個人技の世界だなあと思いました。

神庭　それでは時間も迫っておりますが、どうぞフロアの方からご質問、ご意見を賜りたいと思います。よろしくお願いします。

質問者1　非常に貴重なお話ありがとうございました。実は、行動療法というのは、わたくしはよく知らないのですが、山上先生のお話を聞いていますと、森田療法の治療構造を明確化して、そこから技法化しているような感じがして、何か非常に森田療法と似ているなという感じがしましたが、どうなのでしょうか。

山上　似ているところは多いのかも知れないと思います。行動療法の技術を日本人の患者に適用するわけで、そこで表現されるものは日本人に合った姿になるのではないでしょうか。そこが森田と似たところに見えるのかも知れません。それから、実際の技法として、例えばexposureとかfloodingとかいう方法がありますが、これは恐怖刺激状況に直面することで恐怖反応は少なくなるという、学習の現象を臨床応用したものですが、この実際は、例えば森田の絶対臥褥の過程に重なるところがあるのではないかと思います。

神庭　他にはいかがでしょうか。

質問者2　山上先生、非常に臨床的に有益な話をありがとうございます。小さい部分をつまみ出してご質問するので申し訳ないのですが、苦しい記憶の想起に対して、現在、先生が積極的に道筋を追って時間を決めて考えていくことで……とおっしゃいましたが、言葉ではよくわかるのですが、具体的にどのようになさっているのでしょうか。

山上　このところのAさんの悩み方は積極的に考えると言うよりも、強迫的に考えさせられているような感じがありました。だから、少なくとも「考える」というスタイルをまずつくるために、考える時間を予め決めて、その間だけ考えてみる、ということをするなどをしています。考える時間をつくって、その中で考えると、少し自分で考えるということのコントロール感が出てくるのではないかと考えてのことです。

質問者2　どうもありがとうございました。

神庭　他にいかがでしょうか。

質問者3　今日はどうもありがとうございました。すごい感銘を受けました。なんだかコンサルティングと言いますか、次々と問題を見つけて、あるいは一緒にやっていくのだと思いますが、非常にコンサルティングという感じで見えるような気がします。普通、コンサルトというのだったら、例えばどの辺までやるとか、いつまでやるとか、そういうのを何か途中なり、初めのほうにでも話をしますが、そういう話はご本人とはされるのですか。

山上　食べ吐きが主訴でしたので、やはり食べ吐きの苦痛が軽くなるまでですかね。

質問者3　その他に、いろいろなこと、例えば抑うつとか、被害念慮とか、そういうことを入れるタイミングというのは？

山上　何か出来事があったり動揺があったりしたとき、それに対応してでしょうか。今のところ摂食障害を主にして、その筋の上で、それに関連して出てきているところを対象にして対応してきているのですが。

質問者3　なるほど。すごくありがたい話だなあというか、患者さん、うれしいだろうなというのをすごく感じます。ありがとうございました。

神庭　いかがですか、もうお一方ぐらい。

質問者4　山上先生、ありがとうございました。日常、わりと近いところで診療させていただいていますので、世話になっております。今日のお話、非常に感銘を受けましたが、非常に中身が濃い診療をなさっておられる。この食べ吐きの患者さんは、だいたい一回の診察時間にどれくらい割いているのか、ご教示いただきたいと思います。

山上　わたくしは朝九時から夕方六時頃までお昼を挟んで、ずっと診療しています。一日に、約三〇人診ているのですが、この人はその中の一人です。ただ少し時間がかかるのは仕方がないので、一応三〇分から四五分枠を予め取っています。短く済むことも長くなることもあります。

質問者4　他の患者さんでは、だいたいどのくらいですか。

山上　患者さん次第ということになりますね。どの患者さんも、一〇分ぐらいでよいときも、どうしても一時間かかるときもあります。そのときは一時間かけるしかありませんね。そのときそのときで。患者さんたちもそう思ってくれているのではないでしょうか。

神庭　ありがとうございました。他にもまだまだお聞きになりたいことがあろうかと思いますが、時間ですので終わりたいと思います。

山上先生、今日は本当に魅力あふれるお話をありがとうございました。わたくしは主に薬物療法を研究しておりますが、薬物療法はあくまで対症療法的なもので、どうも根本的に患者さんを治癒に導いているという感じが持てないでおりまして、原因療法は精神療法なのだろうと昔から考えておりました。その中でも、特に行動療法というのは、原因に接近したところで働きかけるパワフルな力を持っていると感じておりました。

今日の先生のお話のすべてを消化できませんでしたが、今日の講演会の記録を残してもよいということですので、いずれまた皆さまのところにお届けできるかと思います。

今日は長いあいだ、本当にありがとうございました。

（二〇〇五年五月一二日、第二回福岡精神医学研究会）

第一〇講演

私の生きた時代の精神医学

Ushijima Sadanobu 牛島定信

神庭　では、本日の特別講演を始めたいと思います。今日は牛島定信先生に東京からお越しいただきました。「私の生きた時代の精神医学」という魅力的なタイトルのお話をしていただけることは大変光栄です。福岡精神医学研究会は、毎年一回、九大の同門の先輩の名講義をもう一度お聞きしようという研究会です。牛島先生は、皆さんにはご紹介の必要もないほど精神分析、精神療法のご専門家としてご高名で、数多くのご業績がおありです。ご略歴を紹介すると、先生は一九六三年に九大の医学部をご卒業され、一年インターンがあり、六四年から精神科の大学院に進まれて、助手になられました。大学院の頃は、ヒルナミン大量投与下における依存的薬物精神療法（西園昌久先生）の経過を、中沢洋一先生の指導下で脳波を使って追跡する研究をされたそうです。その後、七三年から一年間ロンドン大学に留学され、そこで精神分析を学ばれました。七四年に福岡大学の講師になられ、その後、助教授、教授を経て、九一年に慈恵医大の精神科の教授となられました。二〇〇五年から東京女子大学の心理学科の教授として移られ、二〇〇九年に現在の三田精神療法研究所を開設されています。

これまでも数多くの学会の要職を務めていらっしゃいますが、日本サイコセラピー学会の前理事長、日本

ADHD学会の前理事長、精神神経学会元副理事長、日本分析学会元会長、森田療法学会前理事長、児童青年期学会元理事長などです。これを拝見しても、先生のご専門がよくわかるのではないかと思います。

ご著書も大変数多くありますが、例えば『境界例の臨床』(金剛出版、一九九一)、『思春期の対象関係論』(金剛出版、一九八八)、あるいは訳書としてD・W・ウィニコット著『情緒発達の精神分析理論』(岩崎学術出版社、一九七七)は特に有名です。

それでは、先生、大変楽しみにしています。よろしくお願いします。

牛島　今日はお招きいただき、ありがとうございました。神庭教授の講演集(ご就任一〇周年記念)のお話があったときに、わざわざ載せていただくほどのことはないと思いましたが、先の日本精神神経学会(第一〇九回大会)のときに感じたこともあってやって来ました。学会では、『先達に聴く(桜井図南男教室の潮流)』で桜井先生は非常に切れる人で、強力なリーダーシップをもって教室運営に当たられたという印象を与えたようですが、私の印象は少々異なるのです。今日、同席してくれている親友の犬尾先生とともに、桜井先生は私たちにはとても大切な恩師であることは間違いありませんが、桜井先生というのは穏やかで、非常な常識人で、みんなを支えながら束ねるといった教室運営をされた方でした。そこでたくさんの人が育った、こうしたことを現在の教室の若い人たちに伝えたいと思ったのです。

私のいた時代の九大精神科

桜井先生時代に教室の勢い盛んだった様子を象徴的に伝えるのが、先生の編著『不安の精神医学』(医学書院、一九六九)ではなかったかと思います。ここで、忘れてならないのは、これを支えたのが、私がいつも野武士みたいな人たちと言っていた錚々たる研究室主任の先輩たちでした。まず助教授の武谷止考先生がおられました。存在感のある方で、先生が何か一言口にされると若い人はみんな震え上がるぐらい強烈な存在でした。加えて、しばらくしてお出になったシャープな中尾弘之助教授、それから、白藤美隆、西園昌久、高松勇雄、狭間秀文、中澤洋一先生といったつわものの講師陣がいて、各研究室を取り仕切っておられました。そして、これらの方々を桜井先生が束ねるといった構図です。力説しておきたいことは、医局員がその先輩たちと自由に話をすることができたし、よく診察にもついた。そういう経験がとても貴重だったような気がします。面白いのは、その中で精神分析の批判を公然とするバイオロジストがいて、そのバイオロジストには負けていない精神病理学の人間が堂々と反論していたことです。精神神経学会で、「当時、西鉄ライオンズが昇り龍のときで、三原監督が中西、稲尾、豊田、大下、高倉といった野武士を束ねて日本一を勝ち取ったときの雰囲気に似ている」と言ったのはそうした雰囲気を伝えたかったからです。

ここで、桜井先生を桜井先生たらしめていたのは何かと言うと、下田光造先生の存在を忘れてはいけないという気がしています。下田門下生という、桜井先生時代の横の関係があって、これが歴史的に当時の九大精神科を支えていたという印象です。

下田光造先生の精神医学

下田先生がいろいろな業績を上げられたこともご存じのとおりで、思いつくままに四つほど挙げてみました。電撃療法も一九三八年、福岡医学雑誌に初出した。これはイタリアのセルレッティ（Cerletti, U.）と同じ年です。発明者の安河内五郎先生は、私がいた頃も福岡集団会で個人発表をされていたほどの秀逸な方でした。共同研究者の向笠廣次先生は、同輩の広昭君の父親で、中津市のご自宅に伺って当時の面白い話を聞いたものです。ニワトリを実験台にして、その夕方になると首をはねては煮て食べていたという、当時の研究室の和気藹々とした雰囲気は結構に刺激的だったように記憶しています。

持続睡眠療法はご承知のとおりです。私どもは、入局すると、毎朝早々にインシュリンショック療法に駆り出され、患者さんにブドウ糖を注射していました。そのときに看護師がブドウ糖液を飲ませるときの患者さんの退行した様子は今なお印象に残っていますが、考えてみると、持続睡眠療法は、このインシュリンショック療法、そして、ヒルナミンを大量投与して患者を退行させ、徹底して受容的な看護をする中で精神分析をする西園先生の依存的薬物精神療法へとつながっていることは間違いありません。考えてみたらこんな乱暴な治療法はない。精神分析というのは大人が対象で、子ども扱いをするものではないけれども、日本の精神療法における「依存」「退行」「甘え」といった考え方に与えた影響は、小さいものではなかったような気がしています。結局、三人ほどが依存的薬物精神療法で学位を取りましたが、ベースの精神は下田先生の持続睡眠療法に負うところが大であると感じています。

それからもう一つは執着性格です。最近になって、私はこの執着性格を少しばかり読み直していますが、下田先生の精神疾患の見方というのは、その後の九大精神科の疾病観に少なくない影響を及ぼしているような気がしています。例えば、先生には「執着性格を基盤に持たない躁鬱病は、ほんとうの躁鬱病ではない」と言い切った一文があります。これはもちろん、クレッチマー（Kretschmer, E.）に対抗して循環気質よりも自分の執着性格のほうが妥当であるという対抗心があることは確かですが、病前性格と精神疾患をつなぎ合わせるという疾病論は、下田先生がその嚆矢ではないかと思うほどです。これが九大精神科の疾病論の中に流れているように思います。私は、下田先生は東洋のクレッチマーであると言っても過言ではないように思っています。

これと関連して、下田先生には、内向性格なるもの、後に九大精神科では「森田神経質」と呼ぶに至った病前性格のあることも忘れてはなりません。森田療法の対象となる神経症の病前性格をめぐる問題です。しかも、それは、先述の執着性格としっかりと区別されていました。つまりは、九大精神科では精神疾患の背後の病前性格を診るという独特の習慣があったし、この精神医学的な姿勢は九大精神科ならではでないかと思います。これと関連して、私のいた教室では、よく性格論議を聞いたものです。研究室主任クラスの人たち、ことに武谷止考先生などは、医局員をつかまえて「彼はチクロイドだ」「彼はシゾイドだから」「彼はネルボジテート（神経質）だもんな」というような話を医局でしばしばされていました。当然、外来や病棟で、先輩のそういう見方を見聞きしているうち、臨床現場で患者の性格を見るという習慣を身につけたような気がしています。

そんな中で印象に残っているのは、白藤先生のベシュライバー（カルテ記載係）についているときに、「執着性格と森田神経質の鑑別点は」と訊かれてもたついていると、「神経質は人間関係で非常に気を遣うのに比べて、執着性格にはそういうものがない」という説明です。平成三年に慈恵医大に行ったときにそれを披露すると、みんな知らないのにびっくりした記憶があります。それは、森田療法をやっている人たちでもそうです。最近、うつ病の森田療法なるものがしばしば話題になりますが、見ていると、うつ病者には真面目で几帳面、完全主義的なところがあって、こだわりを生みやすいので森田療法は有効であるといった文脈を見かけることがしばしばです。森田療法の対象になる患者には独特の神経質傾向があるということを言いながらも、執着性格との区別がついていないのです。森田療法をやっている人たちですらそうですから、やっていない人たちはなおさらです。その点、九大精神科ではしっかり区別されてきたような気がします。皆さんには、九大精神科にこういう疾病文化のあったことも知っておいていただきたいと思っています。

もう一つ、下田先生にはこのような記述があります。「内向性格の人は、劣等感に駆られて、ほんとうにうだつが上がらない。しかし、この人たちが壮年期を過ぎると、ことに盤根錯節にあった人（腸のように曲がりくねって、紆余曲折の末にある段階へ到達した人）は、しゃあしゃあとよくしゃべる、演説の一つもぶたないと満足しない人間となる」と。東京や京都、名古屋あたりでは、非常に抽象的な、哲学的な表現をしないと学問ではないかの雰囲気があって、こんなやぼったい表現では受け入れられないでしょうが、九大精神科は、桜井先生もそうでありましたが、非常に易しい言葉でありのままを素直に記載していく精神医学をつくり上げていました。よく見ると、この起源は下田先生に逢着するような気がしています。こういう伝統があることを皆さんにはよく知ってもらいたいと思います。

この内向性格をめぐって、森田療法の経過で、非常にしばしば傍若無人になる患者がいる現象をめぐる議論があります。劣等感に喘いでいた彼らが何かをきっかけに非常に元気となり、唯我独尊的な行動に出る。実は、九大精神科にいる頃そういう話をよく聞いていました。ところが、慈恵医大に行って森田療法に携わっている人たちを見ていると、こういう状態が出てくると恥ずかしいところを見られたと言わんばかりに、さっと消し去ろうとする雰囲気のあることを知って驚いたことがあります。これこそが森田療法の大事なポイントではないかと指摘すると、これを公にしたら森田療法が軽視されると言わんばかりでありました。しかし、知る人は知っていた。当時の「生活の発見会」の理事長に訊いてみると、「そういうメンバーはたくさんいますよ」と言うのです。森田療法学会には、今なお、これを認めまいとする雰囲気がありますが、ところ変われども、あるものはあるということです。これを学問的にどう捉えるかです。唯我独尊的人間像とは、下田先生がおっしゃる「しゃあしゃあとしてよくしゃべる、演説の一つもぶたないと満足しない人間」なのです。いわば、森田療法の治癒像の一断面と言ってもよいものでしょう。学問的風土の違いであろうと思います。ただ、この現象は、普段は控え目にしている患者が精神分析を受けているうちに誇大的になるケースがあることを認めてコフート（Kohut, H.）が「自己愛性パーソナリティ障害」と呼んだ一連の経緯と軌を一にしています。森田神経質の新しい構造論ではないかと思っていることを述べておきたいと思います。

次いで、森田療法が九大と慈恵大では多少とも違っていたのではないかというお話をしてみたいと思います。森田正馬先生は、こだわりを特徴とする神経症は「非常に理想化された自分」と「理想の高見からみた現実の自分」との間のギャップから劣等感を抱きやすいが、患者はそれを基盤にして「精神交互作用」と「思想の矛盾」という防衛機制を発展させているとされました。神経症の中核的性向としての「とらわれ」を生み出す防衛機制と言ってよいでしょう。精神交互作用というのは一つのことが気になり始めると気になり方がいや増すことであります。思想の矛盾というのは、人前で緊張しないようにすればするほど緊張するということです。慈恵医大では、この精神交互作用と思想の矛盾という防衛機制に着目します。絶対臥褥、作業の中で、あるいは提出する日記の中で、治療者は徹底して、このこだわりの機制を突いていきます。一方、九大の森田療法では、下田先生の内向的性格を見るかぎり、むしろ威張りたければ威張ればいい、高ぶりたければ高ぶればいい、といった人間の自由闊達さを求める雰囲気があるような気がしています。そうしたおおらかさの違いを感じるのです。九州の風土かも知れません。池田は特に否定しませんでしたが、九大精神科の森田療法の継承者である岳父池田數好と話したことがあります。そうした思いを、九大精神科の森田療法の継承者である岳父池田數好と話したことがあります。池田は特に否定しませんでしたが、下田先生は慈恵医大の森田療法を批判したり、論じたりすることを徹底して控えるように指導されていたようです。九州大学は七帝大の一つで、教授権限は並ではない、森田療法をするといえばどの病棟も使えるし、看護師もちゃんとついて来る、しかし、慈恵大は専門学校で病棟さえない状態であった、その中で編み出された精神療法であり、仕方なく自分の家で始められたのだ、九州大学が恵まれていることはいつも心しておかねばならない、といった趣旨のようです。下田先生にとって、医学的治療というのは病院でするもので、慈恵医大では家族療法が森田療法の原点だと言うけれども、下田先生は必ずしもそうとは思っていなかったように思います。

その後、九大精神科の森田療法は、中尾弘之先生の行動療法との近似性を力説した治療論へと変貌していきます。そしてまた、今日では、さらに新しい時代に入ってしまっています。ともあれ、九大精神科は、今後とも、独自の森田療法を発展させてもよいのだろうと思っています。精神療法は、基本さえ押さえておれば、みんな一本調子であるというのは、あまり感心しません。

私の臨床の歴史

では、そういう中で私がどういう臨床をしてきたかということです。

私が最初に遭遇したのが、いわゆる「ボーダーラインケース」でした。当時のボーダーラインケースというのは、ご承知のように、pseudoneurotic form of schizophrenia です。いわゆる、偽神経症型の統合失調症ということです。したがって、われわれが治療したのは、大半が例えば神田橋先生が学位論文で対象にしたようなケース、いわゆる神経症の仮面を被った統合失調症でした。この論文は統合失調症の扱い方と関連づけた記述になっているのはそのためです。

ご承知のようにテレンバッハ（Tellenbach, H.）がメランコリー型性格を提唱したのが六二年ですから、私が入局する前の年で、その次の年、六三年は、ご承知のようにジョン・F・ケネディが大統領教書を出し、脱施設化を宣言した年です。その当時、統合失調症というのは幻覚、妄想、興奮というのが主症状ではあったけれども、かなり人間的な触れ合いが可能になってきた時代でもありました。それだけに、統合失調症に対する精神療法というのが話題になっていたのです。

一方、神経症圏内では、男子の登校拒否、女子の思春期やせ症が急増した時代でもありました。それが、日本では時代とともに大きく変わっていきます。特に女子では、一九七〇年代になると、手首を切る女の子が増えてきます。ことに、私は、七四年にロンドンから帰った頃にこの種の患者が急増して、驚いたことを憶えています。文献を漁っていると、それが手首自傷症候群と言われるものであることを知るようになります。それと前後して、七三年の国際精神分析学会パリ大会で、境界性パーソナリティ構造を提唱したカーンバーグ（Kernberg, O. F.）さんと会いました。彼は、これを盛んに宣伝していたことに加え、日本で一番最初に彼の論文を引用したのが私だった関係で、接触したら、彼が大量の文献を送ってきて戸惑ったことを憶えています。その後、彼は、私を通じてではなくて、メニンガー・クリニックを通じて、日本と非常に親しい関係になり、福岡にもしばしばやって来ることになります。

実は、この「境界パーソナリティ構造」という概念が境界例という概念を一変させてしまうのです。偽神経症性統合失調症が、手首自傷、変転する対象関係、見捨てられ不安を主症状としたパーソナリティ障害という病態へと変貌するのです。彼に、「一度死んだ精神分析が息を吹き返した」とまで言わせた代物でもあるのですが、現在の境界性パーソナリティ障害（以下、ボーダーライン）という概念が登場するのです。

ボーダーライン構造というのは、自我がもろい。不安の閾値が非常に低く、衝動のコントールが悪いことに加えて、半端ではない退行を起こすという病態です。境界侵犯という現象も特徴的です。例えば、女の子が、恋人が誰かと浮気しているんじゃないかと不安になったら、二時であろうが三時であろうが恋人のところに押しかけないとおさまらない幼稚さです。九大精神科の樽味さんが自己愛的、他罰的と表現した自我の状態に通じます。

もう一つは、対象との関係がスプリットしていることがあります。非常にいい関係にあるかと思えば、些細な行き違いで蛇蝎のごとく忌み嫌うような悪い関係になってしまう。その後、マスターソン（Masterson, J.F.）は幼児期の精神発達の再接近期の心性に由来すると言いだします。母親が自分とは別人格だということを認識できる段階になって、母子間で問題を残した状態と言うのです。それに基づいた治療論がいろいろと展開されました。

八〇年代から九〇年代になってくると、英国の対象関係論が入ってきます。この理論によると、もともとの人格の上にもう一つ別の人格がつくられており、しかもそれは非常に未熟な防衛機制でつくられていて、病理組織体と言われます。提唱者のJ・シュタイナー（Steiner, J.）とは、私がロンドンにいたときにモーズレーで会った精神分析家で、私よりも三つほど上で、とてもいい人で切れる人でしたが、「こういう組織体を操作することが治療上大事だ」と言うのです。しかし、実際の治療は大変で、治療すればするほど、患者が悪くなっていったり、退行を起こしたり、結局は入院させざるをえなくなったりする。その一方で、治療者も大変で、無力感に陥ったり、激しい怒りにさいなまれたりする、いわば逆転移が生じて、その処理が大変だ、治療者がいかにそれを乗り越えるかが課題となり、さらに、それを通じて患者を治療する、といった複雑なやり取りが展開するのです。こうしたことが、最近もなお、精神分析の世界では話題になっています。

こうした議論が展開されるようになったのが、ちょうど私が慈恵医大に行ったときです。その頃、私は、もう少し一般の精神科医でも使える技法はないものかと考えるようになっていました。しばらくすると、精神・神経センターを中心にした科学研究班の一つに指名されることになりました。わが国のボーダーラインの治療ガイドラインの作成を要請されたわけです。その後の六年間をこのガイドライン作りに忙殺されることになります。どういうことを主にやったかと言うと、これまで良い対象と悪い対象をいかに統合させるかが大事だと言われてきたけれども、二つの対象の基底に、統合されたより健康な自我構造があることに気づきました。いわば、二分した良い対象と悪い対象は人格の退行した部分で、健康だが未熟なまとまりを持つ人格が現実の要請に応えることができないために、退行を起こしているのだということです。したがって、退行した部分はそのままにしておいて、むしろ現実との接触を支援するほうが簡単だということです。

具体的にはどういうことになるか。私のケースでは滑らかに進んで何が問題かわからないので、ボーダーラインの治療では日本では五指に入る先生のケースを借りてきました。

ここに二四歳の女性がいます。リストカットをやめられない、生きている実感がないという主訴でやって来ました。中学生の頃、一時そういうふうなことになったことがあると言いますが、いつからか、彼女は、子どもの頃に父親に性的ないたずらを受けたことを思い出し、さらに母親はそれを防げなかったと言って両親を責め、父親には謝らせようとしますが、父親は謝りません。それで手首を切って状況を混乱させるといったことをやるようになったと言います。盛んに手首を切るということでどうにもならない。加えて、アルコール依存症みたいなところもありました。こんな状態の人をどう治療するか。

病歴をみますと、こういうエピソードがあります。二年前、ある男性と同棲し始め、その男性の勧めで医療事務の専門学校に行き始めました。ほどなくすると、わけもなく気分が沈み込み、泣き出すようになったというのです。そして、こういう経過のあとに、父親に怒って謝れと言うが、父親が謝らないので手首を切って荒れるようになったのです。この経過の中で、母親が、専門学校を辞めずに続けて通えるように、家事その他一切を手伝うという体制ができていたようです。しっかり、がんばりなさい、というわけです。

この先生は、死にたい気持ちを手首自傷という方法ではなく、別の形のコミュニケーションを発展させることが大事だと、つらいときはストレッチをしたり、誰かと話をしたりするようなやり方を勧めています。それなりに効果があったようですが、それまでに四、五年はかかっています。

私だったらどうするか。手首自傷、アルコール乱用といった退行的な行動の背後に、なんらかの現実的な問題があるという考え方をします。すると、この人は恋人と同棲をし始めて、恋人に気に入られるように専門学校に行き始めたけれども、専門学校に行くのがつらくなっている。つらくなっているけれども、止めるに止められない状況になっていることに注目します。彼氏はがんばれと励ます、母親もまた家に入って家事を手伝ってがんばれと支えてくれているのです。私は、彼女の行き詰まり感の根源はここにあるという認識を持つことになります。そこで、手首を切って、アルコールを飲み、騒いでみんなを撹乱するという行動にどう対応するかというよりも、専門学校に行かねばならないという窮地から彼女を救うという発想に切り替えるのです。そこで、「専門学校をやめたらいいんじゃない」という提案をすることになりましょう。そういうことを言うと大抵の場合は母親が出てきて、「この人は子どもの頃から途中ですぐにやめて、甘えてきたから、今なお成長しきれていない」と抗議してくるものです。しかし、それでも、母親の意向や恋人の意向を無視して、自分の気持ちに沿ってやめてもいいんだという経験をすることが大事だということを説得します。これに成功すると、彼女は、断っても見捨てられることはないという体験をするのです。断る—見捨てられることはないという連鎖が生じるのです。

すると、五、六年、ひどいときは一〇年かかっていたケースも、一年もすれば恰好がついてくるものです。そういう内容のガイドラインを作成したのでした。そのお蔭で、ボーダーラインの治療は比較的簡単に治せるという感覚を持つようになりました。

スキゾタイパル・パーソナリティ障害

ところが、ボーダーラインの治療に自信がついたところで、非常に困った問題に遭遇するようになったことも告白せざるをえません。私のやり方では治らないケースがしばしば浮上してくるのです。よく診ていると、激しい自傷行為はあるが、見捨てられ不安はない、しかもスキゾイド・パーソナリティです。そのとき気づいたのが、スキゾタイパル・パーソナリティ障害でした。

ここに、二一歳の女性がいます。一八歳になって、両方のアームカットを盛んにするようになった。受診すると、ボーダーラインだと言われて、二つの大学病院で入院治療を受けた。しかし、治らないということで私に送られてきました。ある精神病院でみていたが、訳がわからないままに手首自傷が頻発する。手首を切るきっかけがはっきりしない、ひたすら死にたい気持ちだけを訴える、よく聴くと、スキゾイドである。そのとき私は、このケースをボーダーラインではなく、スキゾタイパル・パーソナリティ障害（以下、スキゾタイパル）だろうと判断して、第三の大学病院に入院治療をお願いすることにしました。添書には、「これはボーダーラインではなく、スキゾタイパルだから、そのつもりでじっくりケアしてやってほしい。あまり手の込んだ精神療法は控えたほうがよいように思う」と述べて送ったのです。快く受け入れていただいて、二カ月くらいの入院で徹底的にホールディングしていただいたようです。退院後の添書には、ＤＳＭ－Ⅳのスキゾタイパルの診断を十分に満たすこと、心理テストでもその方向の所見を得たということでした。いわば、一応、治って帰ってきたということです。それで治療は終わりました。

その一〇カ月後に、彼女は再び私を受診します。治療終結後、経過は順調で美術系の専門学校に入ったと言います。独特の絵を描く人で、絵画の才能には確かなものがありました。ただ、順調に学園生活を送っていましたが、次年度の専門課程に上がる際、何を専攻するかの現実に直面したとき、急に自信がなくなったのでした。絵がすごく上手な同級生がいて、とても太刀打ちできないと思ったら再び死にたくなって、しばらく家にこもったそうです。そうしたら、父親が「逃げている」と言い出し、母親がネットでいろいろ細かいことを聞いてくることに非常な圧迫を感じて、再びバランスを壊したというのです。このとき、自傷行為はみられていません。

そこで、父親や母親と、そういう圧迫感のあることを語り合い、ゆっくりホールディングしてやることで話が通じると、すぐに落ちついてきました。その後、本人が「物音や人の声が聞こえてくる」「閉め切った自室でじっとしていると、お兄ちゃんが入り口のところからのぞきこもうとしているので、ちょっと扉をあけたら、さっと逃げるんですよね」と報告し、独特の世界を持っていることを実感したのでした。もっとも、このこと自体は、彼女の精神状態を揺り動かすわけではなく、そのまま聴き流してすみましたが、そのとき彼女が言ったことは、「私は、それでいいよ！　と言われたときが一番安心するんです」ということでした。ボーダーラインのような現実適応の困難を支えるやり方よりも、患者の独自の世界をいかにして護ってやるか、つまり、あまり侵襲を加えないで、ホールディングしていくように心掛けたほうがいいような気がしています。

自傷行為のほかに、一過性の妄想などの精神病症状の経験があって統合失調症という病名で入院している人がどうしてそんなに死にたいのかわからないような深刻な自殺念慮を持っていることが少なくありません。看護が行き届いた病院では入院するとやがて落ちついてきますが、いよいよ退院が近くなると割腹自殺をして外科に回されたといったケースもありました。あるいは、胸に針を刺して心タンポナーデを作ったケースもありました。手心を加えることなく直線的に自殺を企図するのです。どうも、本人はこれで命がなくなるとは思っていないかに見えます。こういうケースを散見しますが、それらは人格レベルの低下や急性期後抑うつといった人格が崩壊した痕跡がないのです。やはり、スキゾタイパルと言わざるをえないのです。

さらにまた、非常に特異な服装、格好をした人たちがいます。ミリタリールックや独特のメキシカンスタイルで、同じジーンズでも普通とは明らかにセンスが違う、そして、近々しく近寄れないような人たちといった印象の人たちです。こういう人たちをよくよく見ていると、スキゾタイパルなパーソナリティ障害と考えざるをえないのです。ホッホ&ポラチン（Hoch, P. H. & Polatin, P.）の pseudoneurotic form of schizophrenia の症状記載の中にあったような気がしています。

こういう見方をしていると、この種の人格は、何も精神科の領域だけではなしに、違った領域でも結構いるような気がしています。例えば、最近に話題になった女性歌手などは典型的なスキゾタイパルだと思います。最初の新婚生活、二度目の離婚・再婚を繰り返す奇妙な結婚生活、そして何よりも凄まじい死に方は示唆的です。さらには、たまたま前後にテレビで放映していた映画監督もまた独特の世界を持った人のように感じます。いずれも、奇妙さと孤立、そして不自然な自殺を伴っているのです。いわゆるスキゾタイパル文化みたいなものがあるようで、これは一つ考えておかねばならないように思っています。

サイクロタイパル・パーソナリティ障害

こうなってくると、もう一方の病前性格も無視できないように思います。サイクロイド（循環気質）をめぐる病理です。いわば、もう一つ忘れてならないのは、私がこの頃よく口にしているサイクロタイパル・パーソナリティ障害（以下、サイクロタイパル）です。そういう目で見ていると、双極II型障害と言われる、つまり躁は軽躁で、深刻な抑うつと言うより、不明確だが躁とうつの交替、あるいは混合状態があって、手首自傷、加量服用、めちゃくちゃな異性関係といった行動障害に激しい怒りの突出、それだけにしばしばパニック発作を伴う人たちが結構います。

健康な集団の中に、スキゾイドの人たちがいる一方で、サイクロイドの人たちがいるわけです。現実に、一〇〇人ぐらいのあるパーティーで挨拶しながら回っているうちにおおよその数を数えると、サイクロイド、スキゾイドの人がそれぞれ一五～二〇人はいるような気がします。そうなると、健康なスキゾイド、サイクロイドを育てることができなかったということはあると言ってよいように思います。そういう視点を据えると、サイクロタイパルと言ってもよいのではないかと思える人が確かにいるのです。

ここに、二六歳で受診した独身女性がいます。二一歳でフランスに留学し、大学院で勉強中に挫折し、当地でうつ病の診断を受けて、認知行動療法まで受けて帰ってきました。二五歳のときです。帰国してしばらくすると祖母が死んだことを契機に気分の高揚をきたしたために、帰国後の担当医は双極性障害と診断し、治療していました。ある事情で私を受診することになりました。私も双極性障害として治療をしていたのです。ただ、訴える内的情緒体験は確かに躁とうつなのですが、外見は健康な普通の女性と変わりません。

ところが、経過を追っていくうちに、次第に明らかになったことは、最初は高校三年のときに気分が沈んでやる気を失い不登校となって、それを跳ね返すようにフランスに渡ったと言いだしたのです。病歴の書き換えが起こりました。そしてまたしばらくすると、今度は中学生の頃に不登校になった経緯があり、それもまた抑うつが原因だったようです。つまり、中学で挫折、高校で落ち込んで不登校になった。そして、フランスには語学学校に行くつもりで行ったのだが、元気が出て大学に、大学院へと進んだのでした。そして、指導教官との緊張した関係で破綻をきたしたという経緯があったのです。そうした整理がついたとき、彼女は近くの薬局でアルバイトを始めます。落ちついてきたなと思っていたら、今度は父親が単身赴任になったことでパニックになります。何が原因かと言うと、母親と二人きりになることだと言います。母親は身勝手な人で、一人でさっさと走って、残された自分は混乱してしまうと言います。換言すると、母親との関係が切れたようになってしまって、奈落の底に落ちたような無力感に襲われる。皆さんが「うつ」と言っている気分だろうと思う。そうなると、それから抜け出すかのように気分が高まって興奮したりとか、アグレッシブになったりする、と言うのです。

そういう経過の中で、母親との関係をもうちょっと上手に、あまり関わらないでもっとほかのところで元気を出すように勧めていくと、非常に安定してきました。きちんと自立して社会人となるには、今一つの感はありますが、双極性障害と言うより、同一性形成の過程、つまり子どもの人格が大人の人格へと成長する一局面でのトラブルと見たほうが理に適っているように思うのです。遺伝体質的にも、状態的にも限りなく双極性障害に近いが、そこに発達の問題があることをみると、サイクロタイパル・パーソナリティ障害と考えたほうが理に適うように思うのです。

これと関連して、決して病的とは言えませんが、興味深いエピソードがあります。ある大学が学部新設を目指して、文科省の指導の下、数年をかけて数億を使って校舎を建て、ようやく申請に漕ぎつけたとき、当時の文部科学大臣が別枠で問題になっていた「大学を安易に増やすと大学の質を落とす」という議論を盾に、大臣預かりにするという判断を下して顰蹙をかった一件です。注意してほしいのは、大臣の言うことは正しいのでしょうが、現実に文科省と大学の間で話し合いがもたれ、それに基づいて億単位のお金が使われているという現実が無視されてしまっているということです。この大臣預かりという判断は、躁的防衛の一つである「現実の否定（negation）」に基づいた常識的でない判断であろうと考えるのです。こうした、政界、財界、その他の領域で物議を醸し出している出来事の背後には、サイクロイドと関連した、あるいはスキゾイドも含まれましょうが、この種の人格構造と関連した心理機制の存在を見ておかねばならないような気がしています。

そう見ると、双極性障害にもいろいろある。私の近くに、安愚楽牧場事件に似た騒動に巻き込まれた女性がいます。気分の高揚の下、大きな夢を持って事業の計画を立てたまではよかったのですが、結果的に詐欺まがいの事件に巻き込まれることになりました。彼女の周辺にいた腹黒い人間の存在の影響を否定できませんが、純粋に躁的な気分の中で醸成された夢がその事件の道具となったように思えます。サイクロイドをめぐってはこうした事件も起こりうるということです。

このように考えると、循環気質（サイクロイド）は、アメリカであまり認識されていないようですが、スキゾイドとともに全世界的に一〇〇年近い時間をかけて認証された人格であることを考えるとき、私の見解が単なる思いつきではないことをご理解いただけるのではないかと考えています。要するに、ボーダーラインの治療から出発して、スキゾイド、サイクロイドを一つの組としてパーソナリティ障害が存在しうるということです。

私の生きた時代とは

以上の話は、無意識のうちになされた下田先生から私への伝達ではないかという意味合いで語ってきたわけですが、最後に、こういう時代を過ごした背景には別の何かがあったこともお話しして終わりにしたいと思います。

不登校が問題化したのは一九六〇年です。最初の症例報告は五九年です。一方、女の子では、六〇年代始めに思春期やせ症が話題になりました。シモンズ病として遇されていた例です。これら二つをスタートに、時代とともに病態が変化します。前者は、退却神経症、ひきこもりに、二〇〇〇年代になるとうつ病とひとくくりになりました。一方、後者は、手首自傷症候群、ボーダーライン、さらに境界性うつ病（樋口）となっていきます。

ケースを見ていて感じるのは、患者たちが語る家族像も一緒に変化しているということです。例えば、不登校ケースでは、父親の力が非常に弱くなったということをわれわれはよく口にしました。そのときに世の中では、マイホーム主義という家族運動が盛んになり、仕事にうつつを抜かして家庭を放棄すると、あなた自身が放り出されるよ、だから家に帰って家庭サービスに励みましょうといった合い言葉が流行りました。それまでは父親というのは偉くてどっしりしていたものです。

ところが、七〇年代になると、ニューファミリーという言葉が話題になり始めます。ニューファミリーというのは男も女も、夫も妻も平等であるという家族像です。六〇年代に始まったウィメンズ・レボリューションに端を発した流れです。間もなくすると、シングルマザーが注目を浴びるようになります。そして、九〇年代になると夫婦別姓の法制化が新聞を賑わしました。この流れは父親の権威が急速に落ちていく過程であると言うことができます。そして、現在は「イクメン」の時代です。

問題は、父親がいなくなると、若い人たちの人格を支えていたものはどうなるのかということです。その中で、注目を引いたのがエリク・エリクソン（Erikson, E. H.）の自我同一性という概念です。この概念は思春期発達の目標とされましたが、いわゆる「らしさ」の心理学とも言われます。警察官らしさ、お医者さんらしさ、教師らしさ、そういう「らしさ」というのに向かって人格を形成していくのが大事なことだということです。彼の書物がグローバルにロングランを続けたことは記憶に新しいところです。この「らしさ」とは何を意味するか。戦後の民主主義の置き土産みたいなものです。資本主義と社会主義が激しく衝突する中で生まれた価値観、規範意識と言ってよいでしょう。「人間というのはどうあるべきか」という議論の中で、父親よりもそうした一般的な通念が大事になったものです。これが大体二〇世紀の後半の事情であろうと思います。ところが、さらに変化するのです。

二一世紀初頭はどういうことになっているのか。考えておかねばならないのは科学の急速な進歩です。科学の進歩と言っても、機械、技術の進歩だけではなく、科学的思考の進歩があります。自由平等、人権がそうでしょうし、コンピューターに支えられた社会システムの発展による個人の意見の脱価値化です。どんなに良いことを言っても科学的根拠がないことには意味をなさないといった考えが浸透しているのです。

こういう流れの中で、現代の若者の人格はどういうことになっているのか。私は、一般社会の動向を考えることより、身近な対象、あるいは集団との関係で物事が決まっていくという印象を持っています、ある人は「新ムラ意識」と言っていました。例えば、高校生が線路に入って格好つけて撮った写真をネットで送るといった事件が二、三日前にあったのがよい例でしょう。規範意識の前に所属集団の価値観が個人の心を色濃く染めるのです。昔はそういう集団に所属していても、その前に社会全体の価値観というのがあって、集団はその一部でした。ところが、現代では社会全体の価値観が個人の意識の中で薄れてしまった。身近な人ないしは集団の価値観のほうが有用になった。現代とはそのような時代ではないかという気がしています。

以上、二〇世紀後半に子どもの人格の中の「父親」が弱体化して、新しい価値観が出てきたということを述べましたが、それではその「父親」はいつ頃出てきたかということになります。S・フロイト（Freud, S.）によると二〇世紀になってからです。それまでは「神」の存在が大きかったことが「文化に対する不満」（一九三〇）に出てきます。さらには、神に導かれて女性化する「シュレーバー症例」（一九一一）がその一例です。一九〇〇年に亡くなったニーチェが「神は死んだ」と言ったときに初めて、科学に期待する時代に入ったと言われますが、そのことと軌を一にしています。フロイト自身も、人格の中から神を追放することこそ、人類が健康になるための要件であるとまで述べているのです。

おわりに

いわば、人格の中で、神が力を持った時代を過ぎて、父親崇拝の時代に入り、そしてその父親から抜け出して新しい時代に入っているわけですが、私は後半の三つの時代を生きたということになります。こういう中で一生懸命に精神医学を考えてきたような気がしています。しかし忘れてならないのは、今、私が臨床の中で、どういう姿勢で患者さんに立ち向かっているかと言うと、こうした時代の流れとともに、九大精神科が培った伝統に支えられた疾病論もまた私の中に生きているということです。こういうことを皆さんに申し上げて終わりにしたいと思います。ご清聴ありがとうございました。

神庭　牛島先生、ありがとうございました。先生には、下田先生以来の九大精神科を先生が直に感じ取った言葉でお話しいただきました。特に人格を精神医学の基本の一つに置いて患者を理解していくという姿勢を先生は強調されていて、その中で境界性のパーソナリティ、スキゾタイパル、そして、最近先生がよく言われるようになったというサイクロタイパルを臨床の中で位置づけていくということの重要性をお話しいただきました。

大変おもしろかったのが、最後に、病態の変化の背後に家族構造の変化があって、二〇世紀に入ってからの父権あるいはその喪失といったものと関係しているのではないかという推察で、深く考えさせられる貴重なご講義だったと思います。

質疑応答

神庭　それでは、皆さんからご意見、ご質問があれば自由にご発言ください。

質問者1　九大の歴史というものを改めて感じました。私は東京に住んだことはないけれども、九大らしさというのは、おそらく博多らしさと非常に近いものがあるかなと思いました。近年、インターネットなどで地方性というのがかなり薄れていて、それによって、先生が最初におっしゃったような九大らしさが薄れてきているのではないか。最後に時代の変化について話されましたが、もしかしたらそれが関係しているのかも知れません。

先生の表の「神の時代」というのは欧米のバックグラウンドですが、日本においてはおそらく違っていて、例えば精神分析の先生には「日本は最初から母親的な時代であった」と言われる方もおられます。そういうものと博多の中洲という存在、文化とは非常につながっているのではないかと思っていて、その辺のお話を伺えればと思います。

牛島　遺伝子を見ていくと、日本人ぐらいいろいろ混ざり込んだ遺伝子を持った民族はいないそうですね。技術力が高くて、創造性が高いのはこの混血のせいだという学者もいます。そういう意味で、博多というのは最も混血化の進んだところではないでしょうか。豊臣秀吉以前から大陸の人たちと交流があるし、現在も韓国や中国の方が、東京よりも多いのではないか。したがって、博多は非常に住みやすい、人を差別しないと皆さんが言われます。これは恥ずべきことではなく、非常に誇るべきことだと思っています。最近、日本もグローバリゼーションが進んで、東南アジアやアフリカの人たちを東京周辺で見かけることが多くなっていますが、そういう意味では、博多は先進的な地域ではないか。そういう見方をすると、下田先生の精神医学のあり様もまた、そういう文化的な現象と結びつくかも知れません。こだわりが少ないのです。東京の人たちは結構こだわりがあって、そんなことどうでもいいではないかと言いたくなるような場面に非常にしばしば遭遇します。

神庭　日本はもともと父性というのは強くなかったのではないかということについては、いかがですか。

牛島　河合先生の持論ですね。私は、日本もまた「家父長的家族」だったと思います。夏目漱石、森鷗外などを読んでいると、父親の権威が強いことを実感します。例えば漱石の『それから』の代助君の場合、生殺与奪の権限は父親が握っているのです。しかし、その中間役が兄嫁、いわば母親役です。床の間にデンと座っている父親と下座の子どもの間を取り持つ母親がいる。その母親と子どもの関係がいろいろな生活場面、文化的活動で前面に出やすかった、そういう意味での母親の役割が大きかったということだと思います。

それから、それ以前の神の時代もまた確かにあったような気がします。水戸黄門などを見ていると、例えば、「スリの女性が、私は悪事をする能しかない罪深い人間です」と自責的になっている場面に巡り合った江戸からの旅人が、湯島の天神からもらってきたお守りを渡して「手首につけて精進しなさい、きっと神様がこの指を守ってくれますから」といった場面をよく見るのです。したがって、神の時代とか仏の時代とか、そして、父親の時代というのは存在したと思います。

これと関連して忘れてならないことは、土居先生の「甘えの構造」です。土居先生が最初の論文で「甘えている」と断じたのは、提示された一〇ケースのみんな、父親との葛藤が主題です。父親が強過ぎて、人生が思うようにいかないといった類のケースです。おそらく、甘えというのは橋渡しをする母親と子どもの関係のことであろうと思います。その後、父親の存在が消えて、母親との甘えの部分だけが前面に出たのだと思っています。ことに、その後の精神分析的動向（プレエディパル心性）と重なって、母子関係だけが問題になってしまったように思っています。日本では確かに文化的に母親が独特の地位を占めていますが、父親の存在の大きさを軽んじてはいけないような気がしています。

神庭　ほかにはいかがですか。

質問者２　私は牛島先生より三年後に入局しました。恩師は同じ桜井先生で、一番最後あたりの門弟になって、桜井先生をよく存じ上げています。今度の教室通信に桜井先生の物語を連載し始めるので、ぜひ皆さんにお読みいただき、今日の牛島先生の桜井先生の時代というのを少し伝えられればと思っています。

今日、お話を聞きながら、同じ先生のもとで勉強というか、私は初めに出てきた錚々たるメンバーのお顔を全部思い出すような時代を一緒に過ごしたのです。今日、牛島先生は、社会的な視点がどう流れているか、ボーダーラインがどんな形で出てきて、どんな展開をして、今、双極Ⅱ型にどうつながっているかという、大きな時代背景をいろいろ話されましたが、自分と比べて相違があり非常に興味深く思いました。私自身は、同じ門弟でありながら、目の前の患者に対してどう動けばいいかという非常に近視眼的に過ごしていて、同じ時代を過ごしても、生き方というか、姿が変わるんだなという感想を持ちました。

先生にお聞きしたいことがあります。私はネットの時代に立ちおくれた人間で、まだ手書きでしかカルテが書けないような日々を送っている。今、若い先生や若い看護師たちは、何かわからないことがあったら、私が必死になって蓄積した知識と違い、目の前ですぐにスマートフォンで答えを出してしまう。そういう風景を見ながら、自分が育ってきた時代と今の若い先生方の時代が違っていることを感じずにはいられない。そのときに、負け惜しみではなく、こんなに簡単に答えがすぐ手に入る皆さん方は、あまり幸せになっていないのではないか。一つの答えを手に入れるためにずいぶん苦労するのに対して、答えはすぐわかるんだけれども自分の中には全然残らないようなネット社会というか。そういうときに幸せとか、安心感というのはどこで生まれるのかなというのをいつも感じます。ネット社会で、答えだけがすぱっと見えるみたいなんだけれども、自分が探し出した答え、自分が苦労して手に入れた答えという、「私の」という所属感がだんだんなくなっていっているような感じが私はする。その大きな時代背景の中で精神科の患者の姿を見たときの私の不安感について、先生はあまりお感じでないのか。ちょっと質問が曖昧になっているが、そのような話題でお話を聞かせていただきたいと思います。

牛島　ありがとうございます。先に述べたように、人類は、人格の中から、神を追放し、代わって父親を取り入れた、しかし、科学の発展とともに、その父親も追放して、戦後民主主義がもたらした一般通念としての「らしさ」（規範意識）に頼るようになった。その過程で、人類は科学主義を発展させました。それは、何も科学技術（機械や技術）だけではなく、科学的思考（自由平等）、さらには科学技術の支えられた社会システムの再構築までやってしまった、その傾向はますます進化していくでしょうね。先生がおっしゃるのは、そこの部分だと思います。この時点で、人類は、特定の価値観を人格の中に組み込むより、もっと自由に振る舞うほうが楽だということを学んでしまった。そんなことだと思う。ネットを開けば答えは出てくる。だから、人格の芯の必要はない、芯を持っているとかえって自由さを失うという事態が生じている、ということだと思います。ただ、忘れていけないのは、そうした芯を失った人間が毎日の生活の中でいかに苦労するかは、現代の思春期問題や大人のうつ病をみれば明らかではないでしょうか。

今後、どうすべきか。おそらく、今、きちんとした回答を持っている人はいないだろうと思います。だから、行き詰まり感だけがいや増している。全世界の人間の間にあるのは閉塞感だけです。経済の行き詰まりだけにあるかに言われているけれども、それだけでは解決するはずがないだろうと思います。先生は自身が混乱して先が見えなくなっているとおっしゃいましたが、みんなそうなんだと思います。だから、各人各様、勝手なことをし、難しいことを言い立てているのが現状だろうと思います。そういう時代ではないでしょうか。

だから人間は、神様を追放して、科学に救いを求めたが、これもうまくいかなくなったということだと思います。

質問者2 あと一言突っ込むと、その科学の時代にあこがれて今日があるわけですが、遺伝子の問題だとか、生物学的な精神科の発展の問題と、科学の行く末の不安感というか。そこら辺の科学の発展、いわゆるバイオロジーの精神医学の占める位置が今だんだん大きくなっていると思いますが、これの不確定さ、危なさについては、先生はどうお考えでしょうか。

牛島 当然のことながら、生物学的精神医学にも行き詰まりが来るだろうという気がしています。それで精神疾患が本当に解明できるのか。そして、もう一つ追加しておきたいのは、科学は、さっきも言ったように、バイオロジカルなレベルの研究もあるけれども、社会をシステム化し、その中に人間を入れてしまったという面もあります。この事態は、レヴィ＝ストロースが六〇年代に構造主義を提示して、人間は住まう構造に規定されてしまうものだということを言い出したとき、哲学が力を失ってしまった。ニーチェまではまだ個人の努力、意思次第では何とかなるという側面がありましたが、努力しても無駄だということになった。それ以来、人間の生きる方向を示してくれる哲学がなくなった。科学主義の中での人間の生き方の指針を出してくれる新しい哲学が求められているような気がします。しかし、コンピューターが作った構造に嵌ってどうしようもなくなっているのが現状ではないでしょうか。

神庭　議論が盛り上がっていますが、ほかにはいかがですか。

質問者3　行動療法というのは、九大ではどういう流れで生まれて、発展したのでしょうか。

牛島　山上先生がご主人についてテンプル大学に行ったとき、そこにウォルピがいた。この偶然の出会いが産んだものです。お二人は相思相愛みたいになって、山上先生は一生懸命に学んだと思うが、ウォルピも山上先生にほれ込んだらしくて、すべてを伝えた。帰国した山上先生は、教室で実践し始めた。そして、確かな実効性を九大精神科が認めたということだろうと思います。九大精神科の解放的で抵抗せずに受け入れる風土がよかっただろうし、山上先生がもつ人間性が独特の行動療法を発展させたものだと思います。

ただ、山上先生を恋い慕う人は大変多いんだけれども、山上先生の技法とか学問を一緒になって発展させようとする教室外の人たちがあまり出てきた様子がないのは残念です。

質問者3　それはないかも知れません。

他の大学に、山上行動療法をやっている人たちはいますか。

牛島　治療効果という面では、非常に実績を上げているわけでしょう。

質問者3　自分たちも臨床で実演的にする際、山上先生から伝えられたやり方というのは、すごくやりやすい。

牛島　そういうことでしょう。

質問者3　別のことで先生にお尋ねしたいことがあります。性格論に基づいた治療論というので、すごく勉強になったが、今ちょうど神庭先生からＤＳＭ－５の仕事をいただき、そこでやっていると、今パーソナリティのこととかもディメンジョン診断というのが取り入れられつつあります。実際はそこまでなかったようですが、パーソナリティというところでも、先生が今日お示しになられたようないくつかの要素を、一人の人がそれぞれスキゾイド的なところとか、ボーダー的なところとかを持っていて、それがいろいろな時間とか人生の中で動いているような捉え方がディメンジョンの考え方だと思います。確かにリサーチしたりいろいろ分析したりとかしていくうえでも、わりとやりやすい考え方で、先生のご講演を聞いてみると、この人はこういう部分が主なんだという、カテゴリカルと言えばそうなのかも知れないけれども、そういう見方というのは人を理解するときにはわかりやすいし、治療の方針を決めるのにもやりやすいと思います。先生はそういう今のディメンジョナルな概念や、その治療への生かし方についてどう考えられているのかを伺いたいと思います。

牛島　ＤＳＭ－５のパーソナリティ障害のところは、五つになるのが六つになって、自己愛が無理やり残った。私はそういう事情が危うい感じがしています。というのは、ＤＳＭ－Ⅳでパーソナリティ障害という新しい概念は提示されたものの、ほとんど活用されていない。特にアメリカの場合、診断名としてはたくさんついていますが、治療的に生きていない。日本では診断さえつかない傾向にある。うつ病なども、背後のパーソナリティを考える人はいない。

大事なことは、ディメンジョナルな側面をあまり細々と見ないことのように思います。人格の大きな方向をどう見るか、これが大事だと思います。しかし、チェックリスト精神医学ではそれを許さないのです。確かに、ディメンジョナルな部分を明確にして、それでもって証明していくというプロセスが必要であることを、私も決して否定はしませんが、私が言っているスキゾイドとかサイクロイドというのは、一〇〇年かけて精神医学が証明し、大方の精神科の医者が認めていることとです。それを今さら、ディメンジョナルなチェックリストを使って証明しようとすることは無理じゃないかという印象がしてなりません。スキゾイド、サイクロイドというのは、表面に出た性格表徴ではないのですよね。だから、証明のための本当の道具（チェックリスト、その使用法）が完成するのは、何時のことだろうか。気が遠くなる気がします。

質問者３　ありがとうございました。

神庭　ありがとうございました。そろそろ時間も大分遅くなったので、最後にお礼を申し上げて終わりたいと思います。

今日は、刺激的な、私たちの思考を賦活するようなご講演をありがとうございました。不透明で不安な時代だからこそ、哲学や心理学が求められるのだろうと思います。しかしこの哲学や心理学の力強い流れがまだ起きてきません。牛島先生にはますますまた私たちにいろいろなものを教えていただきたいと思います。先生、どうもありがとうございました。

（二〇一三年九月五日、第一一回福岡精神医学研究会）

第一一講演

マズローの理論と臨床精神医学

Tashiro Nobutada 田代信維

神庭 今回が当研究会の最後になります。第一二回特別講演で田代信維先生をお招きして、先生が大変お詳しい「マズローの理論と臨床精神医学」と題してお話しいただきたいと思います。

第一回の神田橋先生から第一二回の田代先生まで――神田橋先生は二回お話しになっていますけれども――一二人の先生方の貴重なご講演を伺えて、大変嬉しく思います。これは、来年一冊の講演集としてまとめさせていただきますので、また機会がありましたら手に取って読んでいただければと思います。

田代先生は紹介の必要もないほど皆様よくご存じのご高名な先生です。お手元のパンフレットの演者紹介にございますように、電気生理学をご専門とされ、中尾弘之教授時代に引き続き、幅広い視野に立って活発な研究活動をされてこられました。先生ご自身は、健康な方のメンタルヘルスの領域にも大変積極的に取り組まれつつ、下田先生以来、教室が伝統的に取り組んできた森田療法を非常に活発に継承され、第二回国際森田療法学会を福岡市で開催されており、現在も西日本地区森田療法研究会の事務局代表を務めていらっしゃいます。

また、先生はマズローの日本の権威の一人でもありまして、先生から直接マズロー理論の臨床応用に関してお聞きできることは極めて貴重な体験だと思っています。

恒例によりご略歴をご紹介しますと、一九六五年に九州大学医学部をご卒業されまして、精神神経科に入局されました。一九七〇年には生理学第一講座の助手になられ、電気生理学の研究に従事されました。その後、理学博士、医学博士を取得され、また米国ロヨラ大学医学部薬理学教室にご留学された後に、一九七四年九州大学医学部神経精神医学講座の助手となられました。その後、講師を経て、一九七九年に産業医科大学精神医学講座の助教授になられ、一九八二年に九州大学にお戻りになり、助教授、そして一九八八年に教授に就任されています。組織改編により二〇〇〇年から九州大学医学部医学研究院精神病態医学分野の教授となられています。

先生のご著書の代表的なものを挙げさせていただきますと、『快の行動科学』（朝倉書店、一九九八）、『森田療法入門――「生きる」ということ』（創元社、二〇〇二）、『情動とストレスの神経科学』（九州大学出版会、二〇〇二）、『不安と葛藤――神経症性障害と身体表現性障害』（九州大学出版会、二〇〇四）などがございます。

それでは、先生、どうぞよろしくお願いします。

田代　神庭先生、ご紹介どうもありがとうございます。田代でございます。

さっそく、マズロー（Maslow, A. H.）の欲求理論につきましてお話をさせていただきます。

正常な心の基準値はあるか

身体医学が体の病気を治す医学であるように、精神医学は心の病気を治す医学であるということは自明のことでありまして、診断につきましても操作的手順で病的状態、いわゆる症状を客観的に把握することが求められますし、治療には、病状の解消、そのために薬物療法、精神療法その他、社会復帰療法など、いろいろな療法があるのも皆様ご存知のとおりです。

内科領域での治療目標は、正常な機能に戻すということでありますが、これには多くの場合、基準値、正常値というのがあります。しかし、精神医学において、正常な機能を判断するための基準値があるのかというのが最初のテーマです。

正常な心の基準値ですが、頭に描いていただきたいのは三大精神疾患です。診断にあたりましてはいろいろな診断基準がありますが、異常な点をチェックするようになっています。正常な面については書いてありません。しかし、皆さんが臨床の場で患者さんを診察する中で、それ以外は正常だということを暗黙のうちに了解しておられると思います。

精神疾患の原因につきましては、身体的要因と心理的要因の二つのものがあります。身体的な要因は脳の機能異常と言われているもので、また心理的な要因はいわゆる心因と言われているものである、そのように定義いたします。しかし、心因が中心的課題の神経症でも、わかったようでわからない疾患であって、今日もそうではないかと思います。と言いますのは、DSM－Ⅲ以来、神経症は不安障害と病名を変えまして、病因論から症候論に変わりました。

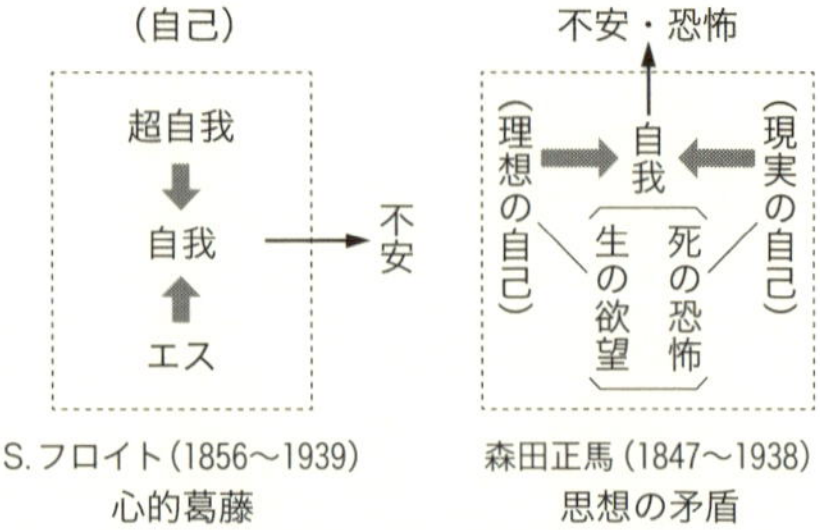

図１　神経症（神経症性障害，身体表現性障害）の“発症メカニズム”は解明されたか？

三大精神疾患で、心因が比較的よくわかっているのは神経症ですが、その発症メカニズムを精神医学の中に最初に持ち込んだのはS・フロイト（Freud, S.）であることは皆さんご承知のとおりです。彼は心の世界を三つの機能に分けました（図1、左）。心には超自我、自我そしてエスの三つの機能があり、心因はエスから起こる衝動が自我を刺激し、しかし超自我が抑圧をかけるという図式で説明され、自我が最終的な決断に戸惑い、葛藤が生じ、不安が起こると言われています。その浮動した不安が症状に固着することによって病気が発症する。しかし、無意識の世界はわからないので、自由連想法や夢判断で探ることになっています。その後も発展しているわけですが、基本的にはそういうことだと思います。

そのフロイトとほぼ同じ時代に、わが国では森田正馬が、森田療法、森田理論という神経症モデルを考えています。彼のモデルには、フロイトのエスと同様の「欲望」があり、それは、よりよく生きたいという「生の欲望」と、そのようなことはあってはならないという「死の恐怖」の二つの基本的な欲求から成り立っています（図1、右）。その反映として、あってはならないと思う〝現実の自己〟とありたいと思い描く理想の自己との間にあって自我が葛藤する。これを「思想の矛盾」と森田は呼んでいました。現実が理想通りでないと思う、その葛藤の結果、不安、恐怖が起こる。森田理論の場合は、理想に立脚して現実の〝自己を否定〟するために現実的な適応ができないのが問題だと考えていて、自己や現状に対して現実的に対応することを治療目標の一つとしております。

もう一つ代表的な精神療法に認知行動療法があります。心因は、『症状は間違った学習によって生じる』という学習理論に基づいております。しかし、学習理論の場合も、基本的な動因は本能的な欲動を問題にします。それを行動の「動機づけ」と言っているわけですけれども、フロイトの精神分析に始まる力動理論の基本はエスの心的エネルギーですし、森田は「生の欲望」と「死の恐怖」を動因の根本に据えています。

それに対してワトソン（Watson, J. B.）の行動主義に始まる認知行動理論、学習理論は、刺激から反応という一方向性の理論で、葛藤が存在しません。本能的な欲求を問題にしていますが、それ以外の人間が心に抱く向上心に関する欲求については触れていないとマズローは指摘しています。彼は基本的欲求、〝健康な人の心理の奥にある欲求〟を研究しまして、その欲求には階層があるという理論を立てました。そのことで彼は、「力動理論や学習理論とは異なる自分の理論は、第三勢力の心理学である」と自ら述べています。

マズローの欲求理論

マズローは、人間の行動の動機となる基本的欲求として、生理的欲求、安全欲求、愛情欲求、自我尊厳欲

表1　「動機づけ」となる欲求（田代, 1984）

Maslow, A.H.（1943）	生理的欲求	安全欲求	愛情欲求	白我尊厳欲求	自己実現欲求
Freud, S.（1917）	性欲				
Adler, A.（1923）	身体的資質願望		—	社会的地位願望	
森田正馬（1928）	生存欲	自我確立	理想思考		
Horney, K.（1936）	愛の渇望				
Sullivan, H. S.（1953）	身体的満足	社会的安定			
Schultz, J. H.（1953）	健康	世界観, 幸福, 安定		独立性, 自由	自己展開

求、自己実現欲求という五つの欲求を掲げております（表1）。すでに神経症の研究者たちは、彼以前に、例えばフロイトが性欲をテーマにしていましたが、後年、性欲以外の欲求によっても不安が生じるとしています。また、アドラーは身体的資質願望、それから社会的地位願望の二つの願望があると言っています。森田正馬は生存欲、自我確立欲、理想志向欲を定義していますし、ホーナイ（Horney, K.）は愛の渇望があって、その挫折で神経症が起こると考えています。マズロー以降では、サリヴァン（Sullivan, H. S.）が身体的満足と社会的安全が大事である、シュルツ（Schultz, J. H.）は、健康、世界観、幸福、安定、独立性、自由、自己展開の欲求が基本にあって人間は行動し、その挫折で神経症が起こると考えました（表1の各欲求の振り分けは、独断と偏見で、田代が仮に分類したもの、一九八四）。

このようにいろいろな欲求が提唱されていますが、これらの欲求を理論化し、統一できる理論としてつくったのが、この五つの欲求理論だとマズローは言っています。

マズローの略歴を少しお話しさせていただきますと、彼は一九〇八年に、ニューヨーク州ブルックリンで生まれました。ウィスコンシン大学を卒業後、そこで研究して学位も取ったのだと思いますが、そこでの彼の研究が実を結んでブランディス大学の心理学の教授になっています。一九四三年に人間の動機に関する学説を"Psychological Review"に発表しています。それは、ほとんど完成された論文だと私は思いました。彼はその後も自説を実証するために多くの研究をし、たくさんの本を書いております。

彼は『自己実現の経営』という本を一九六五年に出版して一躍有名になりました。その本の要旨は、ある計算機器の会社が非常に営業成績がいいことを聞きつけ、その工場に行きまして、従業員に直接聞き取り調査をした結果をまとめた本ですが、そこで働いている従業員は、自分の仕事に誇りを持っていて、自分の持っている能力を最大限に発揮して仕事をしている、自己実現している人々であるという結論になっています。この本が産業界で一躍有名になりまして、それに伴って心理学会も無視できないような状況になった経緯を彼は書いております。一九五四年に出版した『人間性の心理学』の改訂版を一九七〇年に出版して間もなく、心筋梗塞で死去され、この本が絶筆となっております。

彼が欲求をどのように考えたかと言いますと、図2に示すように五つの基本的欲求には階層があるということです。一番根底にある欲求は「生理的欲求」です。食欲とか性欲、飲水とか呼吸、睡眠欲などの生理学的な欲求、生命に関する欲求がまずある。それらが満たされると、その上に「安全欲求」が現れる。身の安全を保障する環境を求める欲求です。例えば家庭の中の居場所、職場にあっては机があるとか、序列がしっかり安定している、経済的に安定している、社会にあっては法律があって保護され守られている、そういう欲求が現れると言います。この二つの欲求は、個体が生存するための基本的な欲求です。

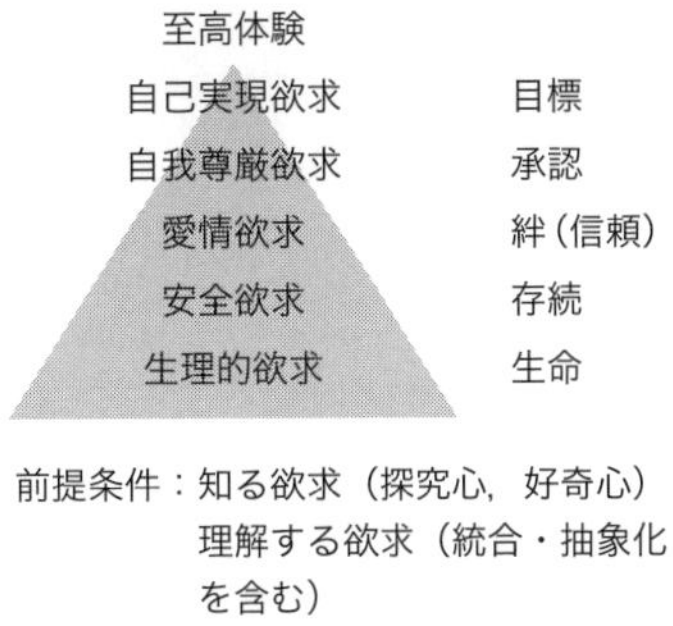

図2　A.H. マズローの基本的欲求階層説

それよりも上位の欲求は、人間関係の中で得られる欲求です。「愛情欲求」がありますが、これには〝与える愛〟と〝与えられる愛〟の二通りの愛情欲求があると言っています。東日本大震災のとき話題になった言葉に「絆」がありますが、これは愛情欲求から生じたもので、ボランティアの方たちが応援に行っただけでなく、被災した人たちもお互いに助け合って難関を乗り越えているということで、愛情欲求の充足は、信頼関係の基本だと私は思っております。

それらが得られると、その上に「自我尊厳欲求」が現れる。これには〝自分で自分を承認〟する自信と、〝人から承認〟されるという称賛とか表彰を求める二つの欲求があります。それらが得られた暁には、自己実現欲求――自分の力を最大限に発揮して目標（誰かのため、何かのため）に向かって努力するという欲求が現れるとマズローは言います。

例えば、東京オリンピック招致が決まりましたが、その昔、オリンピックの女子マラソンに出場した有森裕子選手を知っている方もおられると思いますが、彼女は、みんなからメダルをとって当然のように思われていました。ところが、オリンピックで六位に終わり、彼女は失意のあまりにその後、走る意欲を失ってしまいました。しかし、改めてオリンピックの選考が始まったときに、また走ってみようと思いたち、二度目のオリンピックで銅メダルを獲得しました。そのときのインタビューに答えて彼女が言った言葉があります。それは「自分を褒めてやりたい」の一言です。これが自我尊厳、自己の承認です。もちろん自己実現もしているわけです。

また、平泳ぎの北島康介選手、現在も活躍している選手でありますが、彼が二度目の金メダルを獲得したときは、大会前に自分よりもいい記録を出したアメリカの選手がいましたが、その彼を抑えて金メダルを獲得しました。そのときインタビューで彼は、「チョー気持ちいい」と言いました。これが至高体験です。至高体験というのは、自己実現の暁に得られる体験であるとマズローは言っていますし、神秘的な体験であると言っています。詩人や音楽家、宗教家、哲学者はこういう体験をすることが多いと言っていますけれども、私たちには、なかなかわからない体験です。

マズローの言う五つの欲求充足の前提となる条件として、「知る欲求」と「理解する欲求」があります。学習理論はそれに加えて、生理的な欲求――飢え、渇き、痛みなどの動因によって、いろいろな学習をするとしています。その学習過程で、段階的に愛情欲求、自我尊厳欲求、自己実現欲求が派生すると言っているわけですけれども、これらすべての欲求は本能であるというのがマズローの説です。それも彼が「第三勢力の心理学」と言っている所以の一つです。

以上で、マズローの基本的な欲求の説明は終わりです。これからの話はマズローの欲求をより深く、幅広く理解していただければいいかなと思いますし、聞き流していただければと思います。

基本的欲求の特徴と特質

基本的欲求の特徴ですが、先ほど示したピラミッド型の階層的な順位がある基本的欲求ですが、これらは不動のものではない。一つの逃げではあると思いますが、多くの批判を受けたりして彼はそう言っています。この階層の欲求は意識的に感じた欲求、願望であり、行動を決定するものではありません。本人が感じ取った欲求、願望、ただそれだけです。高次の欲求が剝奪されたり脅かされた場合には、より基本的な低次の欲求の充足を求めます。

基本的な欲求は無意識に内在するものであり、生得的に備わった本能です。これらの欲求の出現は無条件反応であり、この反応によって初めて自分に意識されます。心の内にあっても、その欲求があるかどうかは、反応がないとわからないということです。

それから、基本的欲求の特質についてですが、どんな欲求も満足すると消え去る。満足した欲求は過小評価される。逆に、最も強力な欲求は過大評価される。過小評価というのは、例えば、御馳走は三日も食べると飽きがくるということです。過大評価は、「あばたもえくぼ」とか、「釣り落とした魚は大きい」というように欲求の強さで、評価があとで決まります。それから、満足度による価値感の変化は、過小評価、過大評価を含めてですが、認知能力を変化させる。例えば、新車を買おうと思っていろいろ探し求めて、好きな車を買って町に乗って出ると、同じ車種が至るところを走っているのが目につく。このように価値観が認知能力に変化を与えます。注意だけでなく、知覚、学習、記憶、忘却、思考も影響を受けると言います。

それから、満足を与えるもの、それ自体のみが欲求を満足させる、それ以外ではだめだというのが彼の考えです。価値観の問題になると思うのですが、ゲシュタルト的な認知理論は意欲とか感情があまり問題にされていない。例えば「老婆と少女」という絵は有名でありますが、それはどこをどのように見るかによって認知が変わるものです。そこでは、意欲や感情があまり問題視されていないと彼は言います。

それから、反復体験により起こる感情は変化する。例えば、毎日のようにお母さんから叱られている子どもは、叱られてもそれを気にしなくなることがありますし、満足や不満の反復体験は意欲を変化させる。例えば、大リーガーのイチロー選手は、四〇〇〇本安打を達成したときのインタビューで、「四〇〇〇本安打はうれしいけれども、それ以上に、八〇〇〇回以上の悔しい思いをした」と答えています。彼は不満の体験を意欲に変えているわけです。逆の人も多いですね。不満の反復で意欲がなくなる人もいます。

それから、与えられた満足は人を堕落させる。例えば、宝くじで三億円当たると、その後その人の人生は、じり貧になっていくということをよく耳にします。

欲求の脅かし（挫折）

欲求が満たされると快感を、また欲求が脅かされると不快感を覚えます。「生理的な欲求」が脅かされますと、病気を患ったのではないか、死ぬのではないかと恐れて、例えばパニック発作で病院に駆け込みます。「安全欲求」が脅かされると、例えば職場や家庭での立場が脅かされると秩序にこだわり、強迫的行為を繰り返します。「愛情欲求」が脅かされると、失意に暮れるか、逆に相手に対して憎悪を感じ、敵意を抱いてストーカー行為に走ります。「自我尊厳欲求」が脅かされると、劣等感を感じ、頻回に劣等感を経験すると、無力感に襲われ意欲が低下し、うつ状態になる。「自己実現」が脅かされますと、例えば会社経営で一生懸命に努力をしたが、遂に倒産すると、会社だけでなく自己も破滅し、例えば自殺に走る。

これらの欲求の上に位置する「至高体験」ですけれども、ほとんどの皆さんがこれを体験することはないと言われていて、自己実現の暁に得られるものだとマズローは言っています。これは、人間の脳の中にそういう物質があるから至高体験をすると想定されますが、私はこういう経験がないのでわかりませんが、多分覚醒剤とかアルコール依存症の人は、この体験を努力なしにやっているんじゃないか。というのは、脳の中にある物質を薬物でたたき出して、一時的な神秘的な快感とか安心感とか満足を得ているのではないか。私の想像でしかないのですが、そのように推測しています。

アルコール依存症の患者は、遂には、いくら酒を飲んでも気分がよくなったり落ちついたりすることがなくなります。私の知っている患者さんですが、何で飲むかと言うと、いろいろな悩みが頭の中にたくさんあって整理できず、頭を真っ白にしたいと言って、飲んでは酔い潰れておりました。しかし、アルコール依存症の人で底つき体験をすると飲むのをやめるという話をよく聞きます。たぶん、至高体験と逆の体験「奈落の底体験」があるのではないかと思います。

一番最高峰にある「自己実現欲求」ですけれども、この言葉を最初につくったのはゴールドシュタイン(Goldstein, K., 1939)だと言われています。彼の定義によると、自己実現とは、自ら課題を掲げ、課題達成のために自己の才能能力、潜在能力などを十分に発揮したり、発揮する努力をして最善を尽くしている状態と言います。

マズローはそれに加えて、自己実現欲求は、より低次の基本的欲求がある程度充足された基盤の上に成り立つと言っています。そして、自己実現をなし遂げている最高峰にいる「完全なる人間」とは、自己実現を平均的な人よりもはるかに何度も、また強く、完全に体験している人々であると言います。彼が調査した中で、そういう人が二人いるそうです。リンカーンとジェファーソンで、アインシュタインはその候補ではあるけれども、完全なる人間ではないと非常に厳しく規程づけをしています。

最初のテーマに戻ります。正常な心理、心理的に健康な人とは、マズローの考えによりますと、持って生まれた気質とか性向、すなわち欲求、能力、感情を自発的に自ら発揮して、自己受容と衝動に基づく基本的欲求の充足を得て、自己実現へ向け努力している人ということです。

これは人間の向上心ですけれども、森田正馬はそれを「生の欲望」(よりよく生きたいと思う欲)だと言っています。森田の考えも、また基本において自己実現に向けて努力している人が健康な人だと言えそうです。

E・フロム(Fromm, E. S., 1947)によりますと、自己実現は、理性、感情、本能的な諸能力を統合した「表出行動」と積極的な社会への「適応行動」によって与えられると言っています。自己実現とよく間違えられるのが自己中心的な行動をする人で、それを自己実現していると言うのは間違いです。自己中心的な行動は「表出行動」であって、積極的な社会適応への「対処行動」ではないと私は思います。そこで、表出行動と対処行動がどのように違うのかを少し話させていただきます。

対象（出来事）には二重の意味がある

認知心理学で言われている心に起こる〝情報の流れ〟を簡略に述べますと、外界からの刺激を得て「知覚・認知」し、それが「基本的な欲求」を刺激して、生じたその欲求が「意思や認知的評価」を下す。その結果、「意思決定または防衛機制」を働かせて反応行動が起こります。

その流れに照らしますと、表出行動というのは、例えば犬に肉片を見せるとよだれを出します。これは表出行動です。また、犬に肉片を見せながらメトロノームの音を聞かせると、次第にメトロノームだけで唾液を出すようになるという「パブロフ(Pavlov, I. P.)の条件反射」というのがありますが、これも表出行動です。対処行動とは何かと言いますと、刺激で惹起された基本的欲求が意思また認知的評価を下し、さらに意思決定、さらには防衛機制を働かせて生じた行動(対処行動)を言います。例えば、悲しい知らせに出逢って、心で泣いて顔で笑う例が、そうです。

そのほかの例をもう少し具体的に話します。彼が言っていることを私なりに整理したものですが、二匹の猿の中間に置かれた一本のバナナ、これは飢えを満たすものであると同時に、支配的地位の象徴です。どういうことかと言いますと、劣位の猿は上位の猿の許可なしには食べられないということです。

母親からアイスクリームを買ってもらえなかったとき、母親から愛されていないと思っている子どもは、母親からの愛情の剝奪である（自分を嫌っている）と感じます。それに対して、しっかり愛されていると思っている子どもは我慢のしつけと理解します。

人から批判されたときに、自分に自信のない人は、それを攻撃と脅威と捉えて怒りの反応を起こします。しかし、しっかり自分に自信を持っている人は、叱責に対し耳を傾け、さらに感謝の念を持ちます。

これらは表出行動（条件づけ）また対処行動（オペラント条件づけ反応）から起こるわけですけれども、いずれの反応もその根底に基本的欲求があるというのがマズローの考えです。

精神病理の発生：脅威の理論

以上のようなことを理解したうえで、精神病理（神経症の心因）について彼は語っています。欲求不満や葛藤の二つの概念によって神経症の病因（心因）が成り立っていますが、それだけではなく脅威と感じているかどうかは、本人が持っている目標、価値、無視できない欲求に関連したものに限られると言います。例えば、大学入試で試しに受けた大学は落ちてもなんら悔いはない、ところがぜひ行きたいと思っている大学を受験しますと、発表がある前から不安になったり、どきどきしたりで落ちつかず、不合格とわかると落ち込みます。精神病理の発生は、いかなる病理理論も動機づけの理論、すなわち基本的欲求の脅かしに基づいている、これがマズローの脅威の理論です。

そこで、神経症を発症した精神病理を治療に導く場合について話をすすめます。彼は精神病理というのは、自己実現への行く手が妨げられ、阻害され、ゆがめられたときに発生すると定義しています。そして、その精神療法また心理療法は、どのような種類であれ、またいかなる方法であれ、自己実現への志向に沿った発達行動を修正、誘導するもの、助けとなるものすべてが「有用な治療法」である、人間行動の成長、人間性の成熟につながるものであると述べております。

その治療にあたって大切なことはまず、神経症的症状の特徴を知ることだとマズローは言っています。S・フロイトの言うように、〝神経症的症状〟は機能、目標、目的を持っていて、また、さまざまな結果をもたらす〝対処機制〟であることを念頭に置くことです。そのうえでノイローゼの人は多くの症状を持っているけれども、ほとんどは「表出的な行動」によるもので、神経症的症状は「機能的、対処的行動」に限られる、表出的症状か対処的な症状かの区別なしに、症状の治療をするのは危険であると述べています。

マズローによりますと、例えば無力感は表出的症状であって、本人にとってなんら意義なく、改善を望んでいるものではない、意欲低下は当たり前のことである。それはそれでいいんだという考えです。問題は、防衛努力、対処行動で失敗をしていることで、その原因は、外界圧力が強力か、または本人の防衛力が貧弱かによります。対処行動、対処努力を放棄したときに自殺に走るので、対処的症状を扱うときには十分な配慮が要ります。認知行動療法は、そのことを配慮して手順をふまえてやっているのだと思います。

マズロー理論の精神医学への応用

前述したように治療については、薬物療法や、認知行動療法などの多くの精神療法が症状を治療の対象としていますが、対処的症状とマズローが言う基本的な欲求がどういう関係にあるのかは、マズローはなんら言及していません。神経症を研究しているほかの人たちの話をつなげて、自己実現が阻害されたときに起こるとだけ言及していて、よくわからない。そこで、もう少し臨床に密着した考え方はないかと思って行った私どもの（一九八九年から二〇〇四年の一五年間にわたる）研究をご紹介し、参考にしていただけたらと思

表２　「主訴」と「脅かされた欲求」との関係（田代と志村, 2001）

主訴	（組み分け）	切掛けの出来事	脅かされた欲求
頭重 手足のシビレ 息がつまる	（身体） （身体） （身体）	営業成績が不振で減給され，車のローンが支払えない	自我尊厳 安全
頭痛 不眠 焦燥感 仕事に自信がない	（身体） （身体） （感情・観念） （対人・仕事）	新しく来た病院長から，時折注意を受ける。婦長として責任を感じる。解雇されるのではと，心配になる	自己実現 自己尊厳 安全
やる気がない 子供を育てられない	（感情・観念） （対人・仕事）	知人の紹介で結婚したが，夫婦仲が上手くいかない ２歳になる子が言うことをきかない	愛情 自己実現
仕事がさばけない 頭痛，不眠	（対人・仕事） （身体）	汚職に関係し，所長職を降格された	自己実現 自我尊厳

います。

対象は神経症性障害と身体表現性障害、いわゆる神経症です。便宜上、症状を、「身体的訴え」「感情的・観念的訴え」「対人関係や仕事に関する訴え」の三つに分類しました。そして、病歴に基づいて、発病の誘因となった日常生活上での挫折した欲求をマズローの「五つの基本的欲求」に分類しています。

調査目的は、主訴と脅かされた欲求との間になんらかの相関があるのかが一つです。もう一つは、神経症亜型と欲求挫折の間になんらかの相関があるのかです。共同研究者は志村実夫先生、玉井光先生、梅野一男先生、石蔵礼二先生、佐伯祐一先生、樽味伸先生の各先生方です。

表２は主訴と脅かされた欲求との関係です。症例２の人は、頭痛、不眠、焦燥感、それから仕事に自信がないと訴えて来院した患者さんです。すなわち身体的な訴えと感情・観念的な訴え、対人・仕事に関する訴えの三つが含まれていました。この方の病歴――きっかけとなった出来事ですけれども、新しく来た病院長から時折注意を受け、婦長として責任を感じるということでした。彼女にとっては自己実現、自我尊厳が脅かされ、そのうえ解雇されるのではないかと心配になると。すなわち、自分のポジションがなくなる、また経済的に困るということで、安全欲求が脅かされているわけです。このようにして分けると、

表3　「主訴」と「脅かされた欲求」との相関関係（137症例）（田代と志村, 2001）

訴え＼欲求	生理的	安全	愛情	自我尊厳	自己実現	計
身体的	23	62	35	19	12	152
感情的・観念的	6	35	56	34	12	146
仕事や対人関係	2	8	10	24	25	69
計	31	106	101	80	49	367

この症例は三通りの訴えがあり、三つの欲求が脅かされていることになります。したがいまして、九通りの「組み合わせ」ができます。

同じように一三七例の神経症の患者さんの訴えと脅かされた欲求を調査し、分類し、これらの組み合わせを一つの表にしてみました（表3）。身体的な訴えをする人は、安全欲求を頂点に生理的な欲求と愛情欲求を裾野に持つ山型をなしています。感情的・観念的な訴えをする患者さんは、愛情欲求を頂点に安全と自我尊厳を裾野に持つ山型をなしている。仕事や対人関係に問題を抱えている人は、自我尊厳や自己実現の脅かしを頂点にした右上がりのカーブをなしているということがわかりました。

これは、三×五分割のカイ二乗検定で一%以下で有意な現象です。それから、患者数一三七例、組み合わせ数、すべてで三六九通りありますが、来院する患者さんは、だいたい二つ以上の欲求が脅かされているということもわかっています。

もう一つ、神経症亜型に見る欲求挫折の関係を調べたものです（図3）。九大病院にかかっている患者さんで、三カ月以上経過を見た人たちに限っておりますが、

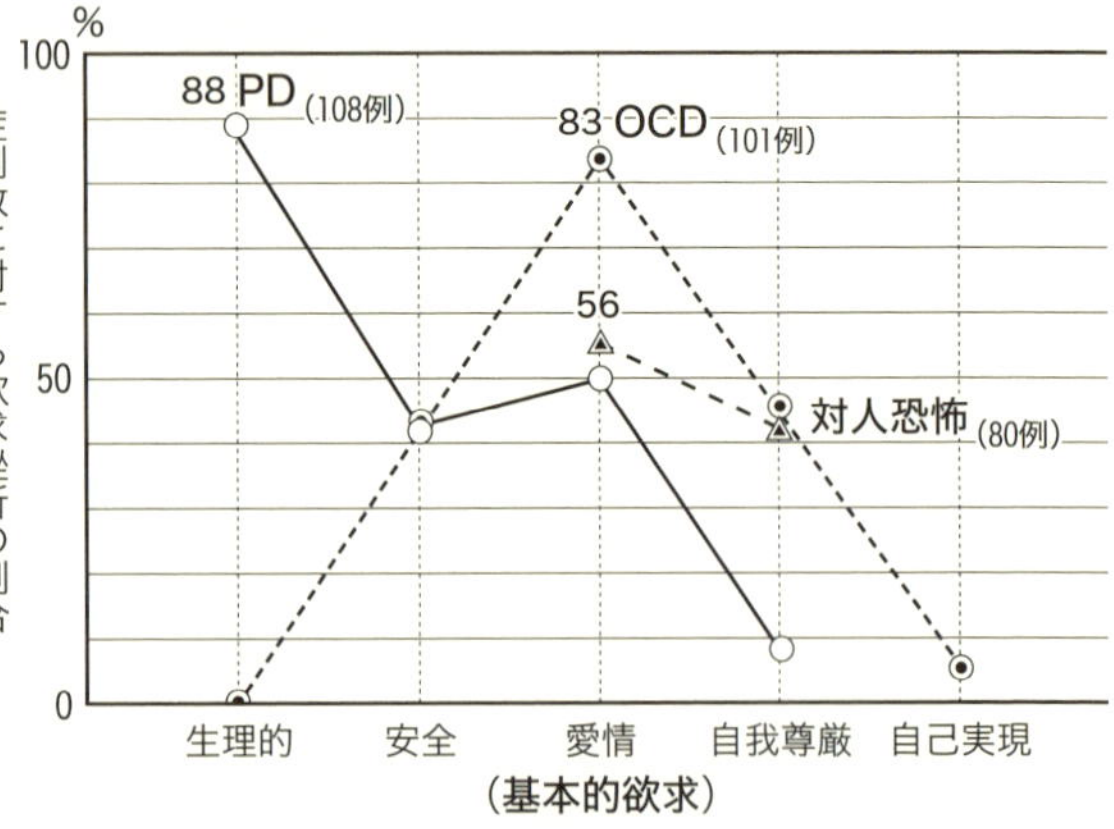

図3　神経症（亜型）にみる“欲求挫折”の特徴

パニック障害一〇八例のうち八八％の人が生理的欲求が脅かされて、あと安全欲求と愛情欲求が五〇％ぐらい脅かされているというカーブを描いています。

それから、強迫性障害（ＯＣＤ）一〇一例の患者さんのうち、八三％の人は愛情欲求が脅かされていて、安全欲求と自我尊厳欲求が半々ぐらい脅かされています。

対人恐怖の八〇例の人たちは、大学病院ではなく、森田理論を勉強している自助グループ、「生活の発見会」の会報誌に体験発表をしている症例で神経症の診断に合致した人を八〇例選び出しました。その人たちが発症の引き金となった最初の脅かされた欲求は、愛情欲求が五六％、自我尊厳欲求が四四％という結果が得られました。

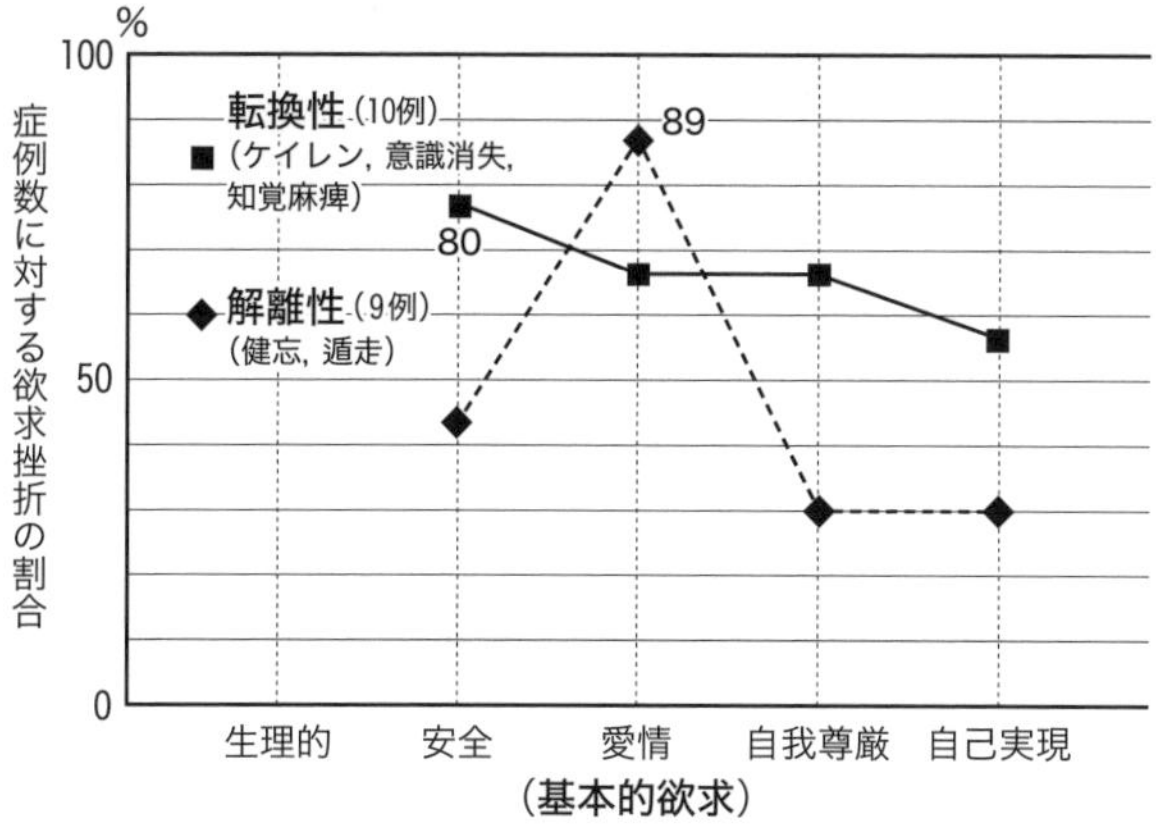

図4　Hyにみる“欲求挫折”の特徴

図4は、ヒステリーの患者さんの欲求挫折の特徴です。これは九大病院に入院した患者さんのカルテを調べたもので、転換性障害一〇例と解離性障害九例です。転換性障害の一〇例のうち、八〇％は安全欲求が脅かされていて、愛情欲求、自我尊厳欲求が七〇％、自己実現は六〇％の割合で脅かされ、幅広い領域にわたって欲求が挫折していることがわかりました。解離性障害の患者さんは、愛情欲求が脅かされている人が八九％で、安全と自我尊厳欲求を裾野に持つ山型の曲線を描いておりました。

一般に、ヒステリーの患者さんは、ＩＱが低いとか人格が未熟な人によく現れるということですが、小学校の校長先生で解離性障害を起こした患者さんで九大病院に入院した例があります。その方は、小学校の校長として赴任し、すばらしい立派な小学校にしたいと意気に燃えて就任されましたが、ちょうどその頃、当時の文部省から国旗掲揚の通達が出されました。校長先生もそれはいいことだと考え、早速教員会議にかけましたところ、当時は日教組が非常に強くて、教頭以下全員の先生に反対されました。それだけではなく、校長先生が出す提案が二派に分かれたり反対されたりで、小学校がもめ始めました。教育庁から勧告が来たということもあって、先生は自己実現、自我尊厳欲求が脅かされました。

たまたまそのときに、奥さんと離婚話が出てきました（愛情欲求の脅かし）。そのうえ、財産分けをどうするかということ（安全欲求の脅かし）も重なり、ある日先生は突然行方不明になりました。一週間後、長崎の某警察署に保護されました。そのとき先生は、自分が何者であり、どこから来たのかがまったく記憶にない、全生活史健忘をきたしておりました。

幸いにもと言うか、奥さんが捜索願を出していまして、警察署に奥さんが翌日迎えに行き、その日に九大病院に入院したという症例です。このように、多くの欲求が重ねて脅かされると、ヒステリー症状が起こることがあります。

「まとめ」ですが、患者さんが訴える主訴は、生活状況でのＳＯＳ信号である。症状が意味する内容は、脅かされた欲求と相関する。身体的訴えは、主として生理的欲求や安全欲求が脅かされている。感情的・観念的訴えは、愛情欲求や自尊感情が脅かされている。仕事・対人関係の訴えをする人は、自尊感情や自己実現の欲求が脅かされていることがわかります。そうしますと、症状から日常生活での挫折した体験内容がおおよそ推定でき、いろいろと日常生活について話をしていると、夢判断なしでカウンセリングにすぐ置き換え治療が進められるという利点があります。また挫折した欲求の修復も可能になります。それから、神経症の亜型にはそれぞれ特徴的な欲求挫折パターンが見られることがわかりました。

以上でマズローの欲求に関する私の話を終わらせていただきます。ご清聴ありがとうございました。

神庭　田代先生、誠にありがとうございました。マズローの理論の骨子を非常にわかりやすくご説明いただいて、また細部についてもかみ砕いてご紹介いただきまして、全体像がおぼろげながらわかったような気がします。

また先生方が、症状と、どの段階の欲求を脅かされているのかの相関を臨床研究で明らかにされて、欲求挫折パターンを見ることが患者さんの治療の中で大切だという、これは非常に貴重な臨床データではないかと思います。どうもありがとうございました。

質疑応答

神庭　それでは、まだ時間もございますので、フロアの先生方からご質問、コメントなどあればお願いします。

質問者1　本日は田代名誉教授のお話を楽しみにして参りました。

先ほどの話を聞いていますと、マズローの理論を使って欲求の挫折ということで、神経症系の疾患を論じてある話だと理解しました。表題では「マズローの理論と臨床精神医学」とありましたので、最初に先生が携わられました統合失調症とか気分感情障害に関して、マズロー理論ではどういうふうに論じるのかなと思いましたが、そこら辺はどうでしょうか。

田代　表題が大き過ぎてすみません。私は、患者自身が自分の思いや感情を話せる神経症を対象に研究しましたが、結果的に見ますと、統合失調症の人も日常生活にあって愛情欲求が奪われたり安全欲求が阻害されているケースが結構あって、被害的な、また身体的な訴えをする人も多いんですね。特に退院前でなかなか家に帰してもらえない患者さんは、身体的、内科的な疾患を思わせる訴えをして非常にてこずるケースがあります。うつ病の人でも単にうつ状態だけでなくて、いろいろな神経症的な訴えをされます。そういう人に話を聞くと、家庭の問題とか本人の受けとめ方という点で同じような挫折感を持っているように感じています。やっぱり人間は、神経症に限らず、同じような感情を持って悩むのだというのが私の感想です。

また、どうしてうつ病や統合失調症になるのかというのは、かなり身体的な要因が大きいように思いますが、神経症の人は、脳の機能異常と言うよりは、その人の考え方、処理の仕方が主に問題になっていて、そうでないことに対しては何も問題なく行動しておられるし、対処しておられます。そういう点が基本的に違うと思っています。

神庭　よろしいでしょうか。ほかにはいかがでしょうか。

それでは、お聞きしたいんですけれども、フロイトや森田の理論と並べてわかりやすく比較していただいたと思いますが、先生は森田療法の専門家でもいらっしゃいます。マズロー理論的な患者さんの理解と、森田療法はどのように組み合わせていらっしゃるんですか。

田代　私は、まず神経症が知りたいと思って動物実験などをしていまして、視床下部を刺激していろいろな行動が起こるのを見ていました。そこでたぶん欲求の挫折が、何か関係があるんだろうと思って神経症を手がけたわけです。

私が森田療法をいい治療法だなと思ったのは、生の欲望、死の恐怖——よりよく生きたいという思いと、そんなことがあっては困るという思いが表裏一体をなしているという考え方です。マズローは、健康な人たちは自己実現へ向かって行動している人で、その途中で何かの欲求が挫折すると神経症になるんだと言っているんですね。そういう点では森田と非常によく似ています。

それから、森田療法の場合は、人間関係の治療を集団的な入院療法で行っています。慈恵医科大学での治療はいくらか日本的なんですけれども、個人精神療法をしても、よくなる人はよくなる。しかし、一番難しいのは愛情の欲求が挫折しているケースです。自我尊厳の欲求を脅かされた人は、森田療法で踏ん張れるんですけれども、愛情欲求が脅かされている人はなかなか難攻不落と言うか、それだけでは難しくて、こじれるケースの多くは、お母さんとの関係、また場合によってはお父さん——強迫神経症の人はお父さんが厳しい人であったりしますが、そういうところで「条件づけ」されています。そういうときは、基本的に私は愛情欲求のところは、お母さんにいろいろ患者さんの悩みを説明して受けとめていただくようにして、それでも難しいときには、一緒に旅行に行ってもらったりというように行動を共にしてもらって、愛情欲求がある程度充足されたそのうえで森田的なアプローチをしています。やっぱり向上心と言うか、自己実現へ向かっていくというのは森田療法の基本ですので、そういう点で最後の仕上げは森田療法を使わせてもらっています。以上です。

神庭　ほかにはいかがでしょうか。

質問者2　田代先生には細かくかみ砕いて教えていただきまして、ありがとうございました。ただし、私がどれだけ飲み込めたかは自信がないんですが。

それで、非常に枝葉末節的な質問で恐縮ですが、ご説明の中でスポーツ選手のことを例にいくつか挙げられましたね。今、毎日オリンピックその他、スポーツ選手のことが盛んに書き立てられておりまして、そこではチャレンジという言葉がたくさん出てまいります。また、マズロー理論については、先生のご説明では〝挑戦〟という言葉が出てきませんでしたけれども、ほかではそれが出てくるものもあるようです。ですが、先生がここで〝挑戦〟という言葉を一つも使われなかったことについて、何かお考えがあるんでしょうか。

田代　いえ、全然。私は、マズローの考えをできるだけ忠実に伝えようと思って、彼の本を二、三冊読み直してポイントだけお話しさせていただきました。彼はいろいろなことを言っていて、読むと頭がこんがらがりそうなぐらいにいろいろな研究をしています。というのは、彼は非常に限られた人の調査で理論をつくり上げたところがあって、理論の妥当性と信頼性について、いつも気にしていたんです。

彼は治療と言うよりは、基本的な欲求がどんなものかという説明に非常に多くの精力を使っています。彼自身はあまり〝挑戦〟という言葉を本の中では使っていません。要は、基本的な低次の欲求が満たされたところで、上位の欲求が現れると言っています。しかし、全部完全に欲求が満たされて、その上の段階の欲求に行くのではなくて、低次ほど満足度が高くないと上の欲求は難しいということを言っています。しかし、彼は、順序は不動のものではないと言って逃げているわけです。私もそう思います。

自己実現欲求と自我尊厳欲求というのは、どちらが先か後かは難しい場合がありまして、そういう意味では分類が難しいんですけれども、〝挑戦〟という言葉を彼は全然使っていませんし、〝挑戦〟と言うより自己実現（本能の発揮）へ向かって〝努力〟している人が健康な人であるというふうに言っています。それ故、自分の能力を最大限に発揮して目標――メダルをとりたいと思っていればそれに向かって努力していることが大切です。メダルをとることに挑戦するのではなくて、自分の能力を最大限に発揮することが大事であると言えそうです。森田が言う「死の恐怖」に悩んでいる不健康な人というのは、いろいろなことができていても、不可能なことに挑戦するために満足できない。それが病気に関連すると森田は言っています。私も、そういうものだと思っています。

だから、〝挑戦〟という言葉ではなく、〝努力〟という言葉を彼は使っていて、私もそのほうがいいんじゃないかと思います。

質問者2　どうもありがとうございました。

神庭　ありがとうございました。ほかにはいかがでしょうか。

質問者3　心理のほうに参りますと、マズローの理論というのはものすごく大事なんですね。さきの教育学部長をされていた野島一彦教授がマズロー心理学の日本の第一人者でありまして、改めて心理のほうに参りまして、私自身も今マズローの五段階のことを学び出しているところです。田代先生のなさったことを今日こうして振り返る機会を与えていただき、どうもありがとうございました。

今、一番五段階の心理の領域で問題になっているのは、実は二段階目ところで、「安心・安全」というキーワードがよく使われています。今の時代、特に心理ではスクールカウンセラーと言いまして、児童相談所のようなところで小児思春期の人たちを扱うことが多いんですけれども、そうしますと、そこで安心・安全の欲求をどう保障するのかというのが一番の問題になっております。

六〇年代のアメリカの心理学の雰囲気の中で、マズローを中心とした、カール・ロジャーズ（Rogers, C. R.）といったような人たちが集まって、第三勢力の心理学が非常に盛んになりました。今も日本の心理学はその影響を強く受けているんですけれども、マズロー自身は自己実現ということを非常に重視していて、当時のサイコセラピーはそういうところを目指していたわけです。しかし、その後、ごく限られたクライアントしか対象としていないから自己実現のところばかり扱うんじゃないかと言われ出します。実際、今の日本の子どもや青年期の人たちの臨床では、愛情の欲求にもいかなくて、身体そして安心・安全というかなり基本的なところの問題が大きなテーマになっているようです。実際にそういう研究を大学院の学生さんたちがやっております。

先生ご自身も森田療法を通じて思春期、青年期の人たちへの臨床もいろいろと試みておられると思うんですけれども、そのあたりは実感としてはいかがでございますか。

田代　子どもの場合は、お母さんの庇護のもとにないと難しいというのが基本で、やはり先生が言われるように、虐待するお母さんのもとにいる子どもは家庭の中で安心できる居場所がないんですね。

私は「ひきこもり」を一〇年間していた三〇歳になる人（女性）を一年で立ち直らせることができました。その人は、お母さんとの間がうまくいっていなかった。なぜかと言うと、二歳上のお兄ちゃんが両親の希望の星で非常にかわいがられていた。お母さんは、妹も同じようにかわいがったと思うんですけれども、本人がお母さんに文句が言えるようになって言った最初の一言は、「お母さんは全部私にお兄ちゃんのお古を回してくる。買ってくれたことがない。お弁当箱もお兄ちゃんのお古を私はもらった」でした。それが言えるようになった時点で、だいたい母子関係は修復されていて、その言葉を吐いたあとは、とんとん拍子に変わっていきました。

それ以後は、次第に子どもの立場が強くなって、本人がある日「お母さん、出ていけ」と言い出しました。お母さんがどうしましょうかと言うから、私は「じゃあ、橋の下でも行って寝たらどうでしょうか」と提案したら、「そんなにまでしなくていい」と娘さんのほうがかばってくれました。結局、お母さんはお姉さん（娘さんの伯母）の家――お姉さんの子どもさんは全部巣立っていて、夫婦だけで住んでいたので、そこに寝泊まりして、三カ月目にようやく許可をもらって家に帰ってきたという経緯があるんです。（その間、娘さんがお父さんの身の回りの世話をしていました。）

それ以降本人は、自分から仕事を探して仕事を始め、人の中に入っていくようになりました。それまではほとんど部屋に閉じこもりきりで、お母さんが代理で来院し、食事もお母さんが部屋に上げ膳据え膳していた患者さんですけれども、ちょっとした安心・安全の欲求、愛情の欲求が満たされた途端に自己実現を始めました。たぶんそうだろうと思ってやったわけですけれども、案の定そういうふうになりました。

神庭　ありがとうございました。ほかにはいかがですか。よろしいでしょうか。

先生には、精神医学のどのテキストにもさらっと出てくる基本的欲求の階層理論を、今日は本当にかみ砕いて、また深くお教えいただきまして、貴重な講演になったと思います。先生の講演録は、『臨床精神医学』にもぜひ掲載させていただきたいと思いますけれども、全国の読者にとって貴重な文献になるんだろうと思います。今日は先生、ありがとうございました。

田代　どうもありがとうございました。

神庭　そういうことで、皆様に数多くご参加いただいた福岡精神医学研究会ですけれども、今回一二回をもちまして幕を閉じることになりました。冒頭にも申し上げましたけれども、講演録は本としてお届けしたいと思います。どうも長い間、ご参加くださり、またご協力くださいましてありがとうございました。

以上をもちまして、本日の研究会を終了したいと思います。どうもありがとうございました。

（二〇一三年一一月一五日、第一二回福岡精神医学研究会）

第一二講演

統合失調症における表情認知に対する脳内反応特性

前田久雄 Maeda Hisao

神庭 どうも皆さん、こんにちは。それでは、本日の特別講演に入りたいと思います。この福岡精神医学研究会は、今回で一〇回目になります。平成一六年より年に一回、九大の精神科の同門で、その道の第一人者をお招きして、再びご講義を拝聴しようという目的で行ってきました。今回は、脳生理学の第一人者でいらっしゃる前田久雄先生をぜひお招きしたいという声がたくさんございまして、本日このように実現したわけでございます。

前田先生に関しましては、紹介の必要もないほど皆さまよくご存じの先生だと思います。情動を中心とした脳の生理学的研究を長年にわたって進めてこられました。脳の構造と機能に非常に精通された先生で、精緻で正確なご論文をたくさんお書きになっています。私もいくつか読ませていただいて、大変印象に残っております。

恒例ですので、先生のご略歴をご紹介します。昭和一七年、宮崎でお生まれになりまして、昭和四一年九州大学医学部を卒業され、同精神神経科教室に入局。その後、福岡大学の精神科助手、九州大学医学部精神神経科助手を経て、昭和五三年に佐賀医科大学精神神経科教室助教授になられました。その後、カナダのウエスタン・オンタリオ大学生理学教室に二年弱ご留学され、昭和六三年には九州大学医学部精神神経科教室助教授としてお戻りになり、平成五年に久留米大学医学部精神神経科教室助教授を経て、平成八年に同教室の教授になられました。

その後、平成一四年には久留米大学高次脳機能疾患研究所の所長を兼任され、平成一五年久留米大学病院長となられまして、平成一九年に同大学を定年退職された後、若久病院の院長、続いて名誉院長となられて、現在に至っていらっしゃいます。

ご著書もたくさんございますけれども、大変ご高名な著書としては『攻撃性の精神医学』(医学書院、一九八四)、『葛藤――心理学・生物学・精神医学』(金剛出版、一九八八)、『脳と行動』(中山書店、一九九四)、『脳――その構造と機能』(世界保健通信社、一九九三) などを分担執筆されていらっしゃいます。そのほかにも『こころと脳と身体』(朝倉書店)、『てんかん』(世界保健通信社)、『私の分裂病観』(金剛出版) でございます。『快の行動科学』(朝倉書店)、これも大変高名なよく知られた本だと思います。『不安の精神医学』(ライフ・サイエンス)、『パニック障害』(先端医学社)、『患者から学ぶ』(金剛出版)、『専門医をめざす人の精神医学』(医学書院)、『コア・ローテイション精神科』(金芳堂) など、たくさんございます。

先生は統合失調症の顔認知の研究を進められてこられました。これは大変よく知られた研究でございますが、特に情動と認知という非常に密接な関連のある両者の問題を、統合失調症において読み取ろうとされた先駆的なご研究で、その成果は大変印象深いものがございます。本日は先生から直接このご研究についてお話を伺えるということを大変楽しみにしております。

それでは、どうぞよろしくお願いいたします。

前田 紹介いただきました前田でございます。神庭先生、過分なご紹介をありがとうございました。

今日の講演内容は、久留米大学に在籍していたときの研究で、すでにいろんな所で話していますので、二度目、三度目という方もおられるかも知れませんが、どうぞご容赦ください。

統合失調症における表情認知に対する脳内反応特性。以前は「統合失調症の情動認知」というようなタイトルをよく使っていましたが、それは正確な表現ではないと思い、「表情認知に対する脳内反応特性」という表現に最近は変えております。

統合失調症にはさまざまな認知機能障害がみられます。特に重度なものとしては、言語学習、実行機能、覚醒度、あるいは運動速度、言語流暢性とかに障害がみられることは、皆さん周知のことであります。

このような認知機能障害が患者さんの機能障害に深く関わっていることも、前からよく指摘されていました。社会生活機能、職業機能、自立生活などに、陳述記憶、覚醒度、作動記憶あるいは実行機能などが強く影響します。知的機能は、機能的予後には必ずしも関連しないと言われています。社会的認知や感情認知も機能レベルに大きく影響することがわかっています。

近年、社会脳が大変脚光を浴びています。ただ、社会脳とは何ぞやということについてはまだ定説はないように思います。しかし社会的な認知が機能レベルに影響するということは確かなことでありますし、感情認知——相手の感情を読み取る力ですね——が対人関係に大きく影響することも間違いありません。最近ではこれらの認知機能が、SSTなどの、リハビリテーションの効果も予測すると言われています。

今日は、事象関連電位と一部探索眼球運動、その後に脳機能画像の話をさせていただきます。

事象関連電位の研究では、最初は音を用いた聴覚事象関連電位で研究していましたが、途中から表情を刺激とする視覚事象関連電位の研究に切り替えました。表情の違いが事象関連電位の指標にどのように影響するかという研究を始めたわけです。

表情刺激にはかわいい赤ちゃんの表情写真を用いました。これらの表情写真は森田喜一郎先生が探してきてくれた極めて適切な表情刺激ですが、「笑い」か「泣き」の表情を標的刺激とし、二〇％の頻度でランダムに提示されます。ニュートラルな表情と「笑い」の組み合わせ、ニュートラルな表情と「泣き」の組み合わせで、標的刺激に対する事象関連電位を記録しました。

事象関連電位は、国際10-20法の正中の縦のラインと、直交する横のラインにある電極から記録しました。事象関連電位のP300振幅が最も高く出るのが、Pz（頭頂部）です。これも教科書的なお話ですが、事象関連電位は複雑な波形をしていますけれども、それぞれの波形には発生源があって、一番早い成分は網膜電位で、その後にセンセーション、アテンション、パーセプションを反映した電位が続きます。ピーク潜時が三〇〇ミリ秒（msec）ぐらいのところに大きな陽性電位がみられ、これをP300と言い、コグニッション（認知）を反映していると言われています。それで、このP300を用いた研究がよくなされていますが、私たちもこのP300に注目しました。

P300の振幅に影響する要因はたくさんあり、一番はっきりしているのが標的刺激の出現頻度です。私どもは標的刺激を二〇%の頻度で提示しましたが、それを一〇%にすると、さらにこの振幅が高くなります。そのほかに課題の難易度、報酬の大きさ、モチベーションの高さ、覚醒度や、注意度も関係すると言われています。私たちは、情動もP300の振幅に影響するのではないかという仮説に立って、表情刺激を用いた研究を始めました。

P300の発生源は、まだよくわかっていません。健常者群（n＝24）と統合失調者群（n＝24）から記録したP300振幅を、それぞれ平均加算しますと、両群ともPzで振幅が最も高い分布を示します。統合失調症では、半数が薬を服用しており、半数は薬を服用していません。あとで触れますように薬の影響もありますが、健常者よりも統合失調症の患者さんのほうがP300振幅が低いのがわかります。以前からP300の振幅が低いことが統合失調症のトレイトマーカーである、と言われているとおりの所見です。

刺激の開始からピークまでの潜時を検討してみますと、統合失調症者群では薬の影響が大きく、潜時が延長していました。さらに、薬を飲んでいない患者さんの潜時は健常者よりも短いこともわかりました。統合失調症の人の頭は忙しい、過覚醒であるとよく言われていますが、感覚入力過程も迅速であることがわかります。しかし、薬を服用している患者さんでは健常者よりも潜時が長く、薬の影響が大きいことがわかります。

　では、表情による影響はどうかと言いますと、泣き顔で短く、笑顔で長い傾向がみられましたが、有意差はありませんでした。潜時は表情の違いによる影響をほとんど受けないことになります。

　標的刺激を笑顔か泣き顔にしたときの健常者のP３００振幅を比較しますと、笑顔で振幅が有意に低くなっていました。このことは、健常者では表情が振幅に影響を与えることを示しています。ここで疑問として残るのが、この差は、笑顔が振幅を下げたことによるのか、泣き顔が振幅を上げたのかということです。

　統合失調症の患者さんを未服薬の一二名、服薬している人も加えた二四名に分けて平均加算してみますと、服薬している人を加えた群の振幅が小さくなっていました。P３００の振幅が薬の影響を受けることがわかります。もう一つわかったことは、統合失調症では、未服薬の患者さんでも、服薬している患者さんでも表情による振幅の違いがみられなかったことです。

　笑顔が振幅を下げるのか、泣き顔が高めるのかということに、手がかりを与えてくれる実験も行いました。この実験では、標的刺激を高音の音にする標準的な聴覚事象関連電位を用いました。通常は目を閉じて聴覚事象関連電位を記録するのですが、開眼した状態で、表情を描いた漫画を眺めてもらい、その間に聴覚事象関連電位を記録しました。そうしますと、ニュートラルな表情を眺めてもらっているときに振幅が最も高く、それとの比較で、泣き顔では有意な低下はみられなかったのに対し、笑顔では振幅が有意に下がっていました。ここでみられた聴覚P３００と同様に、視覚P３００でも笑顔が振幅を下げる機能を持っていると考えました。

　次に、統合失調症の亜型との関係を検討するため、妄想型一七名、非妄想型七名それぞれの、表情別P３００振幅を平均加算し、比較しました。妄想型では両表情間に有意差はありませんでしたが、健常者と同じように、泣き顔で高く笑顔で低い傾向がみられました。ところが非妄想型では、驚くなかれ、これが逆転しており、笑顔のほうが高く泣き顔で低くなっていました。言い忘れていましたが、患者さんは、笑っているか泣いているかの判断は正しくできていました。この程度にはっきりした表情の差であれば、表情認知そのものは正しいのです。しかし、それに対する反応が違うことになります。特に非妄想型では健常者と逆転してしまうということは、非妄想型のほうが妄想型よりも病理性が深いことを示唆しています。これは私どもの臨床経験とも一致します。どちらのほうが寛解しやすいかを考えますと、非妄想型のほうが難治です。表情間差の指標で見ても、健常者との乖離が大きいことになります。

では、統合失調症の患者さんを治療するとどうなるのでしょうか。非妄想型三名、妄想型九名それぞれのP３００平均加算振幅を、治療前、三カ月、六カ月、一年後と追跡しました。治療前と比べ、三カ月後にはP３００振幅が高くなっていました。先ほどP３００振幅はトレイトマーカーであり、服薬で振幅が低下すると述べました。治療前は薬を服用しておらず、三カ月後は服用していますが、それでも、三カ月後には振幅が高くなっていました。症状が回復することで薬によるP３００振幅低下作用が帳消しにされ、さらに高くなったことになります。そういう意味ではステイトマーカーでもあります。P３００振幅は、両方の性質を持っていることになろうかと思います。

継時的に表情間差を追った研究も行いました。前の研究と同じ妄想型の人が多い患者さんのグループですが、治療前には表情間差は認められませんでした。ところが、治療を進めていくと六カ月後には健常者と同じように笑顔で振幅が低下しており、表情間差がないという現象は、治療によってある程度回復することがわかります。

次は、探索眼球運動の話を少々させていただきます。患者さんの目の前一メートルのところに、一メートル×一・五メートルのスクリーンを立て、そこに赤ちゃんの顔を大写しにします。それを見ているときの注視点の動きが図示されます。〇・二秒以上注視点が留まった場所を停留点と言い、小さな丸印で表示され、二〇秒間の注視点の動きを線で結び解析します。解析する要素としては、平均停留時間、停留点総数、平均移動距離、総移動距離、移動速度などのパラメータがありますが、ここでは総移動距離についての結果を少しご紹介します。

注視点の動きを図示してみますと、統合失調症の患者さんの注視点は非常に狭い範囲でしか動かず、健常者は広い範囲を探索していました。

総移動距離を表情別に検討してみました。自由視とは、最初に「自由に見てください」と指示したもので、その条件下で健常者の総移動距離は患者群と比べ有意に長いことがわかりました。患者さんでは、未服薬の治療前に総移動距離が最も短く、服薬により症状が改善すると総移動距離も健常者に近づいてきました。しかし、健常者の水準には至らず、この総移動距離も、統合失調症のトレイトマーカーであるだけでなく、治療によって回復するという意味ではステイトマーカーでもあると言えます。

この自由視という条件下では、健常者でも統合失調症でも表情間差はみられていません。一方、確認視――見てもらう前に「よく見てください。あとで最初の図とあとの図で違いがないかをお尋ねします」という指示を与えておくと、健常者では泣き顔で総移動距離が短くなりましたが、統合失調症の患者さんではそのような影響はみられませんでした。確認視条件下では、服薬の影響が消えてしまうという不思議な現象もみられました。これらの研究は森田教授がさまざまな工夫を加え、さらに発展させています。ここでの紹介はこれぐらいにしますが、健常者の総移動距離も、条件によっては表情の違いによる影響を受けることがわかります。

ここで話は変わりますが、私は九大や佐賀医大にいた頃、動物を用い、情動の研究を行っていました。私が行った研究の結果、さらには、神経線維の走行に関する研究やほかの情動に関する研究結果を統合し、情動回路としてまとめたのが図１（次頁）です。これは今でも基本的には変える必要がないと考えております。

この情動回路のポイントはどこかと言いますと、まず環境刺激は視覚、聴覚や体性感覚などの五感で捉えられます。その情報は、まずそれぞれの第一次感覚中枢へ至り、その後連合野に伝わります。連合野では、

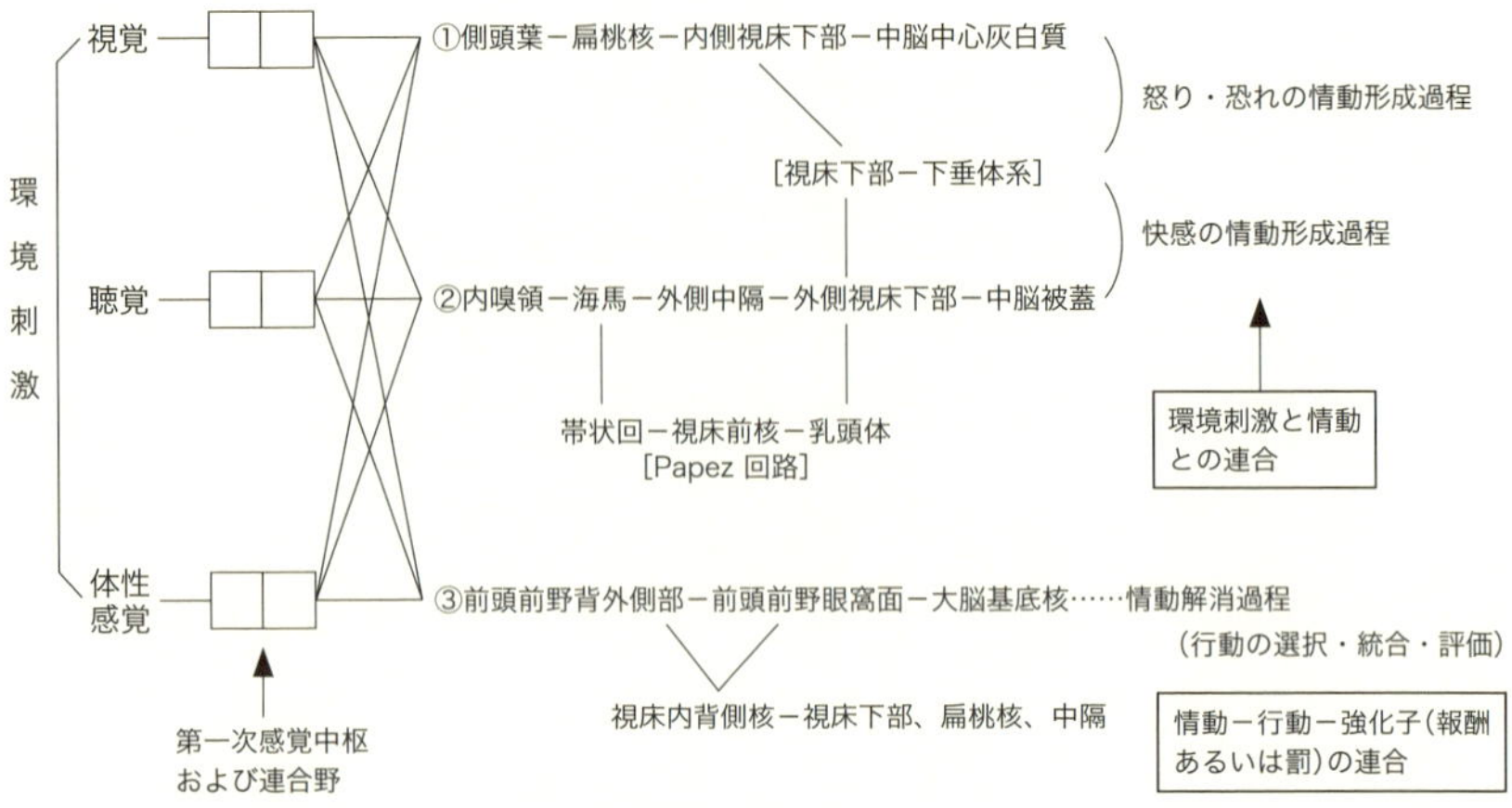

図1　情動回路（前田, 1984）

感覚情報は側頭葉の前方へ集まってゆき、そこからさらに皮質下へ潜ってゆきます。

皮質下へ潜る場所が三カ所あります。これらの事実は、一九八〇年頃までにアメリカを中心とした神経解剖学者が明らかにしました。その一つが扁桃核、もう一つが海馬、加えてもう一カ所が前頭前野背外側部です。連合野で感覚情報と記憶との照合がなされ、情報処理された情報が、その段階ごとに特定の前頭前野背外側部へ入力します。

では、なぜ三カ所なのかということになります。動物実験で、扁桃核―内側視床下部―中脳中心灰白質という脳部が興奮すると、怒りや恐れの情動反応が起こることがわかっています。特に内側視床下部の腹内側核を電気刺激しますと怒り反応が現れますし、その少し前方を刺激しますと恐れ反応が現れます。中脳中心灰白質にも、刺激すると怒りや恐れの反応が出現する部位があります。

一方、海馬に入力した感覚情報はどのような役割を担っているのかということになります。海馬からの下方性出力は一度外側中隔に投射し、そこでシナプスを介して視床下部などの脳幹部へ入力します。この外側中隔を破壊しますと、動物は怒りっぽくなり、外界の刺激に対して過剰な情動反応を示すようになります。電気刺激は強い報酬効果を持っています。

アメリカで局所麻酔下に行われたてんかんの手術に際し、外側中隔を電気刺激したところエクスタシーが起こったという報告もあります。

これらの知見から、扁桃核―内側視床下部―中脳中心灰白質は怒りと恐れの情動を形成するのに関与していると考えられます。一方、海馬―外側中隔―外側視床下部―中脳被蓋は快感を形成する役割を持っていると考えられ、これら二つの経路は相互抑制的に機能しています。一方が興奮すると他方を抑制するという相互関係があるということです。

では、前頭前野背外側部に入る感覚情報はどのような機能を持っていると考えられているのでしょうか。前頭前野背外側部の機能としては遂行機能や作動記憶がよく知られていますが、ルリヤ（Luria, A.R.）は行動のプログラミングをする場所だと言っています。サルを用いて前頭前野の研究を一途にやっていたファスター（Fuster, J.M.）は、行動を時間的に構成する機能を持っていると言っており、特に背外側野の機能として重視しています。行動のプログラミングを行う際には、外界の情報が必要になります。例えば、逃げるにはどのように逃げればよいのかとか、手がかりとなる外界の情報が必要であり、効率のよい行動のプログラミングに必須な感覚情報を提供するために、感覚情報が前頭前野背外側部に入力していると考えられています。

これを情報の流れという観点からみますと、まず、網膜、鼓膜、皮膚などの、感覚器で環境刺激が受容されますと、その感覚情報は、後方新皮質にある第一次感覚中枢にまず伝わり、さらに連合野を経て側頭葉前部へ伝えられ、そこから大脳辺縁系に降りてゆきます。ここで扁桃核系へ行くものと、海馬・中隔系に行くものに分かれます。これらの情報はいずれも脳幹情動系へと達します。先ほどは脳幹情動系という概念には触れませんでしたが、視床下部と中脳には、刺激するだけで自然な情動反応が出現する特定の部位があり、それぞれ上下相互に密に連絡されていることから、視床下部と中脳をひっくるめて脳幹情動系と言っております。そこへ扁桃核系は怒りと恐れを促進する情報を送り、海馬・中隔系は快感を促進する情報を送ることになり、その結果として情動が生じると考えています。

いったん情動が生じますと、その情動を解消するための行動を起こさなければなりません。譬えとしてよく話すのですが、殴られたことのある相手が向こうからやって来るのが見えますと、むかむかと怒りが生じます。しかし、ここで殴りかかったら、またやり返されそうだということで策を練り、江戸の敵を長崎で討つようなことを考えるわけです。このように、ある情動が起きても、それを解消するための行動を起こすまでには複雑な情報処理をしなければなりません。その情報処理をするところが、前頭葉であり大脳基底核であると考えることができます。

中尾弘之先生の学習理論との関係に触れますと、先生の理論では、S（刺激）、D（動因）、R（反応）の間に二つの学習（L1、L2）がそれぞれ介在しています。入力系の学習（L1）はパブロフの条件づけ学習であり、出力系の学習（L2）は、報酬学習であると中尾先生は言っておられます。この学習の系列が、先に述べた情報の流れに対応すると考えています。

これからはまた人の話に戻ります。レイマンら（Reiman, E.M., et al.）は、健常者を被験者としPETを用い情動の研究を行いました。彼らは、放射性トレーサー［^{15}C］H_2Oを注入する前から、幸せ、悲しみ、あるいは不快な感情を引き起こすサイレント映画を二分間被験者に見せ、映画を見ている間のPETを撮りました。その結果、情動の違いによる差ははっきりしなかったのですが、映画を見ることによって活性化された部位は、後頭・側頭・頭頂葉、その前方の側頭葉前部、さらには扁桃核、視床下部、中脳中心灰白質でした。私が先にお示しした情動回路とほぼ同じ部位が活性化されているのがわかります。これらの部位が、外来性の刺激によって情動が引き起こされる入力過程であると彼らは言っています。動物とほぼ同じであることがわかり、私は大変意を強くしました。

では、統合失調症ではどうかということですが、ガーら（Gur, R.C., et al.）は、4TｆMRIを用いて、健常者と比較しました。彼らは、俳優に怒っている顔、悲しい顔、幸せな顔、恐怖におびえている顔、あるいは不快な顔と、五つの表情を演じてもらい、それぞれの写真を別々に被験者に提示して、そのときに賦活される部位を調べました。健常者では、後頭葉、紡錘回、扁桃核、海馬、前頭葉下部が賦活されましたが、表情の違いによる差は見出せませんでした。

同じようなパラダイムで統合失調症の患者さんでも撮像しています。それによりますと有意差をもって賦活された部位は、小さな点状にしか存在しませんでした。扁桃核と海馬の賦活は健常者のほうが統合失調症者よりも有意に高かったと述べています。なぜ統合失調症の患者さんではこのように賦活が弱いのかですが、彼らは、統合失調症の患者さんでは、ベースラインの興奮レベルがすでに高くてシーリング効果が出ているのではないか、脳の興奮性が低いのか、あるいは脳の興奮パターンが異なるのではないかといった可能性を挙げています。

これからは私たちが行った研究を紹介します。上野雄文さんは1・5TのfMRIを用いて研究したのですが、表情刺激だけではあまり賦活されなかったので、声も同時に提示しました。「泣き」刺激では、赤ちゃんの泣き顔と泣き声を、両方同時に患者さんに提示するといった方法です。

健常者に「泣き」を提示しますと、まず、泣き顔を見るので視覚野、泣き声も聞こえるので聴覚野の賦活がみられます。さらに、少し左右差がありますが側頭葉内側部の扁桃核・海馬領域も賦活されました。先に、扁桃核は怒りと恐れを促進するという動物実験の結果を紹介しましたが、赤ちゃんが泣くのを見たり聞いたりしますと、悲しみに似た不快な感情が引き起こされると考えられますので、扁桃核が賦活されたことは動物実験の結果と矛盾しないと考えています。

次に健常者に、笑い顔と笑い声を同時に提示しますと、視覚野、聴覚野は当然賦活されますが、側頭葉内側部の扁桃核・海馬領域はまったく賦活されませんでした。赤ちゃんがにこにこ笑っているのを見聞きしても、健常者には不快な感情は起きませんから、扁桃核が賦活されないのもこれまでの結果と合致した所見であろうと考えています。

ところが、服薬中の患者さんという制限はあるのですが、統合失調症の患者さんに、「泣き」を提示しますと、視覚野、聴覚野は賦活されたものの、健常者では賦活された側頭葉内側部の扁桃核・海馬領域はまったく賦活されませんでした。健常者に「笑い」を提示したときと同じ反応がみられたことになります。

では、「笑い」を提示するとどうかと言いますと、驚くべきことに、視覚野、聴覚野に加えて、扁桃核・海馬領域が両側性に賦活されていました。健常者とまったく逆の現象がみられました。

以上をまとめますと、「泣き」や「笑い」を提示すると健常者、統合失調症者とも視覚野、聴覚野は賦活されます。さらに、健常者では「泣き」刺激で扁桃核を中心とした側頭葉内側部が賦活されたのに対し、「笑い」刺激ではまったく賦活されませんでした。統合失調症者ではその逆であったという、非常に不思議な現象がみられたことになります。

ここで、これまでの私どもの研究結果をまとめてみますと、研究に用いた泣き顔と笑顔の表情の識別・認知は統合失調症者でも障害されていませんでした。統合失調症の患者さんでは表情認知に障害があると言われていますが、それはもう少し微妙な表情を用いて、数多くの確認課題を課したときにエラーが少し増えてくるという程度のことであります。しかし、統合失調症者では、表情によって引き起こされるP300振幅への影響や扁桃核の賦活が健常者と異なっていました。これらの反応性が異なっているのは、喚起される情動が異なることを示唆しています。

もう少し結果を細かく見てゆきますと、笑顔は、健常者ではP300振幅を低下させます。低下させるということは、喜びが共感されて内的な緊張を下げるのではないか、副交感神経優位となり内的緊張が下がることの反映ではないかと推測しています。

一方、統合失調症者では笑顔でP300振幅が低下しないということは、内的緊張が下がっていないと考えられます。ということは、喜びが共感されていない可能性があります。非妄想型では笑い刺激のほうがP300振幅は高いのですから、笑顔が不快刺激になっている可能性があります。P300振幅への影響の表情間差に、健常者との相違がもたらされる背景として、認知に際して賦活される脳部位が異なっており、特

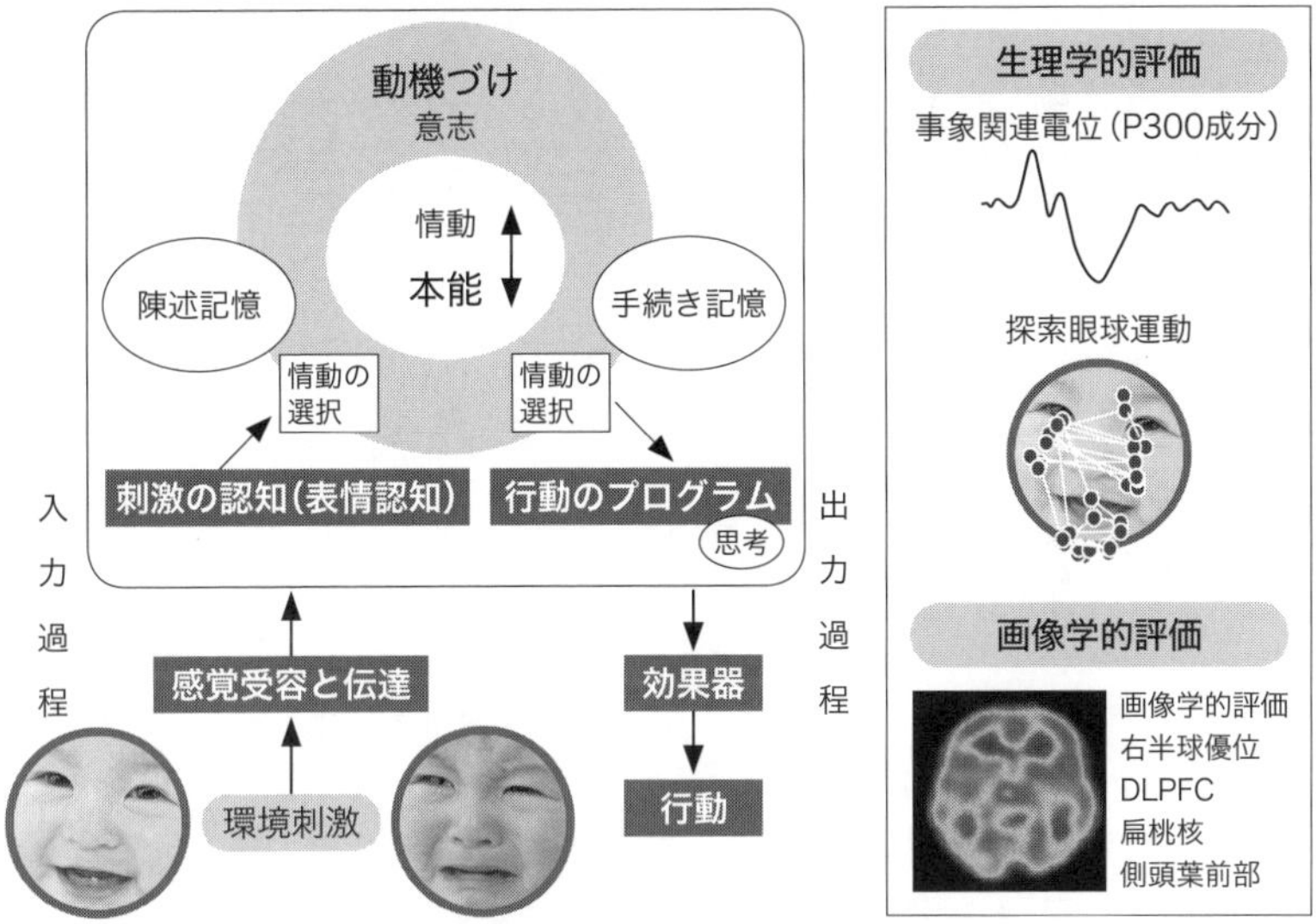

図2　人の情報処理システム：認知過程

に扁桃核では賦活が逆になっていることが関与していると思われます。

ここまでの結果をシェーマで示したのが図2です。環境刺激が――この場合は表情ですね――まず感覚として受容され、それが脳内へ伝達され、記憶との照合がなされて、脳幹情動系に達し、ある情動を引き起こします。情動を動因として行動がプログラムされ、具体的な行動が現れるという一連の情報の流れがあります。

私どもの実験では表情の認知自体には障害はありませんでした。しかし、その表情認知に伴う情動が、統合失調症者と健常者では異なる可能性が示唆されました。統合失調症者では、笑顔が、交感神経興奮を伴う不快な内的興奮をもたらし、副交感神経優位のほうへ変化させる作用を持たないと思われました。刺激を認知して情動を形成する入力過程に、扁桃核や海馬などの大脳辺縁系が位置していますが、この入力過程の反応様式が統合失調症者では健常者と異なることになります。その結果喚起される情動の違いをもたらし、それが先に述べたような機序でP300振幅にも影響すると考えています。

探索眼球運動は、視覚入力だけではなく、特に確認視では探索という遂行機能も入っており、出力系も関与すると考えています。

定年退職後、情動に関する脳機能画像の文献をフォローできていないですが、最近目についた研究を二つほど紹介してみたいと思います。

二〇一〇年にロマニウクら（Romaniuk, L., et al）は、視覚性嫌悪条件づけにより賦活される脳部を３ＴｆＭＲＩ画像で調べました。条件刺激には青か黄のスクリーン、無条件刺激には「ピストルがこちらを向いている」写真などの、国際的に標準化された嫌悪性写真が用いられました。条件づけの完成後、条件刺激だけの提示により賦活される脳部位をｆＭＲＩで調べています。健常者では、扁桃核が賦活されており、私どもの研究と同様な結果でした。

健常者と統合失調症の患者さんとの比較では、扁桃核の賦活が健常者のほうで有意に高くなっていました。統合失調症の患者さんでは扁桃核の賦活はみられませんでした。表情だけではなく、一般の嫌悪性写真でも扁桃核は賦活されないことを示しています。

同じ被験者で皮膚電流反応も測定し、群間比較しています。条件づけの際、色を判別させる反応速度も測定していますが、それには両群間に差はみられていません。ところが皮膚電流反応で見ると、健常者では、条件刺激だけの提示で反応が大きくなっており、条件づけされていることが示されました。しかし、統合失調症ではそれがみられていません。嫌悪性写真を無条件刺激として条件づけを試みても条件づけされないということは、そのような写真を見ても統合失調症の患者さんは怖いと感じない、情動反応が起きていない可能性を示唆しています。

ホルトら（Holt, D.J., et al）も去年、同様な研究結果を発表しています。条件刺激はランプの傘の色（赤、青、黄）、無条件刺激には指への少し不快な程度の電気刺激を用いて恐怖条件づけを行い、その際の皮膚電流反応を測定しています。その結果、健常者では最初の一六試行で条件づけされたのに対し、統合失調症の患者さんでは条件づけの形成が遅いことが示されました。嫌悪刺激として、指への電気刺激を用いても、条件づけがされにくいことを示しています。消去は統合失調症でも生じていました。

条件刺激だけを提示した際に賦活された脳部位も３ＴｆＭＲＩで撮像しています。健常者では、最初の四試行で扁桃核、海馬、内嗅領、島、上側頭回、視床などが賦活されましたが、統合失調症では賦活のパターンが逆で、ことに扁桃核では賦活がみられませんでした。この研究結果は統合失調症の患者さんでは、指への電気刺激による痛覚を用いても先に述べた視覚性嫌悪刺激と同様に、扁桃核は活性化されないことを示しています。健常者では賦活されますが、統合失調症では賦活されず、これは刺激の感覚モダリティを問わないことになります。

時間がオーバーし、最後は早口となり、申し訳ありませんでした。

神庭　どうも前田先生、ありがとうございました。大変興味深いお話に感謝します。前田先生は九大で情動の研究を始められて、それが後半の研究生活における統合失調症での情動処理研究につながっているということが大変よくわかりました。

また、統合失調症は、とかく認知障害、思考障害、知覚の障害と考えられがちですが、実は統合失調症の情動処理にも大きな問題があるという、非常にクリエイティブなお仕事をされてきた、その流れが非常によくわかって大変勉強になりました。ありがとうございます。

質疑応答

神庭　ここで、フロアの先生方からご質問、ご感想を受けたいと思いますけれども、どうぞ遠慮なく、いかがでしょうか。

質問者　ありがとうございました。なかなか難しいことで先生のお考えをお聞きしたいと思うんですけれども、統合失調症の方は、素因として情動の処理がうまくできない基盤をもともと持っているものなのか、それとも、例えば統合失調症の方はもともと小さいときからわりと孤立しやすくて、ソーシャルアイソレーションというか、そういったものが主体で、二次的に情動の処理が不十分になるのかということ、それから、発病前後でそれがまた進行するようなものなのかということについて、もし先生のお考えがあったら教えてください。

前田　ご質問ありがとうございます。今のご質問は、今後の検討課題としてお話しする予定でした。まず、これらの所見は統合失調症に特異的な現象なのかということ。ほかの疾患についても同じような実験をやってみなければわからないことです。もともとの素因なのか、あるいはソーシャルアイソレーションなどの環境因、さらには発病前後に進行する現象なのかというご質問ですけれども、これもよくわかりません。データがありません。

症状との関連でも、症状発現の基盤となる基本障害なのか、陰性症状などの症状の一部なのかといったこともう少し検討する必要があります。しかし、治療をすればある程度改善されるところもありますので、何とも言いがたいところです。

質問者　どうもありがとうございました。

（二〇一三年三月二一日、第一〇回福岡精神医学研究会）

第一三講演

精神科医と作家

Moriyama Nariakira 森山成彬

神庭 皆さま、大勢お集まりいただきまして、ありがとうございます。それでは、早速ですけれども、本日の特別講演に入りたいと思います。今回は、皆さん大変よくご存じの森山成彬先生をお招きし、「精神科医と作家」と題して大変興味深いお話をしていただけることになりました。ありがとうございます。

恒例ですので、森山先生のご略歴をご紹介させていただきます。先生は一九四七年のお生まれで、福岡県立明善高校をご卒業後、東京大学の文科三類に入学、文学部仏文科をご卒業されました。その後、東京放送TBSのテレビ制作局にてご勤務され、一九七二年に九州大学医学部に入学。ご卒業の後、九州大学病院の研修医となられ、研修終了後にフランス政府給費留学生およびマルセイユ病院助手として、聖マルグリット病院神経精神科にご勤務、続いてパリ病院外国人レジデントとしてサンタンヌ病院精神科にご勤務されました。

ご帰国後は、九大病院の精神科神経科の医員・助手を務められた後、一九八四年から一九八六年にかけて福岡県立太宰府病院精神科の医長を務められ、再び九大に医学部神経精神医学教室の助手として戻られました。一九八七年から神経精神科の医局長となられ、八八年には医学博士を取得されました。八八年から八幡厚生病院診療部長、九二年から同病院副院長に就任され、二〇〇五年八月に通谷メンタルクリニックを開院されて現在に至っていらっしゃるわけです。

その傍らで、大変ご高名でご紹介の必要もないほどですけれども、作家帚木蓬生《ははきぎほうせい》として執筆活動を続けていらっしゃいます。一九七九年に『白い夏の墓標』（新潮社）で注目を集め、一九九二年には『三たびの海峡』（新潮社）で第一四回吉川英治文学新人賞を受賞、そのほかにも数多くの作品を生み出してこられたわけですけれども、帚木蓬生の作品は、第八回山本周五郎賞の『閉鎖病棟』（新潮社、一九九五）や『蠅の帝国――軍医たちの黙示録』（新潮社、二〇一一）など、医学に関わるものが多いことでもよく知られています。また、精神科医の立場から『ギャンブル依存とたたかう』（新潮社、二〇〇四）、『やめられない　ギャンブル地獄からの生還』（集英社、二〇一〇）などを上梓しておられます。そのほかにも数多くのご本をご出版されていますけれども、これも皆さんよくご存じのところとさせていただいて、先生からのお話をお聞きしたいと思います。どうぞよろしくお願いします。

森山　ご紹介ありがとうございました。私が九大の医学部精神科に入ったのが一九七八年で、処女作の『白い夏の墓標』が翌年の一九七九年刊ですので、それ以来、作家としても精神科医としてもまったく同じ年月を過ごしたわけです。その三三年間に、精神科の修行とともに、先輩たちから文章道といいますか、文章の書き方を習ったなと思うんです。それを今日は皆さんに何点かお話しできればと思います。

研修医の頃は一ノ瀬孝行先生が指導医だったので、論文にも朱を入れていただきましたし、病棟医長の末次基洋先生からも文章指導がありました。パリに行った頃は、論文の共著者が神戸大学の植本雅治先生だったので、中井久夫先生の朱の入った論文も書いた覚えがあります。帰ってきたら中尾弘之教授の朱が入るようになりました。医局長を仰せつかってからは、駆け出しの作家になっていたにもかかわらず、先輩に対する挨拶文とか依頼文、告知文、礼状も、中尾教授は細かく見られたんですね。そしていっぱい朱が入るんですよ、多少なりとも名前の知れた私の文章に、何で先生は朱を入れるかなと腹が立ちました。悔しまぎれに、ご本人がどういう文章を書くか調べました。あとで申し上げるように、これが実に立派な文章です。まさしく九大精神科は文章教室の側面を持っていました。

〈と〉と〈の〉

どの先生からかは忘れましたが、日本語で非常に便利な助詞があると教えられた覚えがあります。それは「と」と「の」です。本日の講演も「精神科医と作家」としています。「と」があると、何やらわけのわからない話でもできる。そのくらい「と」は大切だよと言われたんですね。「と」は英語の「and」ともちょっと違って、日本語の「と」でないといけない。ものを考える際に、何か不思議な効用というか魅力があります。

それと対象的なのが「の」であるとも教えられました。「の」になると、がらっと様相が変わるんですね。今日の主題も「精神科医の作家」としたり、「九大精神科」も、「九大の精神科」となると、何か心が引き締まって、論じるのにもぴしっとするわけですね。

「の」は「と」と違って、論点をぴしっと絞るときに使われます。「の」は筆順も時計回りで、締まるし、どこか厳しい。逆に「と」は、筆順が反時計回りで、無雑作に広がりますから、いい加減にものをしゃべれます。というわけで、今日は演題に「と」を使ったんです。さらに「と」と「の」を一緒に使えば、「精神科医と作家の間」となって、今日、私が一番言いたい内容に近づくのではないかと思います。

〈が〉

二番目の注意点は、接続助詞の「が」でした。確かに「が」は要注意です。これを多用すると、無惨な悪い文章になるんですね。何々だが、何々である。「が」は、そのままつながる順接なのか、逆接かがはっきりしない。文章が非常にあいまいになります。この「が」を使う人は、知識のひけらかしが多い傾向があります。あまり大した内容は言っていないのに、こういう知識を知っていると自慢したいときに「が」を使う。「が」が多くなりますと、文章がだらけて、論旨が混乱します。「が」を使いたいときは、いったん句点の〈。〉を打ち、改めて「けれど」などで言い直して、文章を続けたほうがいいと教えられました。本当に「が」はくせものです。

〈こと〉と〈もの〉、〈ところ〉

三番目の留意点は、だれから指摘されたかはっきり覚えております。神田橋條治先生です。先生は医局員のカルテを見て、よく感想を述べられました。森山君、あなたのカルテには「こと」が多いねと言われたんです。何々することが重要である、何々することが大切である、何々することになったとか。それ以来、接続名詞の「こと」に、私は非常に鋭敏になって、「こと」と書くたびに神田橋先生を思い出します。それくらいトラウマになりました。そういう目でほかの人の論文を読んでみますと、実に「こと」が多い。「こと」が多い論文は、非常に理屈っぽくて、文章が硬くて、長たらしくて、独善的です。「こと」が多い論文を見ると、のっけから私は読まないようにしています。「こと」は魔物です。

「こと」と同じように私たちが使いたがるのは、「もの」です。親というものはこうであるとか、何々するものはこうであるとか、「もの」を使うと、文意が拡散し、説教臭くなります。この「もの」も、注意されて以来、実に使いにくくなりました。

先ほどの「こと」でいえば、私は編集者からも指摘を受けました。編集者は微細な点まで直します。そんなに直すなら、あんたが書きなさいというぐらいに、腹が立つほどです。先生の文章は「こと」が多くて、

〈ことことこっとん〉ですねと、某編集者から言われ、二重のトラウマになっています。

もう一つ自戒しているのは、「ところ」です。何々して何々と書けばいいのに何々したところ何々だと書きがちです。「ところ」があるとワンテンポのろくなって、文章がぴしっとしない。論旨がすんなり通らなくなります。これら三つの「こと」、「もの」、「ところ」を極力使わずに書いた小説が、二〇一二年六月に講談社から出した『日御子』です。千枚の長編でも、「こと」、「もの」、「ところ」なしで書けるという見本です。弥生時代を描く歴史ロマンなので、ぜひ買って読んでください。

私

四番目は「私」です。日本語は、本来は「私」は必要ないぐらいの言語なんですね。ところが、論文でもこの「私」を頻用する方がおられます。九大の有名な先輩で、論文の最初から「私は何々」と書き、それからしばらくしてまた「私は何々」と、「私」を頻用される先生がおられます。その先生は医局員もひれ伏すような我の強い先生ですね。やっぱり「文は人なり」で、文章には人柄がよく出るなという気がしました。

この「私」を使わずに、一人称の小説が書けるのです。『逃亡』（新潮社、一九九七）という二千枚近い小説の中で、「私」を一切使わなかったんですね。もちろん主人公は一人称です。それでも「私」を使わなかった。最後の一行のみに、「私」が一回出てくるという超絶技巧の作品です。逢坂剛さんが、読み出したら何かおかしいな、どこかおかしいなと感じ、半ページか一ページぐらいのところで、この作者は「私」を使わずに全編を通すつもりだなというのがわかったというんですね。やっぱり文章家である逢坂さんは違うなと思いました。

接続詞はいらない

もう一つ、気をつけないといけないのが接続詞です。「しかし」、「けれども」、「であるが」、「とはいえ」など、私たちは接続詞を使いたがるんですね。「ということで」、「という次第で」、「したがって」など、こうした接続詞が文頭にあると、どこかくどい文章になります。日本語では、接続詞は必要最小限、できれば使わないに限ると思います。そのまま文章をすっとたどっていけば、読者のほうの頭で整理しますから、改めて「けれども」、「しかし」、「したがって」、「そのようだから」、「そのようであるから」という必要はないわけです。接続詞はいよいよのとき以外、ほとんど使わないようにしています。読者の自由度に任せています。

大切なのは文章のかたまり

若い医局員の先生たちの発表に接して、よく思う留意点があります。一文一文はもちろん大切ですけれども、本当に重要なのは、文章のまとまりです。つまり段落ごとに論旨をどうつないでいくかが大切です。スライドのみで話し、論文にしないくせをつけると、文章は決して練れてきません。文章にせずに、スライドを二〇枚ぐらい並べて、それでよしとする論文がよくあります。これは実に情けない。頭の中が整理されないまま、断片的な知識のまま、がちっとした論調にならないままで放置され、全然文章の力がついていかないままで一生が終わると思います。講演にしても、昔の偉い先生方のように、スライドなしでやるべきでしょう。

中尾弘之先生の文章

ここで、私が中尾教授から受けた注意点を皆さんに伝授します。たった三つでした。森山さん、この三つを守りなさいと言われました。一つ、文章は短く、二つ、無駄な形容詞はつけない、三つ、片仮名語は使わない、です。西洋の横文字はそのままカタカナで使わず、日本語の中から探せという教えでした。最近は、アドヒアランスやコンプライアンス、レジリアンスといった片仮名語が、精神科の領域ではびこっています。論文の題にもレジリアンスと書きつける教授や学者がいます。浅はかだなと思いますよ。何かいい訳語を日本語の中から探し出せ、と腹が立ちます。まったくこれだけ精神科医がいながら、レジリアンスとは情けない。中尾先生は嘆いておられるんじゃないかと私は思います。

ここで、中尾先生の文章の実際を披露します。去年書かれた随筆で、題名は「姪と一緒に東北へ」。団体旅行で、姪御さんと芭蕉の『奥の細道』の跡を追っていく旅だったようです。

さて、私は芭蕉について本は幾つか読んだ。芭蕉の銅像も幾つか見た。芭蕉が『奥の細道』に出かける前にしばらく仮寓していた深川の採茶庵《さいとあん》、福島県の飯坂温泉、岩手県の平泉、新潟県の出雲崎、岐阜県の大垣、三重県の伊賀上野などがそれである。芭蕉の句碑は全国至る所にある。特に滋賀県の大津一帯に多い。『石に刻まれた芭蕉』（弘中孝、平成一六年）という本によると、全国に句碑が二九四一、塚碑が一九二、文学碑が五六、詩碑が五〇、記念碑が七八、その他が五あるそうである。

こうして見ると形容詞がない。そして具体的な数字に溢れているんですね。これが中尾先生の文章の特色です。まだ続きます。

三泊四日の観光旅行の三日目の夕食は、丸テーブルを囲んで六人ずつの席であった。ここで初めてお互いに話が進んだ。一組の老夫婦は南米に行った時の話をした。その地名はピチュピチュというふうに私には聞こえた。そこでは、老婦人は、コンドルがカラスのように群れて、空高く舞っている光景を想像して行ったそうであるが、一羽も見かけなかったそうである。ご主人のほうは、私の年齢を尋ねたので、八七歳ですと答えたところ、「ホホー、お元気ですね。あなたのようによく食べる方は、あと二〇年、三〇年は大丈夫ですよ。」と言った。旅行中、私を観察していたのだろうか。長生きするとは、嬉しいことであるが、されど（「NHK大河ドラマ『江〜姫たちの戦国〜』」の影響。この言葉を一度使ってみたいと思っていた。ばかばかしい話だけど）、世上、小食のほうが長生きする、という説が有力である。その証拠も揃っている。それで、よく食べる私は、このままでは早や死にするに違いないと、実は、気になっている。

「ところ」が一カ所、接続助詞の「が」が二カ所ありますけれども、気になりません。特に「こと」はひとつもありません。無駄がなく、ほとんど主語、動詞、そして名詞で成り立ち、形容詞がない。しかも具体的なデータが引用されています。コンクリートの打ちっ放し建築のように、美しい文章でありつつ、おかしみに溢れた名文です。

中尾先生の前の教授は桜井図南男教授で、先生に何と、「よい文章とは何か」という随筆があるのでこれも披露します。

僕は、学術論文といえども、やさしいコトバでわかりやすく書き、よい文章で、論旨を徹底させるべきだと主張している。自分でもそのように努力しているつもりなのだが、その甲斐があったかどうかは、自分ではよくわからない。

何をよい文章というかはむずかしい問題だが、例えば谷崎潤一郎氏の『文章読本』などを読むと、文章の区切り方、句点のうち方はもとより、あるコトバをカナで書くか、漢字で書くかといったようなことにまで、こまかく気をくばって文章全体の品位、格調を高めようとしておられることがわかる。そんなことを考えながら、このごろの若い人たちの文章を読むと、何とも言えないサムザムとした感じがしてならない。書いてあることの内容よりも、文章そのものがササクレだっているような気がするのである。

例えば、〈倒れたのは前近代的、伝統的な人間関係の封建的ドグマチズム、またけわしい対立まで先鋭化していない社会的諸問題が生み出したもの、教授や医学への幻想・神秘であるイ制（筆者注：インターン制度）という疑似教育制度の外被が取り払われ、支配と収奪そのものである奴隷制度の真っ只中で結成された43青医連は、既に自主調整原則に国ボ（筆者注：国試ボイコット）追求という僕らの団結の鉄の規律、全ての現実への批判の武器一切の過去の古き汚物の廃棄を意味する組織戦術をもって開始した〉

いずれも原文のままなのだが、何だかひどく気負いたって、まくし立てていることだけはわかるが、ぼくにはむずかしいコトバが飛び出してくるだけで、一読何を言おうとしているのかが、ピンとこないのである。どうもよい文章とは言えないようだ。

昭和四三年ですから、大学闘争のときの悪く汚い文章がはびこっている時代です。桜井先生はそんな立看板やビラを見て、ほんとうに頭にこられたんだと思いますね。文章中「が」が三カ所、「こと」も三カ所出てきますし、冒頭に、「僕」があります。しかし実に平易で達意の文章です。

桜井先生も指摘されたように、よい文章というのは、定義が難しい。しかし、よい文章を書く人というのは大体わかります。それは、ものをよく見る人なんですね。画家、写真家。では、ものが見えない盲目の人はどうかというと、盲目の人でも、宮城道雄も、人の話、世の中の音を耳をすまして聞いていますから、うまいです。それから動物学者。動物をしっかり見ていますからうまいですね。哲学者でまずい文章を書く人もいます。きっと、考えているばかりで、物を見ていないのでしょう。お医者さんも患者さんを診ていますし、研究者でも対象の動物実験の動物を見ていますから、文章がうまいと思いますね。時々、「私は文章が下手です」と言うお医者さんがいます。それは患者さんを診ていない、情けないお医者さんだと思います。しっかり患者さんを診ていれば、自然と文章はうまくなる、そう思います。

精神科医と作家

以上で、私の文章修業の三〇年間の病歴を終わり、精神科医と作家がどうつながるかという話に移ります。作家としてデビューしたての頃、月刊雑誌で池波正太郎と編集者の対談を読んだんです。小説現代だったでしょうか。あのときは鬼平犯科帳の連載中だったのか、鬼平がたそがれどきに塀伝いに歩いていったとき、後ろからだれかが切りつけてくる。一種のやみ討ちですね。そこでその月の連載が終わっているんです。それで編集者が池波正太郎に、「先生、後ろから切りつけたのはだれですか」と聞いたんですね。そうしたら、「いや、わかりませんね」と池波正太郎は答えているんです。私はそれを読んで、何という無責任な作家だと思いました。後ろから切りつける場面を書きながら、だれが切りつけてくるかわからない、そんな心構えでよく小説が書けるなと思ったんです。ところが実際は、このやり方でないと良い小説は書けないんですね。後になって、理詰めでは書けないと思い至りました。こういう場面で、作者の頭の中では、だれかが後ろからやみ討ちをしないといけないような雰囲気、勘の働きがあったんじゃないでしょうか。池波正太郎は「来月号になるとわかるでしょう」と答えたのです。この点こそ、作家と精神科医の相通じる事情が横たわっています。

それでは、ちょうど一〇年前にＮＨＫのＢＳで放映されたＤＶＤ、「世界わが心の旅」を見ていただきます。す。精神科医と作家は、対立概念であるようであって対立概念ではないんですね。お願いいたします。

（ＤＶＤ『南仏・ふたたびの白い夏』上映）

ナレーション　パリ、オーステルリッツ駅。南フランスや、その先のスペインなど、南へ向かう旅人でいつもにぎわっています。この駅を二六年ぶりに訪れたのは帚木蓬生さん。作家、そして精神科医として活躍しています。当時、作家への夢を抱きながら医学の勉強をしていた帚木さんは、ここから南フランスへの旅に出たのです。

帚木　二五年前、こういうガラスの屋根とか壁を見て、小説の中に取り入れたいなと思いました。今から考えると作家としての出発点だったかなという気はしますね。

ナレーション　その後もフランスで二年間の留学生活を体験した帚木さんにとって、フランスは忘れられない国です。

帚木　フランスというのは、もの書きとしての自分をつくってくれたし、それから精神科医としての土台というか、方向づけをしてくれた国です。大変な経験をさせてもらって、本当に恩義を感じます。フランスに留学したドクターたちは、何かしら恩義を感じて、一生感謝の気持ちを持って生き続けているような気がしますね。

（中略）

ナレーション　二六年前、トゥールーズ近郊のピレネー山麓の村でフランス政府が主催したキャンプが開かれました。フランス語を学ぶ世界中の若者一〇〇人以上が招かれ、帚木さんもその一人でした。そのとき海外からの参加者を世話するために地元から参加したのがパトリックさんでした。

ウスト。ピレネー山中に位置する人口五〇〇余りの小さな村です。帚木さんは二週間をここで過ごしました。そして、帰国後、このウストを舞台に日本人医師を主人公にした小説を書き上げます。『白い夏の墓標』――デビュー作となったこの作品は直木賞候補ともなり、作家への道を決定的にしました。

かつて世界各国から集まった学生たちと寝起きをともにした建物が残っていました。パトリックさんは、帚木さんが加わったグループ二〇人のリーダーでした。帚木さんにとっては初めてフランス語だけで暮らす二週間だったのです。

帚木 ああ、そうそう、ここなんです。だいたいこちら側に泊まっていたんです。朝、窓を開くと、まだ霧がかかっているわけですよ。そして霧が晴れていく風景が印象的でしたね。羊飼いの少年が一人、あの辺にいた風景も思い出しますね。その印象は、そのまま『白い夏の墓標』には書いたはずです。しかし、二五年前と変わらないというのが信じられないですね。あの木も昔のままだし、この芝生もそうだし。

パトリック われわれは二週間の間、登山や川遊びなどピレネーの自然を満喫しました。私はグループのリーダーとしてそれらの行事を企画したのですが、帚木さんとはその後二〇年以上の間、手紙のやりとりが続いています。われわれの友情がなぜこんなに続いたのか、本当にミステリーとしか言いようがありませんね。

ナレーション 当時二九歳だった帚木さんは、パトリックさんたち世界の学生とともに、このウストの村、そして周辺の山や谷を歩き回りました。二六年という歳月をかみしめながら、二人はウストでの時を再びともに過ごします。

翌日、ウスト滞在の中でも最も印象深かった場所を訪ねました。ピレネー山中、モンセギュール。標高一二〇〇メートルの険しい山の頂に立つ古い砦です。一三世紀、カトリック教会によって異端として弾圧されたカタリ派最後の拠点となった場所です。およそ半世紀にわたる戦いの末、最後には二〇〇人ものカタリ派が火あぶりになったといいます。小説『白い夏の墓標』には、このモンセギュールがクライマックスの舞台として登場します。帚木さんにとって初めて見たヨーロッパの風景は大きなインパクトを与えました。画家がキャンパスに書きつけるように風景を文章で表現したい、そんな思いでメモをとりました。そして筋書きが生まれ、人物が動き出し、『白い夏の墓標』が誕生したのです。

（中略）

帚木　パトリックも変わったし、私も変わった。でも、この二五年間、新しい出発をするためにお互い栄養を蓄積したような気がします。再会して、本当にそう思いますね。

ナレーション　別れの朝が来ました。パトリックさんの妻、マリーさんがどうしても伝えたいことがあると話しかけてきました。

マリー　夫はあなたが来ることを知ってから、あなたのことばかり話していました。あなたからのはがきや本はすべて大切にとってあります。日本語も読めないのにあなたの小説をいつもながめていたりもしました。あまり表面には出さないけれど、再会できて感動しているんです。私も少し、その感動を分けてもらったような気がします。

帚木　最近は、人間の遺伝子が一番大切だという風潮になっています。遺伝子こそがすべてを決めるという考え方になりつつあるような気がしますけれども、私は、遺伝子はどうでもいいような気がするんですね。人との出会い、それから土地との出会いは、遺伝子が決めるわけではないわけですから。偶然の出会いが人をつくっていくし、その後の人生に栄養というか、明るさを与えてくれるような気がします。だから、遺伝子よりも出会いを大切にしていきたいと改めて思いました。

ナレーション　作家としての出発点になったウストをあとに、帚木さんは精神科医としての出発点になった町、マルセイユを目指します。

帚木　これは医学部に入って痛感したんですけれども、医学そのものにドラマがあるし、その中に歴史も感じますから、医学、医療が劇になるというか小説になるという要素を持っているんですね。医師だからこそ見えるものがある、医師だからこそ国境とか人種差別を超えて人間の本質が見えるという気がしますね。

ナレーション　帚木さんは病院を舞台にした作品を書き続けています。日本では数少ない医学ミステリーというジャンルを切り開き、高い評価を受けています。

帚木　医師とものを書くということのつながりも、この二〇年間ずっと考えてきたんですけれども、患者さんの症状や生きていく背景なんていうのは千差万別なわけです。その辺が内科や外科の患者さんと違うわけで、そうするとマニュアル的な治療というのは、そのままでは役に立たない。何とか自分なりに工夫して見つけていかないといけない。その見つけていく過程というのは、一言でいえば五里霧中ですかね、わからない。患者さんと治療者である私との話し合いによって、二人で暗やみをボートでこぎ進めていくような感じです。そういう先が見えない状態に耐えていくことが精神科の治療なんですね。

ものを書く場合でも、いろいろな登場人物が出てきますけれども、どの登場人物もその人生を一生懸命生きてきた背景といいますか、つくりものでない味が出ればなと思います。したがって、患者さんへの接し方と、自分の頭がつくり出してきた登場人物への接し方は似ているという気がしますね。宙ぶらりんの状態に耐えている中で、患者さんも自分の道を見つけるし、小説の中では登場人物もそれを見つけていってストーリーを完結していくような感じがして、自分の中では小説書きと精神科医は違わないという気がします。

（中略）

帚木　なぜ人は憎しみあい
　人種の間に境をつくるのだろう
　それを神は決して許しはしないだろう
　あの大空には壁も国境もありはしないのだから……　（ラマルチーヌの詩より）

パリも人種のるつぼだと思うんですが、マルセイユはもっと生の形でいろいろな人種が生きているなという気がします。パリはもっと洗練されていて、マルセイユの人種のまざった感じとは違う感じがするんですね。これが本当じゃないかなと、これはフランスでも特別な町だなという気がしました。でも、中に入ってみると、人間が温かいわけですよ。だから、留学の最初の一年をマルセイユで始めたというのは、非常に幸運だったなと思いますね。

（中略）

帚木　二六年前と二二、三年前の体験を、短い期間ですべて再体験したような気がします。いろいろな思いがずっと頭の中に駆けめぐりましたけれども、私のこれからの作家生活でも、結局は自分が見出した価値に向かって進んでいかないといけないなと思いますね。

それから、マルセイユで学んだ、いろいろな人がまじり合って生きていく姿、多文化の姿、人々を受け入れる姿も小説の中で描いていきたいです。ほかの作家がはやりのテーマを取り上げても、私だけはあまり時流とは関係ない自分なりのテーマを見つけて、その中でいろいろな人が交わり、舞台も日本だけでなく、いろいろな国を取材して、それからまた、フランスといえば新しいものもあれば歴史性も大切にする国だから、両方を視野に入れた小説を書いていきたいと改めて思いましたね。

（DVD終了）

負の能力

トゥールーズからマルセイユの列車の中で言ったとおり、精神科医と作家というのは、私の中では、根を一にした一緒のありようなんですね。宙ぶらりんの状態に耐えて前に進んでいくというか、少し進めばその先はやみの中に見えてくるというのは、物語を書いているときもそうだし、患者さんたちに接するときもそうで、これを負の能力、negative capability というんですね。宙ぶらりんの状態を耐える力です。

英国のジョン・キーツという、一七九五年に生まれ一八二一年に亡くなった短い生涯の詩人が、詩人や作家に必要なのはこの負の能力だと言ったんですね。事実や理由を性急に求めずに、不確実なもの、神秘的なもの、理解できないものを耐えていくところに偉大な作品が生まれてくる、シェイクスピアはそれがあったと言ったんです。リア王で忘恩、オセロで嫉妬、ハムレットで自己懐疑、たったそれだけのテーマなのにあれだけの長編を書いていったわけですから。

私に言わせると、紫式部にもその才能があったんじゃなかろうかと思うんですね。戦争も争いもない、ただ愛憎というだけで五四帖の長編を書いたわけですから、これこそnegative capabilityのある作家だと言えます。

ジョン・キーツから一〇〇年後に、negative capabilityこそが精神療法には一番大切であると言ったのが、ウィルフレッド・ルプレヒト・ビオンです。一八九七年から一九七九年まで長生きされましたが、負の能力こそ、精神科医が身につけるべき能力だと強調しました。不確かなものに耐える能力こそが優先されるべきで、そのためには理解も必要でない、記憶も不要。記憶とか理解があると、かえって患者さんや治療の行き先を決めつけてしまうので有害である。そこまで言ったんですね。それで、私もnegative capability——不確実性、宙ぶらりんの状態に耐えていくのが、作家としても精神科医としても一番必要であると肝に銘じながら、作品も書き、患者さんとも接している気がするんですね。

精神科医と作家とは、一見すると何か対立概念のように感じられます。私にとっては精神科医即作家です。即というのはすなわちで、森田正馬がよく使った言葉です。対立概念を即という言葉でくっつけるんですね。不治即全治、治らない、しかし即全治。不安定即安定、煩悶即解脱、こういうふうに言うんですね。森田正馬に言わせると、即というのは、なり切るという意味です。治らない、しかし、それになり切れば治る、全治です。

耳鳴りに対しても、耳鳴り即無音というんです。耳鳴りになり切れば音がないんじゃないか、とまで言ったんです。対立概念ですけれども、同じだと。論理的じゃないんですけれども、現実は論理を超えていて、即こそ真実だと私は感じます。これからも命の続く限り、精神科医即作家でありつづけたいと願っています。

どうもご清聴ありがとうございました。何か質問がございましたらお願いいたします。

神庭　森山先生、ありがとうございました。

前段では、先生から美しい日本語とはいかなるものかというお話をいただきまして、銘じて覚えておきたいエッセンスだったように思います。その中で、中尾名誉教授や桜井先生の文章をご紹介いただきまして、大変感銘いたしました。

また、DVDでは、先生が学生時代にフランスで出会われた方から、その後の人生に大きな影響を受けられたということがよくわかったような気がします。先生は僕らにとって、超有名な作家でありながら、精神医療でもギャンブル依存と闘ってこられたという、その二つの姿勢がミステリアスだったんですが、今日、先生の学生時代、卒後のフランスでの出会い、フランスとの出会いをお聞きして、少しわかったような気になっております。

そして最後に精神科医と作家は一見対立しているようで実は共通している。それが negative capability という能力ではないかということでした。これは私たちが患者さんと接するときの大変重要なアドバイスでもあったように思います。どうもありがとうございました。

質疑応答

神庭　少し時間がございますので、ぜひ皆様からさまざまなご質問を受けたいと思います。今日は先生から署名入りのご本を三冊いただいておりまして、質問してくださった方にはこれを記念に差し上げることになっております(笑)。三冊しかございませんので、早い順に選んでいただきます。どうぞ遠慮なくご質問いただきたいと思います。いかがでしょうか。

質問者1　本につられて手を挙げてしまいました。

先生のお話に大変感銘を受けました。ただ一つ、かちんときたのが、遺伝子より出会いだとおっしゃったことです。私は精神科医の端くれですが、臨床遺伝子専門医でもありまして、出会いというのも遺伝子に規定されているんだという意見の持ち主です。神庭先生がご専門でいらっしゃるので、私が言うのもおこがましいんですが、先生をフランスに向かわせた行動特性というのも遺伝子に規定されているし、出会いを出会いと感じる感受性というのも遺伝子に規定されているものがあるだろうと考えています。

先生から見せていただいたＤＶＤは五五歳のときの映像ですから、二六年ぶりということで計算すると二九歳のときですね。

森山　そうですね。最初は医学生のときでしたから。

質問者1　それで、時代考証が合わないと思ったのが、先生は東大の仏文科でしたね。

森山　そうですね。

質問者1　だから、その前に既にフランスに向かわせるようなきっかけがあったと思うんですが、ぜひそこを聞かせていただけたらと思いまして質問させていただきます。

森山　最初の遺伝子の話は、私、聞いていて、何か神と同じような意味ではないかと思うんですね。出会いを出会いととらえる遺伝子の問題は、それは神と言い換えたにすぎないので、あまり偉ぶって遺伝学と言うと、これはまた罰かぶるんじゃないかと思いますね。その罰かぶりも遺伝子で規定されているかも知れませんね(笑)。

それから、仏文科に行った理由は簡単で「シェルブールの雨傘」を見たからです。あの映画はいいな、フランス語を勉強したいなと。これも遺伝子かな、何でも遺伝子と言われると、私もかちんときますがね(笑)。

神庭　どうでしょうか。ほかにはいかがでしょうか。どうぞ遠慮なく。

質問者2　今日は貴重なお話をありがとうございます。

私は前から先生に年賀状を出すときに、成株の字が間違っているのを知っていて、そのままワープロで打っていました。申しわけないと、ここでおわびしておきます。

今日の質問ですが、ペンネームの帚木蓬生は源氏物語からとられたと聞いています。先ほどの話でもちょっと源氏物語のことが出てきましたけれども、そのあたりのことをお話し願えれば。

森山　第一の質問は、私の戸籍名はおやじが間違ったのです。本当は杉を書いて木を書くんです。私への年賀状に、木へんに杉ならいいですが、さんずいに林を書いてくる先生があるんですね。とんでもない。これは淋病の淋ですから(笑)。こういう文字を名前につけるのを変に思わない、精神科医としては落第じゃないかなと思うような先生が一人、二人、名前はだれと言いませんが、毎年おられるんですね。

それから、第二の質問の「帚木蓬生」ですが、「帚木」というのは雨夜の品定めの章ですね。帚木というのはホウキグサで、信濃の国に昔、帚木といわれる、ほうきのようにそびえる木があったそうです。遠くから見ると見えるが、近づくと見えない。それで帚木というのが気に入ったんです。私も、遠くから見えるけれども近づくと、今、神庭先生がおっしゃったように、ミステリアスでわからんように人生を過ごそうと決心したのは、そのときからじゃないかと思います。

「蓬生」は、源氏物語の一五帖の末摘花が出てくる章ですね。赤鼻の嫌われ者の、源氏物語の女性で一番のしこめと言われております。しかし、このしこめは、一度源氏に愛された後、じっと何年間も待ち続けるんですね。そして最後に、源氏が、この屋敷は来たことがあるなと言って中に入っていくと、ぼろぼろの家に末摘花が待っていたというのが「蓬生」の章です。そういう情の厚い女性をいいなと思ったのが一つ。もう一つ、杜甫の漢詩に、よもぎが乾燥して、中国の大草原をからからと転がっていくような漢詩があるんです。その荒涼として壮大な風景がいいなと思い「蓬生」とつけました。どうせ大して役に立たないよもぎ草で、枯れ葉のように舞っていく。自分の人生もそれになぞらえたんですね。

ただ、デビューの『白い夏の墓標』のときには、編集者にこの帚木蓬生という筆名を変えてくださいと言われました。こんな名前だと六五歳ぐらいのじいさんに見えますよ、と言われたのです。私はちょうど今六五になったので、ちょうど似合いの帚木蓬生で、赤川次郎とか浅田次郎でなくてよかったと思います(笑)。

神庭　よろしいでしょうか。どうでしょう。

質問者2　ありがとうございました。

神庭　ありがとうございました。先生、どうぞ。

質問者3　大変ロマン深いお話をうかがって、また、久しぶりにお会いできてうれしく思います。ただ、最初の日本語のことですけれども、私も日本語をやっているからどうだとは言いませんが、もうちょっと系統立てて、「と」とか「が」とかが、なぜいけないのだろうかというのが、先生がおわかりになる分野でわかられたら言ってください。

それから、「私」がいけないのは、公に対する私ですから、「私」というのは非常に個人的で、役所より身分が低いということですね。「僕」というのはしもべですから、まあまあのところでしょうか。そういう意味があると思うんですね。お話しされるときは、そういうことをもうちょっと整理されてお願いしたいと思います。

森山　ありがとうございます。

神庭　ありがとうございました。

あとは本はもらえないのですが、よろしいでしょうか。

では、あとは懇親会で、かた苦しくない場で、また森山先生とお話しいただければと思います。

今日はみんな、先生のお話をうかがうレセプターを持ってきたわけですけれども、先生からお話しいただいたことは出会いだったのではないかと思っています。今日はすばらしい出会いとお話をいただけて大変うれしく思いました。先生、どうもありがとうございました。

森山　ありがとうございました。

（二〇一二年三月二二日、第九回福岡精神医学研究会）

第一四講演

身体のなかの心、心のなかの身体

Kanba Shigenobu 神庭重信

黒木　東邦大学医療センター佐倉病院の黒木です。それでは、今回二四回（日本総合病院精神医学会）総会を開催していただきました大会長の神庭重信先生のご講演を始めさせていただきます。

恒例ですので、神庭先生のご略歴をご紹介いたします。神庭先生は北九州市八幡で生まれ、東京でお育ちになりました。神庭先生からぜひとも皆さまにお伝えしてほしいというメッセージですが、九州男児になれなかったことをいつも残念に思っていたそうです。

一九八〇年に慶應義塾大学医学部を卒業され精神科へ入局、九三年、慶應義塾大学の講師、九六年、山梨医科大学（現山梨大学医学部）精神神経医学教授、二〇〇三年から九州大学大学院医学研究院精神病態医学教授に就任されています。

専門は気分障害の基礎と臨床、ストレス・情動の脳科学、進化心理学。それから学会では役員として、日本うつ病学会の理事長、文部科学省・科学技術・学術審議会の脳科学委員会の専門委員、厚生労働省・社会保障審議会・専門委員、日本学術会議の連携委員、日本学術振興会研究員など。

著書もたくさんございまして、『気分障害の診療学――初診から治療終了まで』（中山書店、二〇〇四）、

『Advanced psychiatry――脳と心の精神医学』（金芳堂、二〇〇七）、『気分障害』（医学書院、二〇〇八）、『現代精神医学事典』『「うつ」の構造』（いずれも弘文堂、二〇一一）などです。それから、英文原著論文は二二〇編以上ございます。

それでは先生、よろしくお願いいたします。

神庭　黒木先生、ご紹介ありがとうございました。

改めて、本学会の総会を私および九州大学精神科にお任せいただけましたことを御礼申し上げます。総合病院精神医学の先生方にとって、身体と最も接近している心の問題をお話しすれば、皆さまに関心を持っていただけるのではないかと思いまして、この講演に「身体《からだ》のなかの心、心のなかの身体《からだ》」という大それたタイトルをつけさせていただきました。

サー・フィルデスという人が一八七七年に描いた、ドクターという油絵があります。絵の正面右には、頭を手前に向けてベッドに横たわっている少女が描かれています。その左横に医師が椅子に腰掛けて、少女の顔をじっと見ています。机のランプに灯がともっていて、窓からは朝日が差し込んでいる。ドクターが一晩中寝ずの番をしていたことがわかります。部屋の奥では、母親が机に伏せて嘆き悲しんでいます。父親は彼女の肩に手を当てながら、少女の様子を見ています。このドクターは、なすすべもなく亡くなっていく患者を前にして立ち去ろうとはしない。

この絵は当時の後期ビクトリア朝の英国国民の間で「ごく普通の医師の静かなるヒロイズム」と呼ばれて絶賛されたのです。“The Lancet”がこの絵を取り上げて、「なぜこの医者は何もできないにもかかわらず患者の傍らにい続けるのか」と読者に問いかけました。それを少し皆さんと一緒に考えていきたいと思います。

話は変わりますが、『夜と霧』の中に、フランクルの観察が記述されています。「クリスマスと新年の間に収容所ではいまだかつてなかったほどの死亡者が出ている」と。つまり、収容者はクリスマスになれば解放されるだろうと期待していたのです。にもかかわらず解放はなかった。そのときに大量の方が亡くなったというわけです。この事実は、人は希望を失ったときに病に倒れていくことをあらわしているのでしょう。

スカイラボ計画という、アポロ計画の前にＮＡＳＡが進めていた計画があります。ＮＡＳＡは、三人の宇宙飛行士を六〇日間宇宙空間に滞在させてから帰還させ、その六〇日間にどういう生理学的な変化が起こるかをつぶさに調べました。将来に可能になるだろう何年にもわたる有人飛行計画の前段階のプロジェクトです。地球に帰還した直後に、宇宙飛行士を検査したところ、リンパ球の率が減少していることがわかりました。当時の技術では、宇宙から地球に帰還するのは非常に難しいステージで、これを乗り越えたストレスによってリンパ球が減ったのだろうと考えらたのですね。

ご承知のように、私たちの体の中には恒常性を保つシステムがあります。ところがストレスが加わると、キャノン（Walter B.Cannon）あるいはセリエ（Hans Selye）によって示されたように、自律神経系を介して、あるいは視床下部―下垂体―副腎系（ＨＰＡ系）を介して恒常性がゆがめられます。

ダマジオ（Antonio R.Damasio）は、「生き続けようとする無意識的衝動は、一個の細胞の複雑な作用の中に見てとれる。たった一つの細胞の中に、この恒常性を保とうとする無数のメカニズムが常に働いている」と述べています。私たちの体はその一個の細胞が無数に集まってできていて、その体内および体外環境を脳が感知し、変化に対応するというわけです。

ちなみに脳という器官が誕生したのは五億年前です。海洋生物「ホヤ」に初めてできたと言われています。脳ができて進化してきたということは、生存にとって、すなわち生体の恒常性の維持にとって、有益だったからだと言えます。

ストレスによる恒常性のゆがみの代表的な例が免疫系に及ぼす影響です。自律神経系あるいは内分泌系を介して、情動のストレスは免疫系に影響を及ぼします。また、免疫系からもフィードバックが脳に送られているわけです。

具体例を幾つか紹介していきたいと思います。四〇〇名の健常者の方々に上気道感染を起こすウイルスを経鼻的に投与して、どれくらいの方が風邪の症状を発症するかを調査した研究があります。この研究では、参加者にふだんの生活でどの程度のストレスを受けていたかをあらかじめ答えてもらっています。その結果、強いストレスを受けていると答えた方ほど風邪の症状を発症しやすいことがわかったのです。上気道感染を起こす五つのウイルスのどれをとっても、ストレスが強いと答えたグループのほうが風邪症状の発症率が高かった。これはストレスにより免疫系の恒常性にひずみが生じていたということの現れなのです。

また、これもご存じの方がいらっしゃると思うんですけれども、乳がんで奥さんを亡くされたご主人のT細胞の活性が一カ月後に低下した、という報告もあります。

私たちの仕事（一九九八）では、うつ病が重症になればなるほど、インターロイキン‐2というリンパ球にある受容体の機能が低下することがわかりました。

サイコオンコロジーをやっていらっしゃる方はよくご存じだと思いますが、乳がんと告知されて絶望した人、告知を深刻に考えた人、軽く考えた人、積極的に治療を受けた人の順で、生命予後がだんだんよくなるのです。この論文はサイコオンコロジーに大きな影響を与えたのですが、さまざまな批判があって、同じ研究者らは一〇年後に大規模な追試をするのです。そうすると、前者の三つの違いというのはそれほど大きくないのですけれども、絶望したグループに限っては生命予後が有意に悪いことが確認されました。

この臨床研究の結果を裏づける動物実験を幾つか紹介したいと思います。マウスに拘束ストレスを毎日与えて、その末梢リンパ球の活性を見た研究があります。そうしますとTリンパ球の活性はだいたい三週間ぐらいまでは低下してきて、その後亢進するという変化を示します。ＮＫ細胞活性も同じように低下して亢進しています。

ちょうど、ストレスホルモンのコルチゾールが上がって、またベースラインに戻る時期、これがだいたい三週間なんですね。したがって、ラットがストレス反応を起こしている期間は抑制され、拘束に慣れてストレスでなくなると、抑制されていた免疫機能がまた元に戻り、ややリバウンドする。

次にお話しする研究は、拘束ストレスを与えても、コーピングできると免疫系に及ぶ影響が少なくて済むことを示した研究です。二つのケージにそれぞれラットを一匹ずつ置きます。両方のケージの床には電流が同時に流れるようになっています。Ａのケージに置いたラットは、ペダルを押すと電流が切れる。Ｂのケージに置いたラットは、ペダルを押しても電流が切れないような装置です。つまり、Ａは電流ショックを受けたときに自分でペダルを押すことで電流が切れる。ＢはＡが切ってくれない限りは電流を受け続ける。電流という物理的刺激量は両方とも同じなんですけれども、その物理的刺激を自分でコントロールできるかできないかによって、免疫系に及ぶ影響が違う。コントロールできるほうは弱くて済んでいるわけです。

この動物に腫瘍細胞を移植して、その腫瘍細胞がどれぐらい拒絶されるか、拒絶反応を見た研究もあります。自分でペダルを押して電流を切れる動物の場合は、電気ショックを与えられていない動物と同程度に腫瘍の拒絶反応が起こるのです。ところが自分ではコーピングできない動物では、移植された腫瘍細胞に対する拒絶免疫が顕著に低下してしまうのです。

ここまでご紹介してきたことは、一九九九年に『こころと体の対話――精神免疫学の世界』という文春新書でまとめてあります。書店にも置かせていただいていますので、もし、もう少し詳しいことを知りたいと思われている方がいらっしゃいましたら、ぜひお求めください。まだ細々と売れています（笑）。

情動の研究をさらにお話ししていきたいと思っています。

九大の精神科は、先代、先々代の教授時代から、情動の研究を中心としています。ちなみにこれは、ネコの視床下部に電極を差し込み、視床下部を電気刺激したところ、ネコに防御・攻撃行動が現れている写真です。このような状態に置きますと、血中のエピネフリンの増加が顕著に起こる。このときに、血中のコルチゾールの値も上がってくる。つまり、情動反応が末梢に起きていることがわかります。

このような状態で末梢の免疫細胞の活動を見てみますと、例えば顆粒球は増加し、ＣＤ４＋の細胞は低下

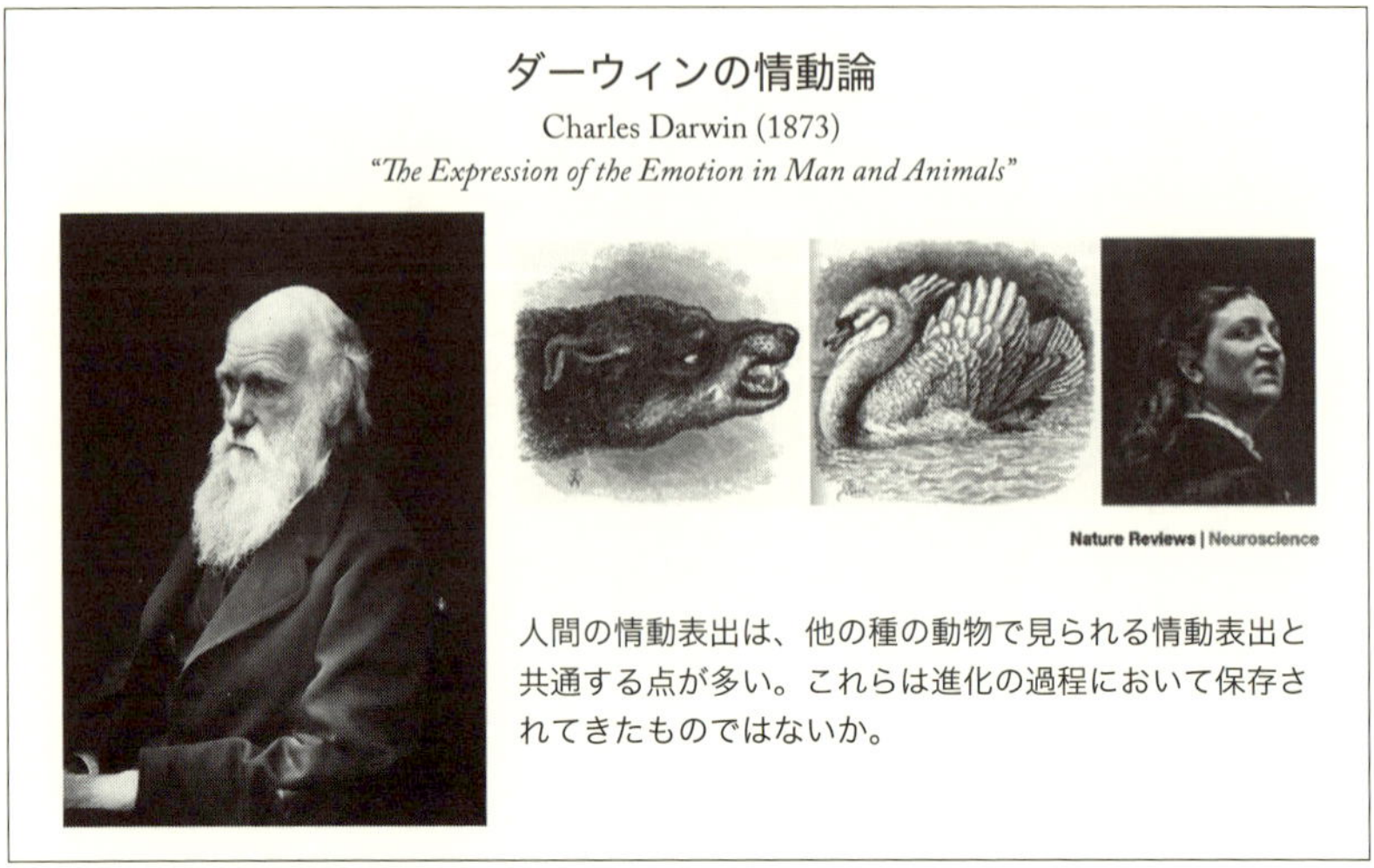
ダーウィンの情動論
Charles Darwin (1873)
"The Expression of the Emotion in Man and Animals"
Nature Reviews | Neuroscience
人間の情動表出は、他の種の動物で見られる情動表出と共通する点が多い。これらは進化の過程において保存されてきたものではないか。

図1

する。さまざまに異なった変化が免疫系に現れることが示されました。視床下部は情動の出力中枢です。それは先ほどお示ししましたように、自律神経系とＨＰＡ系が動かされて、生体の恒常性を揺るがすわけです。

ネコの防御・攻撃行動は情動行動の出力中枢である視床下部を刺激することで現れるのですが、ここで問題になるのは、果たしてこのネコは恐怖心という感情を持っているのか、それともただ表面的に情動行動が現れているだけなのかということです。

先々代の中尾弘之名誉教授は、この問題を解決するために一つの研究を計画しました。それは、ネコの入ったケージに、やはりスイッチを置きまして、ネコにスイッチを押せば、恐怖を起こす音刺激を切れると学習させる。もしネコが恐怖心を感じているのであれば、視床下部に電気刺激を受けたときにスイッチを切ろうとするであろう。恐怖心を伴わない行動であれば、おそらくスイッチを切るか切らないかということに関して無頓着でいるであろうと考えたわけです。

結論は、ネコはスイッチを切る。つまり、視床下部に起こった神経活動が恐怖という感情を生み出していることがはっきりしたのです。

　ここからは、情動論の歴史を遡ってみます。例えばダーウィン（Charles R.Darwin）の情動論では、人間の情動表出は他の種の動物にも見られる、これは進化の過程において保存されてきたものではないかと言っています。つまり、情動は、動物にとって生存に有利な精神機能である、したがって保存されてきたのだというわけです。ただ、これは下等な動物にも共通していることから、情動は人において発達した知性に劣るものだという解釈を生んだ面もあります。しかし、バートランド・ラッセル（Bertrand A.W.Russell）が「知は情動の奴隷である」と言ったように、情動は決して知に劣るものではありません。ダーウィンの進化論はある意味では誤解されているのだと思います。

　次はデカルト（René Descartes）の情念論に入っていきます。彼は精神には能動の精神と受動の精神があると言います。能動の精神というのは、身体において終結する、あるいは精神自体の上に終結する能動である。一方、精神の受動は、精神を原因とする知覚あるいは身体を原因とする知覚、外的対象を原因とする知覚などを受けて起こるものであると言っています。デカルトは、一般には心身二元論を提唱したと考えられています。彼は精神を能動的部分と受動的部分とに分割したのであって、精神活動の多くの部分を身体との関係において考えていた。つまり、心と体は切り離せないと主張していたのです。彼もまた、誤解されていると言えましょう。

　デカルトの影響を受けたと言われているスピノザ（Baruch De Spinoza）の『エチカ』を読まれた方はご存じだと思いますが、この著作はユークリッド幾何学のように公理から定理へと論理的に話が進む数学のような構造をしています。その第二部「精神の本性と起源について」の中でスピノザは、定理13「人間の精神を構成する観念の対象は身体である」。定理19「身体の変化の観念を知覚する限りにおいては心は知覚する」と述べています。これをアントニオ・ダマジオ（Antonio R. Damasio）は、「心的プロセスは身体に対する脳のマッピングに基づいている」と要約しています。

　次に挙げるのはウィリアム・ジェームズ（William James）です。彼はこう言っています。「われわれがもし何か強い情動を想像して、次にその意識の中から身体的兆候の感じをすべて抜き去ってみようとすれば、あとには何も残らないことを発見する」と。一般的なごく当たり前の考え方は、心的知覚が心的感情を喚起する、つまり、怖いから震える。悲しいから泣くというわけです。ところがジェームズは、「私の説はこれに反して、身体的変化は刺激を与える事実の知覚の直後に起こり、この変化の起こっているときの、これに対する感情が情動である」と言っています。つまり、悲しいから泣くのではなくて、泣くから悲しいのだと。

ＮＨＫのＥＴＶでアラン（Emile-Auguste Chartier; Allan はペンネーム）の特集をしていましたけれども、彼の有名な言葉に、「われわれは幸福だから笑うのではなく、笑うから幸福なのだ」（幸福論）というのがありますね。まさにこのジェームズ＝ランゲのセオリー（James-Lange theory）にのっとった言説ではないかと思います。

脳が受け取る感覚信号には、体液性のものと神経的なものがあって、内部環境が外受容的に、あるいは内受容的に脳へ情報伝達されている。脳は内部環境の状況を常に把握しているのです。

その神経回路について詳しく研究したのがクレイグ（Ann Marie Craig）という学者で、彼女は副交感神経求心路が中脳を経て、視床を通り、そして最終的に insular（島皮質）と呼ばれる部位にたどり着いていることを詳しく研究しました。温度覚、かゆみなど、交感神経の求心路も、中脳視床を通り、同じように島皮質に情報を送っている。

つまり、身体内部から脳へ情報を伝達するための末梢神経線維の上行系神経路は、かつて考えられていたように一次体性感覚皮質で終わっていない。それらの経路は感情の専用領域たる島皮質にまで至っている。さらにこの島皮質からは、眼窩前頭前野などへ情報が流れていくわけです。

痛み、体温、ほてり、かゆみ、むずがゆさ、ぞっとする感じ、内臓や生殖器の感覚、血管や内臓の平滑筋の状態、局所的ｐＨ、グルコース、浸透圧、炎症性物質の存在など、ありとあらゆる信号を私たちの島皮質は受け取っていると考えられます。

この島皮質は側頭葉を取り除くと見えてくるのですけれども、前頭葉、側頭葉、頭頂葉のつなぎ目に位置して、味覚や内臓覚、皮膚の温度覚などが、そこに表象（represent）される。身体感覚以外にも、情動――怒り、不快感、快感、および他人の情動表出に反応して賦活されます。これらのことから、この島皮質は情動の主観的体験、つまり感情の神経基盤となっていることが推測されます。つまり身体の状態をモニターするメカニズムが感情を可能にしているということです。

脳へ情報を伝達する液性因子の中でも、私たちの研究は専ら免疫系の因子に進みました。これを少しご紹介していきたいと思います。免疫系の液性因子はサイトカインと呼ばれます。ＩＬ－１、２、６、ＴＮＦ、インターフェロンなど、さまざまなものがありますが、これらはすべて中枢作用を有しています。その作用発現に、大事な細胞は脳内の免疫細胞と呼ばれるミクログリアです。

私は、一九九〇年の頃からサイトカインが脳の機能にどのような影響を与えているのかに関心を持って研究をしております。最近の研究成果を幾つかご紹介したいと思います。一つは、海馬のニューロン新生に及ぼす末梢サイトカインの影響です。海馬の神経幹細胞は、神経細胞あるいはグリア細胞に分化していくのですけれども、ストレスを与えうつ状態を動物につくると、この神経幹細胞の分化・増殖が抑制されます。一方、抗うつ薬の投与あるいは電気けいれんを動物に処置しますと、この神経幹細胞の分化・増殖が活性化されます。そのときに神経維持因子ＢＤＮＦが関わっているようです。このように、近年の仮説として、海馬でのニューロン新生の低下が、うつ病の病態と関係しているのではないかと言われています。

インターフェロンは、臨床的にＣ型肝炎やさまざまな腫瘍の治療に使用される薬物です。この治療を受けると、だいたい三割の方がうつ状態になると言われています。これを動物に投与してみたところ、うつ病の指標とされる強制水泳あるいはテールサスペンションテストで、たしかに動物はうつ病様状態になっている。そこに抗うつ薬のミルナシプランを前処置すると、うつ病様状態が改善します。臨床研究でもインターフェロンの投与によるうつ病が、抗うつ薬により予防できるので、うつ病の一定の条件を備えたモデルであると考えることができます。このときに、海馬の歯状回のニューロン新生を観察してみますと、インターフェロンを投与した動物ではニューロン新生が著明に減少していることがわかりました。

これも山梨大学時代の仕事ですが、そのときに同部位でＩＬ－１βが増えているんですね。ＩＬ－１βの阻害薬を前処置すると、インターフェロンによるニューロン新生の抑制が阻害されますので、インターフェロンのメディエーターとして、脳内のＩＬ－１βが介在していると思います。

さて、このＩＬ－１βを出しているのは何か。最も疑わしいのはミクログリアです。ミクログリアは脳内細胞の五～一五％を占めます。中枢神経系は外胚葉系の細胞ですけれども、唯一の中胚葉由来の細胞で、末梢ではマクロファージと類似した細胞だろうと考えられています。静止状態ではちょうどニューロンのように枝を出している形で脳内にとどまっています。ひとたび免疫反応が惹起されると、マクロファージのように丸く形を変え、さらに活性化されると、太い枝を張り形を大きくしていくという特徴があります。そして、このように活性化されたミクログリアは、サイトカインあるいはフリーラジカルといった細胞傷害性の因子を産生して、病原微生物の侵入などに備えるわけです。しかし、細胞傷害性が強く現れすぎると正常な神経細胞まで傷害されてしまう。そこで、アルツハイマー病やパーキンソン病などの神経変性疾患の病態に深く関与しているのではないかと考えられています。

九大医学部神経病理学の神野尚三教授は、ニューロンの樹状突起に対して、静止状態にあるミクログリアの突起が直接に接触している、非常におもしろい像を電顕でとらえています。しかも、プレシナプスとポストシナプスをまたぐようにして、ミクログリアが侵入してきている。つまり、ミクログリアはシナプスの機能の監視・調節に関わっているだろうと考えられる。ここで、人工的に脳梗塞を起こしますと、プレシナプスとポストシナプスの周りにミクログリアがさらに侵入してきて、より密に接触するようになる。このようにミクログリアは通常ではシナプス機能のモニターをしている細胞であり、ひとたび炎症が起こると免疫系の細胞として働きだすということがわかってきています。

次は教室の大橋綾子先生、本村啓介先生たちの研究です。グラム陰性桿菌の外膜構成成分をネズミに注射しますと、ネズミは sickness behavior と呼ばれる行動を起こします。つまり、活動量が減少する、食欲が減少する、睡眠が変化するなど、うつ病に非常に類似した行動が現れます。一つのうつ病のモデル動物と考えられています。重い風邪を引いたあとにうつ状態になることは、私たちもしばしば経験しますし、うつ病の患者さんが風邪を引いたあとに再発することも、臨床的によく観察されることではないかと思います。

このときに動物の脳内の視床下部弓状核を見てみますと、末梢に起こした感染により脳内のミクログリアが強い活性化を起こしていることがわかります。弓状核を中心とする部位は摂食や自律神経系、神経内分泌系に関わる領域です。ここでミクログリアの形態変化が観察されていることは、うつ病の身体症状と関係しているかも知れません。

次に佐賀大に移った門司晃教授、教室の加藤隆弘先生たちのグループの研究を紹介します。彼らは、抗うつ薬がミクログリアの抑制作用を持っていることを発見しています。それだけではなくて、第二世代抗精神病薬の幾つかのものが、やはりミクログリアの活性化を抑制することがわかりました。これらの薬物は、重度の精神疾患で起きていると考えられるミクロなレベルでの神経炎症に対して、ミクログリア抑制を介した神経保護作用を発揮すると考えられるわけです。そのメカニズムは詳しくは説明しませんけれども、ミクログリアが活性化したときに上昇してくる細胞内カルシウムを抑えることが、これらの薬物に共通した作用であろうと考えています。

話を変えて、ここで求心性の神経情報が脳にどういう影響を与えるかというデータをお示ししたいと思います。九大心療内科の須藤信行先生は、腸内細菌叢の種類により、ストレスへの反応の強さが変化することを見いだしました。

マウスに拘束ストレスをかけて、血中のＡＣＴＨとコルチコステロンの上昇を見ると、腸内細菌がまった

病の下り坂にあって……

患うこと、死にゆくことの是認

- 病気が進行し、医療者が患者に技を施せなくなればなるほど、患者は医療者を必要とする。
- 「医者は、アイロニーや、矛盾やユーモアや、身につけたあらゆる知識を利用して、またいつそれらをやめるかという知識を含めて、患うことを是認する」（クラインマン, A.）
- 人は生きてきたように死んでいく（柏木哲夫）
- しかし、見捨てられることは絶望を意味する。

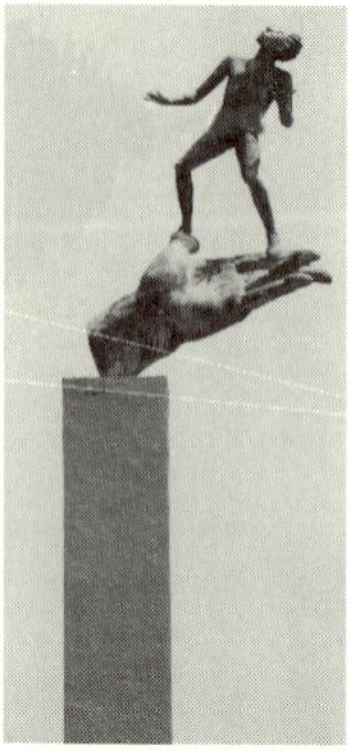

図2

くいない状況をつくり出したマウスでは、通常環境で育てたマウスに比べて、ストレス反応が有意に強く起こっている。

さらに、腸内細菌をまったくいない状態にして、四種類の異なる腸内細菌を一種類ずつ移植したマウスをつくって、それぞれのストレス反応を見てみますと、腸内細菌の種類によってストレス反応が違う。このようなことがなぜ起こるのでしょうか。迷走神経求心路を切断しておきますとこの変化が消失しますので、おそらく腸内細菌叢がもたらすさまざまなインフォメーションが迷走神経を介して脳に入っていって、脳に変化をもたらし、それがストレス反応性を決めていると考えられます。

最近ＰＮＡＳに出た報告によると、こういった状況では、脳内のＧＡＢＡ——抑制性神経伝達物質に変化が生まれることが報告されています。腸内環境は迷走神経を介して脳内ＧＡＢＡ神経に影響してその結果として、ストレス反応性が変わっているのだろうと思います。

少し時間が残りましたので、このような研究をしながら、僕が臨床を振り返って考えていることを、とりとめのないことですけれども、お話ししたいと思います。

恒常性の研究をしていると、自然治癒力を無視することができなくなってくる。古来、自然治癒力に言及した方は多くて、ヒポクラテス（Hippocrates）もそうですしシュバイツァー（Albert Schweitzer）もそうです。また、生理学者のキャノン（Walter Bradford Cannon）の言葉は、彼が生理学者であるからこそ、余計、われわれに非常に痛烈に響くのですけれども、「医師の大きな務めは患者に希望と激励を与えることである。このことだけでも医者の存在は正当化される」と述べています。病気が進行して、医療者が患者に技を施せなくなればなるほど、患者のほうはますます医療者を必要とする。これは医療の内包する矛盾ではないでしょうか。

　これはまさに医者にとって負け戦にほかならない。負け戦はがんの医療だけではなくて、精神疾患を含めた慢性の疾患の多くに言えることではないかと思います。戦の中でも一番難しいのが負け戦です。しかし、負け戦だからといって見捨てられることは、患者にとり絶望を意味します。アーサー・クラインマン（Arthur Kleinman）は、「医者は、アイロニーや矛盾やユーモアや、身につけたあらゆる知識を利用して、また、いつそれらをやめるかという知識を含めて、患うことを是認するのだ」と言っています。これは一つの負け戦の戦い方かと思います。

　ウィリアム・オスラー（William Osler）というアメリカの希代の名医がいます。ジョンズ・ホプキンス大学の医学部の創設に関わった方で、日野原重明先生が日本のオスラー協会の会長をされています。ちなみに僕もこのメンバーです。

　サー・シェリントン（Sir Charles Scott Sherrington）はご存じでしょうか。神経科学者でノーベル医学・生理学賞をとった人です。彼がオスラーをオックスフォードに招聘して、「あなたの診察が見たい」と頼みました。患者の女の子は不治の病にかかっている。そのときの様子をシェリントンが観察して書き残しています。

　オスラー卿は、死を迎えつつある子どもの部屋の前に来ると、立

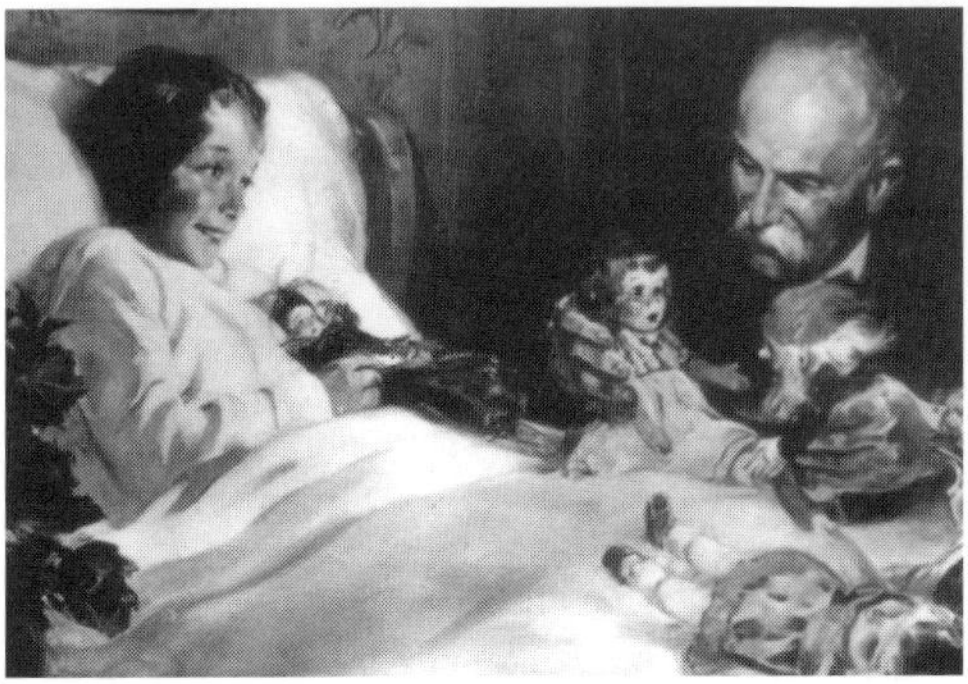

図3　Osler at Oxford,by Sir C. Sherrington, BMJ, 1949

ち止まり、ドアを軽くノックした。
ドアを開くと、膝を折り、身をかがめながら子どもに近づき、小声で話しかけた。
「マリー、秘密を教えてあげようか。とてもすてきな秘密だよ。君はもうじきみんなから別れて旅へ出る。すばらしく美しいところへ。君はそこでとても幸せになるんだ。そして、君の友達もだれも彼もが皆、やがては君のところへ行くんだ。」

オスラーは〝魂の世界〟があると信じている人です。スピリチュアルという言葉で呼ばれたりします。この問題をどう取り扱うかは個人個人違うと思います。

さて、最初お見せした絵ですけれども、なぜこのドクターは医療を施せない患者の前から立ち去らないのかという疑問に対して、シシリー・ソンダース（Dame Cicely Mary Strode Saunders）ならば「何もできないことを知りながら患者の傍らにい続けることが、ターミナルケアの真髄である」と答えるでしょう。このときの〝The Lancet〟の答えは、「英雄とは、とてつもなくすごいことを成し遂げる者ではなく、毎日を精いっぱい生き、求められていることを誠実に行う者のことである」と述べています。最初に皆さまへ投げかけた質問に戻りますが、皆さまの答えはどうだったでしょうか。

まとまりのないお話でしたけれども、これをもって私の講演を終わりたいと思います。
どうもご清聴ありがとうございました。

黒木　どうもありがとうございました。

神庭先生には、ストレスをどう受けとめるかによって疾病の予防や発症、あるいは回復にも影響があることと、それから、脳内の分子細胞レベル、あるいは神経科学的なレベルからの複雑なメカニズム、さらにサイトカイン、ミクログリアの作用について、日常臨床に役立つお話をしていただきました。

神庭先生の「身体のなかの心、心のなかの身体」は、私どもも日常の臨床の中で感じることだと思います。非常に貴重なお話をお伺いしました。

どうもありがとうございました。

（二〇一一年一一月二六日、第二四回日本総合病院精神医学会総会会長講演）

特別講演

森田療法雑感

池田數好
Ikeda Kazuyoshi

池田　池田です。実はもう老化していることだし、一昨年頃から、講演と名のつくものは、一切お断りしていたのです。この会の世話人の一人である碇さんからも、別の講演の依頼が昨年も今年もあったのですが、お断りしてきました。当のご本人が前の席に座っておられるので、どうも申し訳ない気持ちです。

今回も一応ご辞退したのですが、森田療法について下田光造教授時代の古いことも聞きたいとの希望者もあるので、ということだったし、おそらくこれが育てていただいた教室への最後のお手伝いだろうと考え出てきたわけで、森田学説についての雑談でもと思っていたら、世話人の付けていただいた題目もそうなっているので安心しました。若い方々は老人の昔話だと思って聞いてください。

森田学説の生い立ちと回想

まず森田療法学会の理事長を田代信維教授が、その事務局を九大精神医学教室がこの四月からお引き受けになったことを、私は心から喜んでいるのです。喜びながらこの事実を知ったときにも、その後も何回か頭に浮かんだことがあります。それは、もしこのことを、昔のままの下田教授がお聞きになったらどう反応されるかな、というたわいもない空想です。

私には、確実に二つのことが起こる気がします。一つは、下田教授は心から喜ばれる、一つは、にもかかわらず田代教授がそのことを報告されると、「余計なことを引き受けたものだね」とおっしゃるに違いないということです。門下生たちが「フェルシュローベン」と評しながら、いつまでも懐かしがった下田教授の性格の一端です。

森田療法をこれからの臨床精神医学の中に正しく活かし定着させるためには、それがたどってきた過去の経過を回想してみることも、一つの必要な方法ではないのかと考えられます。衆知のように、この学説は慈恵医大ないしその関係者以外では、戦前にあっては、ほとんど問題にされなかった。僅かに下田教授が、早くからこれを高く評価され、九大精神科において、自らこの療法を入念かつ持続的に実践されました。これには、二つの理由があったのだ、と私には考えられるのです。一つは外部の条件であり、一つは学説そのものの内部に含まれている特徴といった条件です。

前者の外部の条件といったものは、要約すれば戦前の当時の大学の権威主義と長年にわたってわが国の医療制度の中に蓄積されてきた、反精神療法的な伝統です。森田学説が、その神経質論と療法の細部まで含めて完成した型で整理して出版されたのは『神経質ノ本態及療法』（吐鳳堂書店、一九二八）ですが、内容そのものは、すでに一九二〇年頃までには発表し尽くされていました。フロイトの学説が後期の神経症論の方向へ指向されてきたのが『制止・症状・不安』（一九二六）だと考えると、森田学説は驚くべき先駆的なものだったわけです。しかし、ここで注意したいのはそのことではなく、森田学説が完成し、発表された時期は、慈恵医大がまだ大学にならない戦前の医学専門学校時代だったという事実です。特に当時の大学教育に指導的な役割を果たしていた旧七帝国大学医学部の教授たちに、一私立医学専門学校の教授が提起した心理学説など、本気で検証することはそのプライドが許さないという権威主義がなかったとは、私には信じられないのです。いま一つ、反精神療法的な伝統と言ったのは、明治ないしそれ以前の時代から、わが国の医療制度の中に根付いてきたところの、手術や薬物処方以外を医学的療法と考えない一般的な伝統的な治療観です。臨床医学の近代化とともに幾分改まってきたとはいえ、この伝統はいまもなお現在の医療保険制度の点数制の中にいろんな型で残り続けていると私には考えられます。この点については「神経症問題の背後にあるもの」（精神医学、第6巻2号）でふれていますのでこれ以上は省略します。

いま一つの学説の内部的条件、これは森田学説の特徴とも関係しているということです。それを再確認しておくことが、この学説や当学会の今後の発展のためにも大変必要だと私には思えるのです。例えば、森田療法、森田神経質といった名称がある程度共通して使われるようになったのは戦後の昭和三〇年代初め頃からです。現在では学会名も森田療法学会です。しかし、ちょっと考えてみても、これはまことに奇妙な事です。森田教授自身、森田療法だとか森田神経質といった名称をもちろん使ったことはないし、せいぜい必要に応じて「私のいう神経質」と書いている程度です。それに、神経症（ノイローゼ）一般について、あの有名な学説と治療法を体系化したフロイトに対してさえ、かつて誰も、フロイト療法だとか、フロイト神経症といった名を使った者はいない。精神（心理）療法の名称は、一般にはそれぞれが持っている技法の特徴を持って呼ばれているのが普通だからです。例えば、精神分析（療法）、非指示的療法、体験療法、内観法、説得療法、作業療法、集団療法等々です。いま一つの内部的条件といったものは、森田学説だけに見られる以上のような状況が、象徴的にあらわしていると思いますので、この学説の発展のいきさつを少し考えてみましょう。

ご承知のように、森田教授による神経質の研究は、神経衰弱症の治療から始まりました。「神経衰弱」という名称は、おそらく現在の若い方々には、もうあまり親しみがないかも知れません。一八六九年、ビアード（Beard,G.M.）によって名付けられ、医学の領域ではもちろん、アメリカ社会全般に広がっていった病名です。すさまじい勢いで発展していくアメリカ社会の近代化の産物としてもたらされたとも言える、心身の疲労に伴う心身の「過敏性衰弱」の意味だったのです。他の国では、これをアメリカ的なもののニックネームとして、「アメリカ病」と呼んだ人もいたほどです。しかし実は、このような現象は、大正から昭和二〇年代頃にかけて、わが国においても見られるようになりました。簡単な欠勤届に必要といった程度の診断書には、外来においても盛んにこの病名が使われたものです。繊細な感受性を持って、知的な活動を職業とするような文学者や思索家たちは多かれ少なかれ、しばしば神経衰弱だと考えられ、「君なんか神経衰弱になるものか」、という仲間同士の冗談は、「君のような鈍感なものは……」という意味の一般的な日常語となっていたものです。

とにかく、この病名で一括して処理されている病者の中で、長期間服薬や休養を続けているにもかかわらず、病状は一向に好転せず、あるいはかえって悪化するような患者群のいる事実に注目したのが、森田学説の出発点だったのです。心身の過労に伴う、過敏性衰弱症状であれば、それは、一般的には休養によって回復するはずのものであり、人間の心身には、こういった意味での自己復元力、自発的な拮抗作用、自然治癒力とも言えるものが備わっている。これは病気の自然治癒を可能にする要因でもある。休養にもかかわらず、そういった状況が出現しないのは、そこに神経衰弱様症状を発展、固定させているところの、疲労とは別個の心因性病因がひそんでいるはずである。それが何かというのが、森田教授の考察と思考の筋道であり、その研究結果が「神経質とその療法」として体系化された森田学説だったわけです。

以上のような筋道を通って生まれたものが、森田教授によれば、ご承知のように心因性要因としての、ヒポコンドリー性基調、精神交互作用及び思想の矛盾であり、それらによって説明される一群の神経症群、すなわち森田教授のいわゆる「神経質」です。ところが、先ほど森田学説が、混乱や誤解を招いた内部的な条件といったものの一つが、ここにもひそんでいたのです。というのは、この「神経質」という、森田によれば、一つの病名であったはずの名称が、わが国では当時も現在にあっても、いわば、人間の性格傾向の一つを意味する一般的な用語だったことです。森田教授自身も著書のある場所では、「余のいう神経質」とわざわざことわっているし、昭和二〇年代の後半から三〇年代にかけて頻繁になった、神経症問題の懇談会、研究会などでも、デリケートな議論をしようとすると、「森田のいわゆる神経質」と言わないと、議論が混乱してくるという場面が少なくなかったのです。こういった事情から、三〇年代の初め頃、高良武久教授は「神経質症」という呼び方を提案されたほどです。「症」という字を加えると、性格のことではなく一つの症状ないし病名（神経質）という意味が区別できる、という理由だったのでしょう。

下田教授は、すでに早くから学生に対する講義や外来ポリクリなどで、「これは性格の意味ではなくて、病名だから間違えないように」と、かなりくり返し注意されたものです。昭和一〇年代の初め頃には、しばしば、ヒポコンドリーとかネルボジテートといった診断名を使って区別しようとされた時期もあったほどです。あの頃の外来診断日誌には、下田教授によるこれらの診断名がかなりあるはずだし、いずれも森田神経質の意味です。しかし、これらの病名も、欧米諸国では、早くから別の病名として使われていたもので、混乱を防ぐ意義はあまりなかったようです。そんなことから、わが国の精神医界では、いつとはなしに、森田神経質、森田療法といった呼び方が昭和三〇年代の初め頃から一般化してきました。いずれにしても、森田学説がその初期から、神経衰弱や神経質といったような、医学関係者以外の人たちにも、多様な意味を持って、日常使われている名称で発表されてきたということが、わが国の臨床精神医学の中に、この学説がいつまでも定着せず無視されてきた一つの理由、先ほど学説の内部的条件と言ったものだと、私には思えるのです。臨床医学は本来、病因、症状、鑑別診断、病名、治療法といったものの明確さを求め続けるものだからです。

以上、内部的条件ということでお話ししてきたことは、実は神経衰弱とか神経質といった、用いられている形式的な名称の問題であり、学説の本質とは無関係なものだ、とも言えます。しかしこのことが、当時の多くの臨床家たちに対し、これはまともな医学的学説（病因論ないし治療法）ではなく、世間に流布している、いわば素人向きで通俗的な〈心の健康法〉程度のものにすぎないという、先入観を与えたことも否めないと私には思えます。さらに内部的条件ということに関連して、今一つの点を指摘しておきましょう。それは、前者と違ってむしろ森田学説の本質、特徴といったものに結びついている問題です。先ほど、病名にも治療法にもさらに学会にまで、森田の名が付けられているというまことに奇妙な現象といってお話ししてきたことにも関係していることです。ここにお集まりの皆さん方に、今さら森田学説についての説明をくり返す必要のないことだと充分承知しているのですが、以上、お話を進めてきたことの延長線上ということに重点をおいて、森田学説の病因論、治療法、人間観といった問題の持っている特徴を要約してみましょう。

森田学説の広がりと特徴

ご承知のように、神経質症状を形成し固定させていく三つの主な心理的仕組みがあります。森田教授の用語によれば、「ヒポコンドリー性基調」と「精神交互作用」と「思想の矛盾」と呼ばれているものです。いわば、森田機制と呼んでもよいものです。ヒポコンドリー性基調と呼ばれるものは、神経質症と親和性の高い病者の持っている病前性格のことです。下田教授はこれを「内向性性格」という、より、一般に通じやすい心理学的用語に変えて表現されていました。自己の心身の状態に対しても、対人関係などの社会行動に対しても、とかく自己観察に傾きやすい、完全欲の強い、ある意味では高い自我水準を求める性格傾向のことです。こういった性格は、主観的には社会生活の中で以上のような点について、とかく折にふれては不全感に悩んでいる性格でもあります。完全さは、求めてもなかなか得られるものではないのが、むしろ一般的で、普通の健康な状態だからです。ところが、内向性性格者はそれらの不完全さ、少しの不調、失敗といったものを、強く意識し、記憶し、それらを自己の欠陥ないし、病的症状だと考える。その結果、その点についての自己の心身の状態や働きに対し、また、対人関係におけるある種の行動やそのあり方に対し、注意と自己観察と評価を強化してくるのです。ところが、人間の心身の状態やその機能は、それに注意を集中すればするほど過敏になり、機能は低下していくというのが一般の通則です。低下すれば、それがますます気にかかり、いよいよ注意を集中せざるを得ないという、状態や機能への注意の集中、機能の低下、より過敏状態へといった自動的な心理的サイクルが森田教授によって指摘された精神交互作用の意味です。

さらに第三の心理的仕組み、森田教授によって思想の矛盾と呼ばれたものは、これも皆さんご承知のように、次のように要約できるでしょう。一般的に言えば、それは我々が〈かくありたい〉〈かくあるべきだ〉と思念することが、現実の結果から見れば、逆になってくるという、人間の思考や感情や願望などの心理的作用の間に存在する矛盾のことです。神経質症状の形成、固着という狭い病因論の立場から言えば、この要因は、第二にお話しした精神交互作用のサイクルを、ますます強化、永続させていく直接的な心理的エネルギー源になってくるものです。すなわち、気にかけまい、注意しないように、意に介しないように等々、精神交互作用のサイクルを逆の方向に解決していこうという、ある意味では、極めて自然で合理的な志向・努力が、まさにそのことを気にかけていることであり、注意を集中していることであるという結果を生みだし、精神交互作用の輪をますます強化・固定化するということです。むしろ、思想の矛盾と呼ばれた精神交互作用に対するこの拮抗作用が軽減ないし停止されるなら、すなわち交互作用のサイクルを自由に自然に回転させておくことができるようになれば、その心的エネルギーは自然に減衰してゆく、すなわち症状は軽快し治療していくというのが、また森田療法の、基本的な指針・技法の一つにもなってくるわけです。

以上、仮に森田機制と呼んだ三つの要因を、少し角度を変えて考えてみましょう。すなわち確認しておきたい第一の点は、それらがいずれも、何か格別の心理学的仮説を通してでないと説明ができない、といった種類の現象ではなく、程度の差こそあれ誰もが日常つねに経験している事実だということです。すなわち、指摘されたような性格類型も確かに存在するし、心身の不調や対人関係の失敗などに気づくと、誰にしても、以後そのことが気にかかり、より注意を払うようになり、その結果は、過敏さと不調を増強させ、馴れている動作までかえって不自然でぎこちない結果を招きやすくなる、といった現象です。確認しておきたい第二の点は、これらの三要因が出現してくるにはある段階までの心身の発達が必要だということです。すなわち、自己の内外に起こる心身の状況を認知し、判断し、記憶し、反省し、比較評価するといった種類の能力の発達がなくてはなりません。言葉を換えて言えば、広義の知能ないし知性と呼ばれている能力の発達です。以上、二点をまとめて言えば、次のようにも言えるでしょう。すなわち、神経質症状を発展させ、固着させていく出発点となるものは、精神の上部構造である知性の働き方そのものに内在している葛藤です。心の位相的な見方で言えば、フロイト的な自我対エスの葛藤に対比して、自我内葛藤と言うべきものでしょう。それは原理的には、誰の心にも共通して存在するという意味で、質的に異常と言えるものではなく、ただ限度を越すと、日常生活での支障と本人の苦痛をもたらす神経質症状となってくるものです。以上、お話ししてきたことは、知能が著しい発達と分化をとげる思春期以降の年齢者に、神経質症が急増してくるという臨床的な事実ともよく一致しているわけです。

以上、お話ししてきたことを要約しますと、次のように考えておくことがまず必要のようです。神経質症状というのは、普通の健康な日常生活を完全に不可能にして、入院森田療法による、治療を必要とするものから、外来治療による症状の説明、指導説得、家庭職場等での症状への具体的な対処の仕方などの指導といったもので治療可能なものまで、連続的に分布しているということです。さらに神経質症状は、その特徴から見ても、他種疾患による症状の上にも、それをきっかけにして、さらに加重されていく可能性が少なくないことにも注意しておくべきです。さらにまた、治療の技法そのものにしても、説明説得的、指示的、非指示的（不問）、絶対臥褥、作業療法、体験療法などと言えるものが、いずれも症状に対応して使用されることにも留意すべきでしょう。あるいは、心理療法的なものから、教育指導的なものまでが含まれているとも言えるでしょう。

森田療法を精神医療の中に定着発展させるために

ここで、最初に指摘した問題、森田学説がなぜ長年月、わが国の臨床医学の中で無視されてきたのか、ということに立ち返ってきましょう。私は、それには外部的、内部的二つの理由が考えられる、と述べてきました。外部的な理由といった、戦前からの大学人の持っていた権威主義は、幸いにして現在ではほとんど影をひそめた、と思います。しかし、後者の森田学説の説明に使われてきた、神経質、神経衰弱、その他治療上の用語などについての混乱や、理解の不一致といった内部的な条件は依然として残っていると言えるでしょう。「森田神経質」だとか「森田療法」と言わざるを得ない、そのほうが直接の関係者には便利だという条件です。

それに、先ほどから簡単に要約しましたように神経質症状の広がり、それに対応する療法的な技法の多様化といった特徴は、森田学説のむしろ優れた特徴であり長所であると同時に、それが、あるいは今後とも臨床医学の中に定着し発展していくのを妨げる条件ともなりかねない、という気がしてならないのです。

以上のような気持ちを持ちながら、森田学説に関係した発表や討論を見聞してきた経験をふまえて、ここでは二つのことを強調して私の話を終わりたいと思います。

第一の点は、一般の神経症（ノイローゼ）論の中で森田学説が論じられるときに、特に大切になってくる問題です。すなわち、森田神経質及びその治療を研究し論及するとき、森田学説によって説明することが、事実に最もよく合致していると考えられる神経症（ノイローゼ）の一群が存在し、したがってまた、治療法としても森田療法が適していると考えているのかどうか、存在するとすればその鑑別診断はどのようなものになるのか、すなわち、神経質症状の原因症状、鑑別、治療法という臨床医学の常道に沿って、定型の森田神経質のアイデンティティを確立していく研究が必要だということです。これには、もちろん現実の症例の観察確認から治療結果の反省までも含めた研究の反復が今後とも必要になってくるわけです。ここからまた、非定型の森田神経質ないし、他疾患に加重される神経質症状の広がりも見えてくるというものです。

第二の点は、森田療法と言うとき、それは神経質症状の形成にあずかる三つのファクター（私が森田機制と呼んできた）、すなわち内向性性格、精神交互作用、思想の矛盾のすべてか、少なくともその一つに対して、治療的な処理を目指しているもの、ないしその原理を応用したものであることが必要です。例えばこのことと無関係な絶対臥褥も作業療法も、森田療法とは無縁のものです。

わが国の臨床医学の中に、森田学説が、制度的にも技法的にも、正しく根をおろし発展していくことを心から願っているものの一人として、以上二点を特に強調して、私の話を終わりにします。

質疑応答

質問者1　森田療法に関係して、〈あるがまま〉という言葉がよく使われます。これについて、次の三点をお聞きしたいと思います。第一に下田先生は、この技法をどんな場面にどういった型で実施しておられたのか、第二に池田先生はどうだったのか、まずお聞きしたいのです。第三には、分裂病（統合失調症）患者を治療していて、ある型の患者さんは、自分が病気だということをどう説明しても認めようとしないし、むしろ否定しようとするものです。こういった患者さんに対し、〈あるがまま〉という治療技法を有効に応用できる可能性があり得る、とお考えになるかどうかお尋ねしたいと思います。

池田　ご承知のように、森田療法の中で〈あるがまま〉というのは最も重要な治療技法の一つとして、いろんな場所で強調されています。その通りですが、私には単なる技法の問題を越えて、これは森田学説の背景になっている神経質観や人間観といったものに重なっている点でさらに重要だという気がします。

先ほどからお話ししてきたように、神経質症の形成には三つの主要な因子がありました。森田学説によれば、それらはいずれも原理的には誰もが持っている、いわば普通で正常な心の働き方ないし人間の存在の仕方です。ヒポコンドリー性基調（内向性性格）というのも、いくつもあり得る性格の中の一つの類型です。精神交互作用、思想の矛盾と呼ばれているものも、ある段階まで発達した人間の自我機能の中では、誰にも見いだされるところの、本来矛盾する可能性を含んだ心の働き方です。一面から言えば、これらの心理的機能があるからこそ、病気の予防も早期発見・治療も、要するに心身の健康も、社会生活における対人関係の調和も保持されているわけです。ただそれらの機能が持っている知性の論理を、完全に実現しようとすると、例えば疾病の危険率や対人関係の失敗を文字どおり完全に避けようとすると、健康な社会生活は、現実には途端に袋小路に突入してくる。実はこれが神経質症状だということです。そのような試みはある限度を越すと、もともと不完全な人間にとって、森田教授の言葉を借りると「不可能を可能にしようとする」不毛で不健康な心の構え方になってくるからです。

以上のような考え方に沿って、森田療法でいう〈あるがまま〉という技法は、二つの目標に向けられることになります。一つは症状形成の出発点となった精神交互作用と、症状をますます発展させ固着させてきた、例えば、症状を気にすまい、考えないようにしよう、無視しよう、といった種類の交互作用に対する拮抗作用との関係に対してです。具体的には先ほどもふれてきたように、拮抗作用をまず抑制ないし、停止させ、前者の交互作用を〈あるがまま〉自由に回転させ、結果としてその心的エネルギーを減衰させ、症状を治癒させていく目的です。今一つは、神経質症者が、自分の性格に対して、しばしば抱いている考え方に対する治療的な指導という目的のためです。症者は、内向性性格の特徴から、症状が自己の性格に関わることに気づいており、それを嫌悪し、折にふれては逆の性格者のように行動できたらと、不可能な願望を抱くことが少なくないのです。そのことがまた、症状強化の一因ともなっているのです。だから基本的な性格改造は不可能であること、内向性性格の長所といったことを指摘しながら、むしろ自己の性格をそのまま最善に生きる努力こそが、健康の要諦であることの、治療教育の目的としての〈あるがまま〉の技法です。

ここで、さらに大切な二つの点を指摘しておきたいと思います。第一点は、前者の〈あるがまま〉の技法に関係することです。交互作用も、それに対立する拮抗作用も、ある段階まで発達した人間の自我機能の中では、誰にも見られる、いわば知性に内在する自己矛盾ないし、葛藤だとすると、なぜ前者はあるがままで、後者の拮抗作用だけは抑制するのが〈あるがまま〉の治療法になるのか、その分岐点はどこなのか、といった論理的にはもっともな疑問です。実際に森田療法を実施していると、その経過中に、元来内省的な傾向の強い症例の中には、この点を質問する者がいます。ここでご質問の最初の二項目目へのお答えにもなるのですが、下田先生の答えはしばしば次のようなものでした。「それは私にもわからない、わからなくなったら、わからないままが、すなわち、あるがままだと考えてよろしい、ただ気になり、心配になり、不安になることが当然であるような心の動きに対し、気にすまい心配すまい不安を打ち消そうと、逆らっているなということに自分で気がつきそうに感じたら、なるべくそれをやめるように心がけなさい」という説明の仕方でした。これは、先生が外来で比較的に軽症例を治療しておられるのを見聞した私自身の経験で、入院森田療法でどうだったのか、私には知る機会はなかったのです。しかし、これは外来、入院いずれの場合でも同じではないかと勝手に考えて、私はこのとおりの方法を、いずれの場合にも真似ていました。

この質問に関連して、ぜひ指摘しておきたい第二の点というのは次のことです。これは下田先生が講義でも外来治療でも機会あるごとに強調されていたことですが、以上のような心のあり方の処理（あるがまま）と同時に森田療法の最も重要な真髄とも言えるものは、症者が、おかれたそれぞれの場面でやるべき仕事を全力を尽くして実行するという行動の指導、その具体的な治療的指示の重要性です。その場合、行動の成果は二次的な問題で、とにかく行動するということの重要性です。入院森田療法での絶対臥褥・日記の記述・各種軽作業・対人関係の機会の増加等々、日時を追って加重されていく作業（行動）量の変化は、すべてこの主旨に添った治療的処方の意味を持ったものだということです。以上を要約すれば、森田療法の最大の特徴は、自我内矛盾、葛藤の内省的、思弁的処理がすべて行き詰まる点を、行動によって体験的に飛び越えていく点にある、と言えそうです。この意味では、最初にもふれたことですが、もし森田療法という名称を、技法の特徴で呼ぶなら、桜井図南男教授の指摘された「体験療法」ないし体験的行動療法といったものになるかな、と私には思えるのです。

最後となりますが、第三のご質問については分裂病者への適用は不可能ではないか、という気がいたします。

その他の質問は、教室の講演会担当者が文書にまとめておられますので（質問者2～5）その順にお答えします。

質問者2　下田先生の森田療法の実態について、具体的には、技法、例えば絶対臥褥中に日記を書かせたか、介入や解釈はどのようなものでしたか。

池田　次の質問とも関係しますので、それをご紹介して、一緒にお答えしましょう。

質問者3　下田先生の追悼文集に、桜井先生は、下田先生の森田療法（桜井先生は体験療法と呼んでおられますが）について、閉ざされて神秘的な感じがあると記しておられます。すなわち、ご自分だけで患者を治療され、密室でやりとりをしておられ、下田先生がどのような形で治療を進めておられたか、門下生にはまったくわからなかった点、また治療された日記も患者に返しておられ、後に残っていない点などが挙げられています。下田先生がご自身の治療の実際を公開されない姿勢は、一方であれほど森田正馬先生の業績を推奨された姿勢と隔たりがあるようで、今日の研究者にとって大きな謎となっています。しかしながら、最近の（特に第二回国際森田療法学会のご講演後の）池田先生のご発言から、森田療法に対する当時の学会内部の評価を察すると、当時の帝国大学の教授の立場としては、下田先生といえども公然と森田療法の実際を開陳することをためらわれたのではないかと推察されるのですが、池田先生はいかがお考えでしょうか。

池田　考えてみると、いつ頃から下田先生が、自分で森田療法をやられる慣例になったのか、実は質問したこともないし、先輩からそのいきさつを説明されたこともありません。先般なくなった望月君と私と二人、精神科に足繁く出入りするようになったのが、医学部卒業の一年半前の夏からですから、何から何まで遠慮なく質問できる立場だったのに、質問した記憶がまるでないのです。ということは、今から改めて回想してみても、もうその頃には「入院森田療法は下田先生」、ということが話題にもならないほど慣例になっていたということのようです。

ただその理由について、私自身が経験した当時の九大での状況からの推察ですが、お尋ねのような当時の学会の森田学説についての評価に対する一種のためらい、といったものでは決してないだろう、と私には思えるのです。例えば、下田教授の九大ご赴任は大正一四年、一五年に出版された杉田直樹教授との共著、『最新精神病学、第三版の改訂版』の序文には、シャルコー、フロイト、ブロイエル等と並べて、森田学説が「吾等のために万丈の気を吐くものだ」とわざわざ公然と紹介されているのです。だから、当時の学会の大勢に対するためらいや遠慮から、自らの森田療法の発表をいささかでも差し控えられたとは、私にはどうも考えられないのです。それに密室の治療で、その治療をまったく公開されなかったというのは、療法そのものがそれを厳密に実施しようとすると、そういった形式のものに近くなってくることに一つの原因があったのだ、と後年私自身がこの療法をくり返した経験からも、私にはそう考えられるのです。

現に私たちの年次の学生に対する講義では、その療法の実際を自らの経験を織り込んで、例のまったく無駄のない形で、整理して話されました。が、それは先生著の教科書三版の記述より、ずっと実際的なものでした。この療法にとって、特に第一期、第二期までが不可欠で重要である。一期の臥褥期は、いわゆる森田機制の中で、精神交互作用の輪をなるべくあるがままに思う存分に回転させる指示（拮抗作用としての思想の矛盾のできる限りの停止）、疲労の回復と身体的活動欲の喚起（退屈感の生成）、その間の反応による類似疾患（分裂病の初期症状、うつ病、他の型のノイローゼ等々）との鑑別、許可する運動量、特に第一、第二期の作業量は、退屈感を満足させない程度の量を処方許可、退屈感（活動欲）がいつも治療的に指示され許可された作業量を超えていること、指示された作業は、その達成度（成果）を問題にせず、その時間必ず実行する等々の療法実施上の大切なコツ、要領に関係した、この療法を実行し、成功や失敗を経験した者でないと気づかない事項が多く含まれていました。こういった、いわば森田学説による症状形成の三つの要因のどれかを解消軽減させようとする治療的な指示は、外来における診察場面（学生ポリクリその他）でも、患者の症状の程度、種類、疑問、質問に応じて、いつも具体的に説明、指示されていました。別に秘密でもなんでもなかったわけです。

「森田療法と私」（森田療法学会誌、第7巻1号）で説明したように、当時四棟あった木造の一般病棟の中で、一番東側の個室ばかりの二階病棟を使って実施されました。当時の入院治療、看護制度は、医師もだいたいそうでしたが、特に看護婦（師）は、教育が終わると各診療科に配属が決まり、他科に移ることはなかったのです。各科の看護長はそれぞれの科の病棟の一室に居住しているのが慣例でした。精神科では、看護長の住居は、ただ今述べました個室だけの二階病棟のつきあたりの一室でした。それに医師も看護婦も半年交代で、所属の病棟が決まり、原則としてその所属病棟の治療・看護を担当するというやり方でした。私が特にそのことを指摘するのは、幾年も勤務する古参の看護婦はもちろん、食事その他の世話をしていた病棟婦に至るまで、森田療法の患者さんについて、直接タッチすることなしに、その治療がどんなものか、だいたいどの時期にまで来ているのかおよそ知っていたものです。初期の作業療法や雨天の日の作業によく使われた、顕微鏡のデッキグラス磨きの硝子・シャーレを病棟に運ぶ役割だった病理組織研究室の補助員の青年が、研究室に持ち帰ったシャーレの中の磨き終わったデッキグラスを見て、「この患者さんは、だいぶ症状がよくなったようですね」と言ったという話が医局に伝わってきて、笑い話になったことも思い出します。同じ病棟で幾日幾月も一緒に暮らしている神経質治療の患者さんの情報は、断片的には、特にそれに関心を持っているものには、しばしば伝わってきたものです。

だから、森田療法は下田先生という型になった理由は、私にはまったくわかりません。強いて、推察してみても、私にはせいぜい二つの理由しか考えられません。一つは、元来、先生は教室員の研究テーマについて、あまり上から指示するということをなさらず、治療・研究のいずれにせよ各自の自発的な好みのテーマにまかせておられた。だから、いつ頃からかはっきりしないのですが、とにかく当時としては、かなり風変わりの入院森田療法も、自分流に工夫し組み立て、志向してみようとされたのではあるまいか、誰か教室員に入院森田療法に特に興味を持ち、自分も実施してみたいと申し出る人がいたら、もちろんすぐ治療者の役割を交代し、必要な指導をなさったに違いない、それがないままにある年月が経過し、新たにそれを申し出ることは、教室員のほうでもますます遠慮するようになり、本当に慣例化してしまったという理由です。

推察してみる今一つの理由というのは次のことです。実は、私が中脩三教授から続いて桜井教授から、ご助言をいただきながら、自分で入院森田療法を始めたのは、昭和二〇年代の中頃からです。それは、下田教授の講義、外来診察の際の治療的指示や説明の実際、病棟での古参看護婦さんや、時には偶然患者さん自身から得た断片的な多くの治療についての情報といったものの各種の記憶と、森田教授の著書から得た知識と組み合わせながら、下田教授が実施されたに違いないと推定できる治療法に、どうすればいくらかでも接近できるのか、という試みであったという気がします。どれだけ正しく接近できたか、どの点でどれだけ過ちを犯したか、もちろん私には判断できません。しかし、森田学説を正しく発展させるためには、実施した療法の実際を、他の人も追試検討できるように、要点を具体的に発表することが必要だと考えてまとめたのが、「森田神経質とその療法」（精神医学、第1巻7号、一九五九）だったのです。そういった、経過の中で、すでに昭和二〇年代の終わり頃から、全国の幾つもの大学医学部に、精神病理、精神療法に関心を持つ多くの精神科医たちの間で、森田学説に対する関心が高まってきました。こういった人たちを中心にした、有志だけの全国的な集会もたびたび催されるようになりました。それらの討論の中で、こと森田療法について、私自身最も参考になったのは、やはり森田教授に直接接触してこられた慈恵医大関係者の方々の報告、見解といったものでした。時間の関係で、いろんな事を省略して、ご質問に関係すると思えることを一つ申し上げます。それは、以上のような個人的な経験の中で、いつのまにか私の心の中に去来するようになった、一つの感じ、想念のようなものです。それは、両教授による入院療法のやり方の点で、もちろん細かい技法的なことですが、幾つかの差異があったのではないか、あったとすると、下田教授の入院森田療法は、あるいは、森田以上に森田的だったのかも知れない。というのは、森田学説を厳密に実践しようとすると、その入院療法は、徹底した個人療法を主体にした下田流になってくるはずだ、と私には思えてならない、ということです。しかも、両教授の間の違いの理由は、療法のために自由に使える治療環境の点で、下田教授のほうが、はるかに恵まれていたからではないか、という感じです。一例を挙げると、高良教授の回想にもあるように、昭和四年の段階でも、慈恵医大には、精神科の教室も病室も外来もなく、ただ講義をされるだけで、臨床講義は医長を兼務されていた根岸病院の患者をそれにあてられ、神経質者の治療も、同病院と自宅を利用しておられたという状況だったようです。この状況は、昭和一〇年代にも変わっていなかったようです。以下まったく私の独断的な推察ですが、少なくとも下田教授は、お二方をとりまくこの治療環境の相違に気づき、それを意識されないほど鈍感な方では決してなかったことは確実です。だから、当時の指導的な七帝大精神科教授の一人として、森田教授に比べてはるかに有利で自由に使える治療環境の中で、自ら入院森田療法の実践ができていることへの、一種の後ろめたさのような想いが、あるいはその発表を消極的になさったお気持ちのどこかにあったのではないだろうか、と、これが先ほど言った、私の今一つの推察の理由です。

以上で質問者3へのお答えを終わり、質問者2への答えに移りたいと思います。森田療法でも絶対臥褥期（第一期）の意味目的については先ほどふれたとおりで、これは、森田教授の著書にも下田教授の講義その他でも、はっきりと強調されていることです。その時期は平均するとおよそ一週間、症例によって長短が必要になってきます。要は、できる限り、症状への気がかり、苦痛、先々の不安、治療法への疑念、等々の出現、消失、変化は自然の成り行きにゆだねて（あるがまま）、それに逆らわないように指示する。そういった状況で自然に出現する退屈感に合わせて、わずかな時間内だけの身体的行動から始めて、作業療法の量を少しずつ増やしてゆく。この作業（ないし行動）療法のスタートになるものが日記であり、いつが適当かは個人差があり、前もって決定することは不必要だし、臥褥による反応を見て治療者が決定指示するはずのものです。その他の指示、説明、注意事項等々の具体的な詳細については、ここでは省略させていただき、先ほども申し上げた精神医学誌の私の論文を見ていただきたいのです。もちろん、それはなるべく下田教授の方法に近づこうと、できるだけの努力をしながら、私自身の実際にやってきた方法なので、先生の具体的な方法と、どの程度一致しているかは不明です。

質問者4　下田先生は、初老期うつ病の病前性格としての「執着性格」を提示されました。「執着性格」と「森田神経質」とは、ともに欧米と異なり日本の社会文化的な価値観において周囲の評価を受けやすい性格傾向であることから、非常に共通点が多い性格類型であることが指摘されています。そこで、下田先生は両方の性格類型を厳密に区別されていたのでしょうか。また池田先生は両方の性格類型の異同についてどのようにお考えでしょうか。

池田　ご質問のプリントでは「執着性格」と「森田神経質」との比較となっていますが、これは森田神経質の病前性格であるヒポコンドリー性基調（森田）と、執着性格（下田）との比較のミスプリントだと考えてお答えします。

「執着性格」と「ヒポコンドリー性基調」のいずれについても、うつ病や森田神経質の講義その他の機会に、たびたび言及説明されましたが、両者を比較して論じられたという記憶が、私にはまったくありません。むしろ、比較するまでもなく、いろいろな点での逆の対照的な性格だと考えておられたのではないでしょうか。私自身もそのように考えます。前者は、ご承知のように、社交的、快活で自分の仕事は徹底的にやり遂げないと気が済まない、いわば責任感の強い、積極的で活動的な社会生活での一般評価の高い社会的には成功してゆくことの多い性格です。内向性という表現に対応させると、むしろよい意味で外向性とも言えるような性格です。

ただ二つの点で注意が必要のようです。一つは、前者の性格者がいったんうつ病を発病すると、特に発病の初期などにおいて、軽うつ症状がある型の森田神経質の症状と類似していることがある。これは注意して鑑別しなくてはいけない、ということを先生はたびたび指摘されました。今一つの点は執着性格を、今申したような言葉で評価されたのに対し、内向性格者を「これはむしろ優れた性格だと言うことができる」と評価しておられることとです。両者にいずれも高い評価を与えておられるという点で一致しているのですが、私にはこの二つの評価の間には、人間の性格を評価するときの視点の変化が前提になっていると思えるのです。前者は社会一般のかなり共通した性格評価の立場ないし視点からの見方です。これに対し、後者は人間の存在の仕方というものについて、性格もそのようなものの一つの表現ですが、評価者個人の持っている価値的な人間感の立場ないし視点からの評価だと思えるということです。

質問者5　池田先生は夢野久作の『ドグラ・マグラ』に魅了されて精神科に入局されたという話を聞いたことがあるので、あえてお尋ねします。今日の小説家（例えば伝奇小説家の荒俣宏ら）が流している俗説に、昭和初期、九大医学部に新聞記者として出入りしていた夢野久作（杉山直樹）が、新任の下田教授が推奨していた森田療法にヒントを得て、小説の中の「狂人の開放治療」というアイデアを思いついたというものがあります。しかし事実は、夢野久作は榊教授の時代より留任していた諸岡存助教授と親しく、また諸岡助教授は新任の下田教授と仲が良くなかったということです。したがって、夢野久作が森田療法のことを知っていた可能性はないと思われるのですが、如何でしょうか。ただ、小説の中心人物、正木教授の風貌の描写は榊教授よりも下田教授を連想させるという同門の先生方の意見もあるのですが、如何お感じになるでしょうか。また昭和一〇年代当時の『ドグラ・マグラ』という小説に対して、九大の教室員内部の評価は如何でしたでしょうか。

池田　質問の最初の部分が事実と少し違っているようです。『下田光造先生追悼文集』にも書いたような理由で、精神科入局をというのは医学部入学の当初から、私自身だいたい決めていたことなのです。それは『ドグラ・マグラ』とは無関係です。だから、おそらく入学当初は精神科教授が誰なのか名前も知らなかったし、関心もなかったような気がします。それがあの小説を読んだことが一つのきっかけで、下田先生に初めて個人的な関心を持つようになったということです。

それ以下のご質問に関しては、実は何一つお答えできる記憶も知識もないのです。諸岡先生の在教室は昭和二年までだし、お目にかかったことはもちろんないし、ご質問のようないろんな人間関係、その他について間接的にも誰からかお話を聞いた記憶もまったくありません。『ドグラ・マグラ』が医局での話題になったことも記憶にありません。あの小説出版から幾年か過ぎていたせいかも知れません。ただ文学界の実状や評価に疎い私のことですが、夢野久作の作品への評価はあの当時はあまり高くなかったのではないかと戦後の一種のブームをみて、素人流に考えた程度です。だから、当時私はだいぶ興味を持って読んだのですが、これも私の雑読癖の一つだと考えた医局の先輩たちに、私のほうからこれについて質問したことは、まったくありませんでした。

（一九九六年一二月九日、メンタルヘルス21研究会）

あとがきにかえて――精神医学西南学派縁起

黒木俊秀
川嵜弘詔

1

神庭重信先生が九州大学大学院医学研究院精神病態学分野（以下、九大精神科）の教授に就任されたのは、二〇〇三年六月であったが、当座は山梨大学医学部教授を兼任されていたので、専任教授として九大に着任されたのは翌年四月になった。

着任早々、神庭教授は九大精神科の歴史と業績に強い関心を示され、自ら古い文献に目を通された。なかでも第二代教授、下田光造《しもだみつぞう》[1]が提唱した躁うつ病の病前性格である執着性格（気質）に注目され、下田とその門下が残したほとんどすべての文献を猟歩して、その現代的意義について明らかにされた。これはもちろん神庭教授のご専門が気分障害の神経生物学であるためだが、下田教授が意図した執着性格の本質を見極めようと相当な熱意を傾けられたのである。折しも、わが国におけるうつ病臨床の再考の時期と重なり、神庭教授の論考は大きな反響を呼んだ。[2]

一方で、神庭教授は九大精神科同門の人々と積極的に交流することを好まれた。そして、わが国の精神医学界で高名な同門の先生方を順にお呼びして、改めて臨床や研究の歩みについて話をうかがう機会を定期的に設けることを提案された。こうして始まったのが、「福岡精神医学研究会」であり、二〇〇四年より年一回開催されてきた。この研究会における講演は大変な好評を博し、九大精神科のみならず福岡大学精神科の先生方も多数聴講にみえるようになった。とくに精神医学の歴史に疎い若い人たちにとっては、優れた先達の謦咳に接する格好の機会となった。

本書は、二〇一四年に神庭先生が九大教授就任十周年を迎えられるのを記念して、過去一〇年間の「福岡精神医学研究会」の講演を中心に、その記録をまとめたものである。本書では、各演者が講演した研究会の日付順ではなく、九大精神科に入局した順（図）に講演録を掲載している（一部に学会講演や教室主催の特別講演も収載している）。

こうしてわが国の精神医学界に燦然と輝く九大精神科同門の大先輩たちの活躍を総覧できることを嬉しく、かつ誇りに思う。

それにしても、ご自身は九大精神科のご出身ではない神庭教授の手によって、教室の歴史と伝統に新たな光が当てられたことをいささか奇妙に思う。元々の同門の者たちにとっては、灯台下暗しと言うべきであろうか。もちろん年配の同門は大いに喜び、若い同門にとっては励みになっている。そう考えると、まさに九大精神科百年の歴史と伝統が神庭先生を招き寄せたのだという気がする。この一〇年間、先生のご指導の下、教室の若い人たちが臨床に研究に嬉々として打ち込み、多くの目覚ましい業績を挙げるとともに、第一〇九回日本精神神経学会学術総会（二〇一三年五月、福岡市）の開催をはじめとして教室の諸活動も各方面より高く評

初　代：榊　保三郎教授　（1906～1925）

第二代：下田光造教授　（1925～1945）

池田數好

第三代：中　脩三教授　（1946～1957）

西園昌久　前田重治　中尾弘之　稲永和豊

第四代：桜井図南男教授　（1957～1970）

前田久雄　田代信維　牛島定信　山上敏子　三山吉夫　内村英幸　村田豊久　神田橋條治

第五代：中尾弘之教授　（1970～1988）

川嵜弘詔　黒木俊秀　森山成彬

第六代：田代信維教授　（1988～2002）

第七代：神庭重信教授　（2003～現在）

図　九州大学精神科歴代教授（在職期間）の系譜。各執筆者が入局した時代を示す。

価されていることを思うと、その感慨はさらに深くなる。

旧い同門のなかには、この一〇年間の神庭教授のご活躍を「西南学派の復興《ルネサンス》」と呼ぶ人もいる。「西南学派」とは、かつて下田教授とその門下生の一団を、そう呼んだのである。「西南」とは、もちろん東京から見た方角を意味する。

2

本書の掉尾を飾る池田數好の講演は、実は神庭教授就任以前に収録されたものである。池田が、九大精神科の学風を確立した下田教授の門下であり、講演でも下田の人となりを語っているため、とくに本書に収載した。

下田の前任の初代教授、榊保三郎《さかきやすさぶろう》(3)は、東大精神科を開講した兄、俶《はじめ》の遺志を受け継いだわが国の精神医学のパイオニアであり、教室の黎明期に多方面に活躍した人物である。「九大フィルハーモニー」を創設し、福岡の音楽文化を向上させた功績も大きい。(4)ところが、任期途中で「特診事件」と呼ばれるスキャンダルで辞職を余儀なくされた。これは、九大医学部の教授が大学周辺の旅館の女将の手引きで学外診療を行い、法外な報酬を得ていたというもので、事が公になって司直の手が入るに及び、大きな社会問題となった。事件は不起訴となったが、榊のほか二名の教授らが講壇を去った。こうした経緯のためか、九大精神科の歴史において榊時代は封印されてきた感がある。もっとも、榊は、福岡出身の作家、夢野久作の怪奇小説『ドグラ・マグラ』(一九三五)の主人公のモデルと目される人物だけに、少々謎めいているほうが似つかわしいかも知れない。(5)

実際、下田教授の時代になって教室は大きく発展した。第二次大戦後、女性国会議員第一号となった高良とみは、榊時代と下田時代の双方を経験した数少ない同門であるが、下田の登場により「それまでの神経質な古くさい教室の空気が一新して救われたような雰囲気になった」と回顧している。下田は、たちまち九大精神科の教室員の心を掌握したらしい。

下田は、榊とは容姿、趣味、性格に至るまでなにかと対照的であった。榊が長身で貴公子然とした風貌とハイカラな身なりで人目を惹いたのに比べ、下田は辺幅を全く飾らず、村夫子然とした格好にも頓着せず、質素で通した。前述のように、榊は多趣味で精神医学以外の分野でも活躍したが、かたや下田の趣味は坐禅、鍔蒐集、そして名人芸と言われた鰻釣りくらいであった。

しかし、下田の穏やかで悠揚迫らぬ人柄は、門下生一同より深く敬愛された。普段の下田は寡黙であったが、彼の講義は、その文章と同様、明快で非常にわかりやすく、名講義として学生にも人気があった。指導力にも優れ、下田の薫陶を受けた門下生は、日本国内はもとより、広く台湾や満州にまで活躍の場を広げ、わが国の精神医学界に西南学派として脈々たる一画を築いた。そして彼らは、西南学派と名乗るに相応しい数々の業績を残した。

下田教授の業績としては、前述の執着性格の提唱、本書で牛島や池田が語っている森田療法の推奨のほか、数々のショック療法の開発が知られている。その学風は実証的、論理的で徹底しており、中途半端や他人の学説の受売りは大嫌いであったという。例えば、統合失調症の神経病理学的研究では、一年以上をかけて一五〇例を超える患者の脳を各例とほぼ同年齢の対照脳（身体疾患死亡例）と詳細に比較検討するという徹底ぶりであった。しかし、その結論は、「（統合失調症が）器質的疾患であるという解剖的根拠を未だ把み得ない」というもので、本来、自分の専門である光学顕微鏡による研究と決別することを意味していた。[6] これ以後、下田は、統合失調症の神経病理よりも神経化学的研究に大きな期待を寄せるようになり、門下の中脩三（第三代教授）はわが国の神経化学のパイオニアとなった。また統合失調症が少なくとも一部は器質的変性過程ではないかも知れないとする視点は、その治療観の転換を促し、安河内五郎らの電撃けいれん療法の開発にも影響を与えた。[7] 同様に、岩田太郎は下田の強い勧めにより筑紫保養院（現、福岡県立精神医療センター太宰府病院）において作業療法を試みている。[8] 以上のように、下田の独創的な発想は、実は徹底した実証性と論理性に裏打ちされていた。

3

下田教授と門下生の絆は深く、それもまた西南学派の特色であった。門下生は、恩師の教えと逸話を後々まで語り継ぎ、仰望した。ある同門は、「当時の精神科の医局はあたかも下田教団といった観があり、教祖である先生の一挙手一投足は、そのまま私たちにとってはひとつの規範なのであった」とまで述べている。(9) 下田の九大退職後も、毎年、門下生は米子市に帰った恩師のもとに集まり、その長寿を祝った。この「鳥城会」なる集まりは、下田の最晩年まで三〇年以上にわたって続いた。門下生一同にとって、下田は慈父がごとき存在であったのである。

一方、下田は中央の学界を故意に遠ざけていたように見える。東大精神科の呉秀三教授とは、慶應義塾大学教授就任以来、溝が出来ていた。(10) 教室員の前では呉を公然と批判していたらしい。呉の後任の三宅鉱一教授ともしっくりとはいかなかったようだ。下田は学会も嫌いで、九大赴任後、精神神経学会総会にはほとんど出席していない。もちろん、総会開催も引き受けていない。(11) 奇妙なことに、下田は学会の開催地に出向くのだが、学会場には赴こうとしないのであった。そして一人宿屋に残り、あとで教室員の報告を聴いては、他大学からの発表を批判するのを常とした。ある時の日本精神神経学会で教室員がクレッチマーの循環気質よりも執着気質のほうが躁うつ病患者には多いと報告したところ、東北帝国大学の丸井清泰教授より強い疑義があったが、それに対して下田は学会誌上に回答を掲載して済ませるという有様であった。(12)

下田には、門下生が「Verschrobenheit フェアシュローベンハイト」（ドイツ語で「ひねくれ」の意）と評した性格傾向があった。教室員は、下田の日常の言動から、一様になんとなく少しひねくれているような感じを受けることがあった。例えば、皆が褒めると、それに対して悪口を言う。反対に皆が悪口を言うと、なんとなく褒めたようなことを言うという具合である。指導や説明の仕方もしばしば反語的、逆説的であった。

段々、これに慣れてくると、教室員が教授に願い事をする際も、わざと逆のことを申し出ると本来の希望が叶うなどと言われていたらしい。

桜井図南男（第四代教授）は、下田が、誰よりも森田正馬が創始した独創的な精神療法を高く評価したのも、このVerschrobenheitの傾向の現れではなかったかと推測している。すなわち、池田も講演で指摘しているように、当時の帝国大学の権威主義のもとでは、一私立医学専門学校の教授が唱えた学説など一顧も与えられない風潮にあったが、それに下田は反発したのではないかというのである。[(13)] なるほど、そう考えると、下田の学界嫌いも理解できよう。

こうした下田の少し変わった性癖さえ、門下生に愛された。そして、西南学派において、Verschrobenheitと評されることは、親しみと愛着を込めた響きを伴ってきた。ほかにも下田にまつわる逸話は多い。[(14)] そのいずれもが、今日では古き良き時代への郷愁を誘うエピソードである。

池田は、当時の教室を回顧して、次のようにしみじみと語っている。

「教室全体がなんとなくのんびりと牧歌的でした。しかも、全体が居心地よく調和がとれていて、その気風を作り出す中心に下田先生が位置しておられたようです。先生を囲む鳥城会の集まりが、先生のご退官後も三十年以上にわたって続き、全国各地から門下生たちが、それを楽しみに集まってきたのも、おそらくこういった先生のお人柄と、当時の教室の雰囲気への郷愁みたいなものだったのでしょう。恩師という言葉の旧い意味が、そのまま結びついている先生でした。」

4

二〇〇三年七月、神庭重信教授は初めて九大精神科を訪問され、教室の各部署をご覧になったあとで、ごく短く感想を述べられた。しかし、それは教室の現状と問題点をまことに的確に指摘したものであり、私たちはその洞察の鋭さに感嘆したものである。しばらく教授不在のまま、教室の雰囲気が沈滞していただけに、先生の登場は鮮烈であった。

果たして私たちの期待は裏切られず、教室の諸活動はまもなく息を吹き返した。その後一〇年の間に、神庭教授のご指導の下、いかに教室が発展してきたかは、冒頭に述べた通りである。今後も二一世紀に相応しい新しい九大精神科の学風を体現してくださるに違いない。本書が、その里程標となることを願っている。

最後に、「福岡精神医学研究会」の開催にご協力いただいた関係者の方々に厚く御礼を申し上げたい。とくに西村良二先生（福岡大学医学部精神医学教室教授）には、会の世話人として格段のご配慮を賜った。また、創元社の渡辺明美氏には過去一〇年分の講演記録を集め、整えるという厄介な編集作業を完璧に遂行していただいた。併せて感謝申し上げたい。

注—九大精神科のトリビア

(1) 下田光造（一八八五—一九七八）鳥取県出身。東京帝国大学卒業。東北帝国大学講師、東京府立巣鴨病院医長、慶應義塾大学医学部教授を経て、一九二五年より九州帝国大学医学部教授。この間、ドイツ、オーストラリアへ一年余留学し、ベルリン大学のカール・ボネファー教授に師事した。九大では附属医院医長、医学部長を歴任。一九四五年に九大退官後は、郷里の米子医科大学（現、鳥取大学医学部）の創設に尽力し、鳥取大学学長にも就任した。米子市名誉市民。

(2) 九大着任後の神庭教授の主要な論文は、「うつ病の社会文化的私論——とくに「ディスチミア親和型うつ病」について」（樽味伸と共著、日本社会精神医学雑誌、第13巻、六八七—六九四頁、二〇〇五）、「下田執着気質の現代的解釈」（九州神経精神医学、第52巻、七九—八八頁、二〇〇六）、「うつ病の臨床精神病理学——「笠原嘉臨床論集」を読む」（臨床精神医学、第39巻、三六三—三七一頁、二〇一〇）など。著書に、『現代うつ病の臨床』（共著、創元社、二〇〇九）、『「うつ」の構造』共著、弘文堂、二〇一一）、『うつ病の論理と臨床』（弘文堂、二〇一四）、『思索と想い——精神医学の小径で』（慶應義塾大学出版会、二〇一四）など。うち、故・樽味と発表した「ディスチミア親和型うつ病」をめぐる論考は、うつ病の臨床像の社会文化的変容を巧みに描出したもので、広く注目を集めた。

(3)
榊保三郎（一八七〇—一九二九）東京都出身。帝国大学（現、東大）卒業。一九〇六年、ドイツ留学より帰国後に京都帝国大学福岡医科大学（現、九大）教授に着任。榊の一家は、父、綽《ゆたか》が蕃書調所（幕末の西洋研究機関）に勤めた蘭学者、長兄、俶が東大精神科初代教授、次兄、順次郎は産婦人科医にして看護学校長、ほか二人の姉妹も東大医学部教授に嫁ぐという学者一族であった。保三郎の妻、梅子も、東大総長、帝国学士院院長を歴任した加藤弘之男爵の七女である。榊家は、元々鎌倉時代から続く武家であり、その祖先は蒙古襲来の際の手柄によって筑前国早良郡四箇村（現、福岡市早良区四箇）に領地を受け、保三郎の祖父の代まで黒田藩に仕えていた。先祖の地に開設された医学校に赴任したというのもなにかの因縁であろうか。

榊の精神医学における業績としては、わが国最初の精神科看護学書「瘋狂院に於る精神病看護学」の出版やクレッペリンの教科書にも掲載されたアイヌのイムの報告など、先駆的なものが多い。フロイトの精神分析学も、最も早い時期に紹介した（「未婚婦人の夢」エニグマ創刊号、一九一三）。最も力を入れた分野は、小児の発達心理学であり、東大心理学教室の元良勇次郎らと上下二巻の大著『教育病理及治療学—異常児ノ病理及教育法』（一九〇九）を刊行し、知的障害児童の療育方法を提言している。榊は学外でも話題になることが多かった。オーストリアのスタイナッハが考案した輸精管結紮手術を老衰や精神病の治療目的にて研究していたところ、全国紙が若返り療法と喧伝したために、東京医学士会から論争を挑まれるという事態を招いた。

(4)
榊は、中学時代よりヴァイオリンの練習を始め、後に東京音楽学校教授、幸田延（幸田露伴の妹）に師事した。さらにベルリン大学留学中は、ドイツ国立音楽院の名ヴァイオリニスト、ヨゼフ・ヨアヒムに師事し、ヴァイオリンの名器、ガリアーノを入手して、大量の楽譜とともに帰国している。以上のように、榊は一流の音楽家から直接手ほどきを受けており、その後の経歴もプロの音楽家として全く遜色がない。九大に赴任後は、間もなく九大フィルを組織して、市内にて定期的に音楽会を開催するとともに、海外からヤッシャ・ハイフェッツら高名な音楽家を福岡に招聘している。大正時代に福岡の音楽文化が東京のそれと比肩すべき高い水準を誇ったのは、ひとえに榊の功績と言えるが、その代償に彼が私財を投入し続けたことが、特診事件の誘因になった。ちなみに、榊がわが国の音楽史上にその名をとどめているのは、一九二四年一月にベートーヴェン第九交響曲第四楽章をわが国のオーケストラとして初めて演奏した点であるが、しかし、これは本来のシラーの詩ではなく、日本語の歌詞「皇太子殿下御成婚奉祝歌」をつけ、歌ったものであった。わが国でシラーの詩が初めて合唱されたのは、同年一一月の東京音楽学校によるオーケストラ演奏である。詳しくは、半澤周三著『光芒の序曲——榊保三郎と九大フィル』（葦書房、二〇〇一）を参照のこと。

(5) 小説『ドグラ・マグラ』の舞台は、一九二六年一〇月の九州帝国大学医学部精神病科である。現実には一九二五年八月に榊が特診事件で辞職し、同年一二月に下田が教授に着任していることと、この設定は偶然ではあるまい。というのも、その頃、医学部構内では謎の連続失火事件も発生し、学内は不穏な雰囲気に包まれていた。もちろん小説の主人公、正木敬之教授の名前は榊を連想させるし、正木教授のライバル、若林鏡太郎医学部長とは実在の医学部長兼法医学教室教授、高山正雄がモデルといわれ言われている。小説と同じく、高山教授は、下田教授着任までの間、精神病科教授を兼任している。作中の第七号室（実際の男子の保護病棟には第六号室までしか存在していなかった）や解放治療場の描写などは、当時の精神科病棟を実際に取材していなければ、到底創作できなかったであろう。

　実は作者の夢野久作こと、杉山泰道（父親は玄洋社の大立物、杉山茂丸）は、榊教授時代に「九州日報」（現、西日本新聞）の記者として頻繁に九大医学部に出入りし、精神科助教授の諸岡存《あきら》と懇意になり精神医学や心理学の話題を盛んに取材していた。一九三五年一月に東京で開催された『ドグラ・マグラ』出版記念祝賀会には、江戸川乱歩をはじめ探偵小説界の重鎮らに混じって、諸岡も招かれている。しかし、席上、彼は祝辞を述べる代わりに作中の「キチガイ地獄外道祭文」における精神科医療の描き方を批判した。メディアの取材には気を付けたほうが良いのは、昔も今も変わらないらしい。

(6) 一九四二年三月、東大安田講堂で開催された第一一回日本医学会総会の特別講演において報告された（下田光造「精神分裂病の病理解剖」精神神経学雑誌、第四六巻、五五七—五七二頁、一九四二）。

下田教授は、重篤な身体疾患に罹患した精神病患者は劇的に回復することがあるという臨床的経験から、ショックを与える身体治療の有効性を示唆していた。一九三〇年代半ば、九大精神科では、ハンガリー人、フォン・メドゥナが開発したメトラゾール（商品名カルジアゾール）誘発けいれん療法が盛んに行われていたが、日中戦争の勃発により薬品が手に入りにくくなった。そこで、安河内は代替手段として電気刺激によるけいれん誘発を着想したという。既に、イタリアのセルレッティらが頭皮上より刺激する方法を開発していたが、安河内は彼らの報告の紹介記事を読んで、向笠廣次とともに刺激装置を組み立てた。

(7) ユニークな人物が少なくなかった当時の精神科教室でも、安河内は、ひと際、天才肌の学究であった。今日の経頭蓋的磁気刺激法のようなことも考えていたらしい。彼は、中学時代、一般の科学雑誌「科学画報」の読者欄に「中空のボールのようなまるい硝子の球を作り、その内部をすっかり鏡にして、人がその中に入って見ればどんなに見えるでしょうか。私は長い間考えてみましたが、考えれば考えるほど分からなくなりました」と投稿している。この質問をたまたま読んだ江戸川乱歩は恐怖を覚え、「鏡地獄」（一九二六）という作品を着想する。小説では、生来、鏡やレンズに異常に執着する主人公がすべての内面を鏡にした球体の中で遂には精神に異常を来してしまう。恐るべき二人の人生の交差である。

(8) わが国における作業療法の黎明期を概観した加藤は、岩田の「陳旧なる分裂病でもその精神が一見荒廃や枯渇の極に達しているように見えても、それは決して実際の荒廃や枯渇ではなしに、単に病的仮面によって健全なる精神の実相が隠蔽されているに過ぎないであろうことを示唆する」という考察を引用し、その精神病理学的洞察を高く評価している（加藤敏「作業療法の今日的な吟味―大正・昭和初期の松沢病院に焦点をあてて―」臨床精神病理、第34巻、二九七―三一三、二〇一三）。ただ、岩田が筑紫保養院の院長を務めた時代に終戦を迎え、その後は深刻な食料難のために、もはや作業療法どころではなくなった。とくに一九四五年秋から一九四六年にかけて、飢餓のために夥しい数の入院患者が衰弱死している。「花衣ぬぐや纏る紐いろいろ」の句で知られる女流俳人、杉田久女もその一人である（一九四六年一月、筑紫保養院にて死去）。

(9) 下田は、基本的には内向性格であり、忍耐強く、ひたすら修養に努める自制人として門下生の目には映った。下田は、真の偉人とは、自分に決して満足せず、常に劣等感を抱いており、したがって常に恭謙であると説いており、これが門下生一同の規範となった。今日の一般的な価値観では計り知れない独特の人間観である。

(10) 下田の慶應義塾大学教授就任（一九二一）は、呉教授を介した人事ではなく、実兄である下田勘次の斡旋によるものであったらしい。鳥取県の実業家であった勘次は、一九二〇年、衆議院議員に当選したが、同じ年に原敬内閣の肝いりで慶應義塾は早稲田大学とともに大学令による大学へ昇格し、医学部が設置されている。しかし、この人事に呉は気分を害したようだ。下田の学位授与が遅れたのも、そのためと言われる。

(11) 下田の退官後のことになるが、一九五二年、九大にて開催された第四九回日本精神神経学会総会（中脩三会長）において、医学部の民主化運動を進めてきた精神科の面々（武谷、伊藤、池田：本書の「序」を参照のこと）は、学会役員の選出方法の改正を提起した。以後、数年にわたって、毎年の総会が紛糾し、第五二回総会（京都市、一九五五）において学会定款の改正と評議員選挙規則が可決されるに至った。全国を六地区に分けて代議員を公選するという方法は、この時に決まったものである。こうした西南学派の活躍を、しかし、東大精神科の内村祐之教授は苦々しく思ったようだ（内村祐之『わが歩みし精神医学の道』みすず書房、一九六八）。

(12) 下田は、東大内科出身の丸井とは東北大教授の席を争った経緯があった。米国のアドルフ・マイヤーのもとに留学した丸井は、わが国に本格的に精神分析学を紹介したが、神経症学説をめぐって森田正馬と鋭く対立し、学会のたびに激しい論戦を交えた。当然ながら、下田も精神分析学に批判的であった。

⒀ 森田の訃報に接した際、下田は次のような追悼文を寄せている。

「惟うに博士は、学者として最も幸運な人であった。完備した教室に萬巻の文献と豊富な研究資料に埋れて居る学者達が、或者は安逸に流れ、或者は其の豊富さに累されて散漫となり、却って一事をも完成することなく終るのを常とするに反し、何等の研究設備も文献も与えられなかった此の教授の逆境こそ、其の資質と相俟って、立派な学説を結成するに至らしめたものであろう。（中略）斯くて、自己の学説を遵奉する門下に囲繞されて瞑目した此の真人の最後の幸福は、一の創作も主張もなく、徒らに西人の所説を祖述するに寧日なき翻訳学者の想像だに及ばぬところであろう。」（下田光造「森田博士の追憶」一九三八）

池田によれば、この文章は森田を無視し続けた学界権威に対する辛らつな批判であると同時に、自らも帝国大学の教授として森田よりもはるかに有利で自由な境遇にあることとへの一種の後ろめたさのような想いもこめられているという。下田は、そのことに気付かぬような鈍感な人物では決してなかった。

⒁ 下田の門下生にもあまり詳細は知られていないが、ドイツ留学時の知人であるユダヤ人、ヘルタ・ミューラー女史とその母親の亡命を手助けし、滞日中の彼女らを支援したという逸話も残っている。一九三五年頃のことである。母娘を大学近くの下宿に住まわせ、生活費は下田がすべて面倒をみていた。ミューラーに翻訳の仕事も紹介している。当時、彼女の年齢は五〇歳くらいであったという。しかし、母親は日本の生活に馴染めず、精神的に不安定になり、精神科に入院する。結局、下田の好意は仇となり、ミューラーは援助を拒み、渡米した。その後の彼女の消息は杳として知れない。下田の隠れた熱情家としての一面もうかがわれる。

以上

初出一覧

（本書への収載にあたって、初出内容を一部、あるいは大幅に加筆修正しています。）

第一講演	稲永和豊	精神科治療におけるセレンディピティ	臨床精神医学、第四〇巻六号、二〇一一年
第二講演	前田重治	芸論と精神療法	臨床精神医学、第四〇巻一一号、二〇一一年
第三講演	西園昌久	現在の精神分析は精神医学にいかに貢献できるか	臨床精神医学、第三八巻七号、二〇〇九年
第四講演	神田橋條治	双極性障害の診断と治療——臨床医の質問に答える	臨床精神医学、第三四巻四号、二〇〇五年
第五講演	神田橋條治	難治症例に潜む発達障害	臨床精神医学、第三八巻三号、二〇〇九年
第六講演	村田豊久	子どものうつ病	初出
第七講演	内村英幸	森田療法は今日の精神医療の中でどのように活かせるのか	臨床精神医学、第三七巻四号、二〇〇八年
第八講演	三山吉夫	高齢者の認知症とうつ病	臨床精神医学、第三七巻七号、二〇〇八年
第九講演	山上敏子	わたくしの治療のしかた	臨床精神医学、第三五巻一号、二〇〇六年
第一〇講演	牛島定信	私の生きた時代の精神医学	臨床精神医学、第四三巻二号、二〇一四年
第一一講演	田代信維	マズローの理論と臨床精神医学	臨床精神医学、第四三巻三号、二〇一四年
第一二講演	前田久雄	統合失調症における表情認知に対する脳内反応特性	臨床精神医学、第四二巻一二号、二〇一三年
第一三講演	森山成彬	精神科医と作家	臨床精神医学、第四一巻一一号、二〇一二年
第一四講演	神庭重信	身体のなかの心、心のなかの身体	初出
特別講演	池田數好	森田療法雑感	メンタルヘルス21研究会、一九九六年

講演者紹介（掲載順）

中尾弘之（なかお　ひろゆき）……………………………………序

一九四八年、九州大学医学部卒。一九七〇～一九八八年、九州大学医学部神経精神医学教室教授。九州大学学生部長、九州大学医学部附属病院長、佐賀医科大学附属病院長を歴任。九州大学・佐賀医科大学名誉教授。専門は、神経生理学。

稲永和豊（いななが　かずとよ）……………………………第1講演

一九四六年、九州大学医学部卒。一九六六～一九八八年、久留米大学医学部神経精神医学講座教授。筑水会病院神経情報研究所長。久留米大学名誉教授。専門は、神経生理学、神経薬理学。

前田重治（まえだ　しげはる）………………………………第2講演

一九五二年、九州大学医学部卒。一九七二～一九九一年、九州大学教育学部教授。九州大学名誉教授。専門は、精神分析学、カウンセリング。

西園昌久（にしぞの　まさひさ）……………………………第3講演

一九五三年、九州大学医学部卒。九州大学医学部助教授を経て、一九七三～一九九九年、福岡大学医学部精神医学教室教授。心理社会的精神医学研究所所長。福岡大学名誉教授。専門は、精神分析学。

神田橋條治（かんだばし　じょうじ）………………第4講演・第5講演

一九六一年、九州大学医学部卒。英国モーズレイ病院、およびタビストック研究所に留学。九州大学医学部精神科神経科講師を経て、一九八四年より伊敷病院に勤務。専門は、精神分析学、精神療法。

村田豊久（むらた　とよひさ）………………………………第6講演

一九六一年、九州大学医学部卒。パリ大学医学部留学。福岡大学医学部助教授、九州大学教育学部教授、西南学院大学文化部教授を歴任後、村田子どもメンタルクリニックを開院（現在は閉院）。専門は、児童精神医学。

内村英幸（うちむら　ひでゆき）……………………………第7講演

一九六二年、九州大学医学部卒。国立肥前療養所所長を経て、二〇〇三年より福岡心身クリニック、および雁ノ巣病院に勤務。国立病院機構肥前精神医療センター名誉院長。専門は、神経化学、森田療法。

三山吉夫（みつやま　よしお）………………………………第8講演

一九六二年、山口大学医学部卒。一九九三～二〇〇二年、宮崎医科大学精神医学講座教授。宮崎医科大学副学長を経て、大悟病院　老年期精神疾患センター長。宮崎大学名誉教授。専門は、老年精神医学。

山上敏子（やまがみ　としこ）……第9講演
一九六二年、九州大学医学部卒。米国テンプル大学に留学。九州大学医学部精神科神経科講師、国立肥前療養所臨床研究部長を経て、二〇〇一～二〇〇七年、久留米大学文学部教授。早良病院勤務。専門は、行動療法、精神療法。

牛島定信（うしじま　さだのぶ）……第10講演
一九六三年、九州大学医学部卒。ロンドン大学精神医学留学。一九九一～二〇〇四年、東京慈恵会医科大学精神医学講座教授。東京女子大学文理学部教授を経て、三田精神療法研究所所長。専門は、精神分析学、児童青年精神医学。

田代信維（たしろ　のぶただ）……第11講演
一九六五年、九州大学医学部卒。一九八八～二〇〇二年、九州大学医学部神経精神医学教室教授。九州大学名誉教授。専門は、神経生理学、森田療法。

前田久雄（まえだ　ひさお）……第12講演
一九六六年、九州大学医学部卒。一九九六～二〇〇七年、久留米大学医学部神経精神医学講座教授。若久病院勤務。久留米大学名誉教授。専門は、神経生理学、精神生理学。

森山成株（もりやま　なりあきら）……第13講演
一九七八年、九州大学医学部卒。福岡県立太宰府病院、八幡厚生病院を経て、通谷メンタルクリニックを開院。専門は、ギャンブル依存症。帚木蓬生のペンネームで作家としても活躍。近作は、「蠅の帝国――軍医たちの黙示録」（新潮社）、「蛍の航跡――軍医たちの黙示録」（新潮社）、「日御子」（講談社）。

神庭重信（かんば　しげのぶ）……「まえがき」・第14講演
詳細は奥付、編者紹介参照。

池田數好（いけだ　かずよし）……特別講演
一九三八年、九州大学医学部卒。九州大学教育学部教授、九州大学総長、佐賀大学学長を歴任。二〇〇六年逝去。専門は、精神病理学、教育カウンセリング。

＊　＊

黒木俊秀（くろき　としひで）……「あとがきにかえて」
一九八三年、九州大学医学部卒。国立病院機構肥前精神医療センター臨床研究部長を経て、二〇一三年より九州大学大学院人間環境学研究院教授。専門は、神経精神薬理学、精神療法。

川嵜弘詔（かわさき　ひろあき）……「あとがきにかえて」
一九八四年、九州大学医学部卒。マサチューセッツ工科大学脳認知科学部門に留学。九州大学大学院医学研究院精神病態医学分野准教授。専門は、神経化学、リエゾン精神医学。

■編著者紹介……………………………

神庭重信（かんば　しげのぶ）

一九八〇年、慶應義塾大学医学部卒。一九九六～二〇〇四年、山梨大学医学部神経精神医学講座教授、二〇〇三年より九州大学大学院医学研究院精神病態医学分野教授。専門は、神経精神薬理学、行動遺伝学、神経精神免疫学。日本うつ病学会理事長、日本精神神経学会副理事長、文部科学省・科学技術・学術審議会脳科学委員会専門委員、厚生労働省・社会保障審議会専門委員、日本学術会議連携委員、日本学術振興会研究員などを歴任。

私《わたし》の臨床《りんしょう》精神《せいしん》医学《いがく》
——九大《きゅうだい》精神《せいしん》科《か》講演録《こうえんろく》

二〇一四年五月一〇日　第一版第一刷発行

編著者　神庭重信
発行者　矢部敬一
発行所　株式会社　創元社
〈本　社〉〒五四一－〇〇四七　大阪市中央区淡路町四－三－六
電話（〇六）六二三一－九〇一〇㈹
〈東京支店〉〒一六二－〇八二五　東京都新宿区神楽坂四－三　煉瓦塔ビル
電話（〇三）三二六九－一〇五一㈹
〈ホームページ〉http://www.sogensha.co.jp/
印刷所　株式会社 太洋社

ISBN978-4-422-11576-4